suhrkamp taschenbuch 44

Gustav J. V. Nossal, Jahrgang 1924, ist Direktor des Walter-and-Eliza-Hall-Instituts für medizinische Forschung in Melbourne, Australien. In Anerkennung seiner bahnbrechenden Arbeiten über die Antikörperbildung in Einzelzellen wurde ihm im Oktober 1971 der Emil-von-Behring-Preis verliehen.

Antikörper und Immunität, das in den Vereinigten Staaten den Phi-Beta-Kappa-Preis des Jahres 1970 für das beste wissenschaftliche Sachbuch erhielt, ist eine erste und gemeinverständliche Einführung in das Immunsystem und seine Mechanismen. Der erste Teil der Veröffentlichung behandelt die Antikörper und jene Zellen, die sie produzieren, der zweite Teil die Funktionsweisen des Immunsystems, z. B. die Rolle, die es bei der Abwehr einer Infektion oder einer Krebserkrankung spielt, seine Fähigkeit, körperfremdes Gewebe abzustoßen bzw. zu zerstören, seine Rolle bei Entzündungen und beim Heilungsprozeß von Gewebe, aber auch seine Fehlreaktionen, die sich in Allergien und Autoimmunerkrankungen manifestieren.

Gustav J.V. Nossal
Antikörper und Immunität

Suhrkamp

Aus dem Englischen von Dr. med. P. G. Munder, Max-Planck-
Institut für Immunbiologie, Freiburg.
Titel der Originalausgabe *Antibody and Immunity*, erschienen
bei Basic Books, Inc., Publishers, New York.

suhrkamp taschenbuch 44
Erste Auflage 1972
© 1969, by G. J. V. Nossal
© der deutschen Übersetzung
Suhrkamp Verlag Frankfurt am Main 1972
Suhrkamp Taschenbuch Verlag
Satz: Nomos Verlagsgesellschaft, Baden-Baden
Druck: Ebner, Ulm · Printed in Germany
Umschlag nach Entwürfen
von Willy Fleckhaus und Rolf Staudt

Inhalt

Einleitung

Der unaufhörliche, grausame und doch überaus schöpferische Prozeß der Evolution hat das Phänomen »Mensch« hervorgebracht. Stolz und überheblich zugleich, sehen wir uns selbst als den Gipfel, als das gegenwärtige Endziel biologischer Verwirklichung. Und doch, obwohl unsere Spezies über die Jahrtausende eine außergewöhnliche Kontrolle über die Umweltkräfte gewonnen hat, blieb bis in das gegenwärtige Jahrhundert als tägliche Bedrohung für menschliches Glück und Überleben ein Gespenst mit all seinen nicht kalkulierbaren Wirkungen auf den Verlauf der Geschichte: die Infektionskrankheit, insbesondere die Epidemie. Die für die Pest, den Typhus, die Cholera, die Pocken und für die Kinderlähmung verantwortlichen Bakterien und Viren waren seit je heimtückischere und gefährlichere Feinde als die natürlichen Elemente oder die kräftemäßig überlegenen Raubtiere. Die fast vollständige Beseitigung der wichtigsten Infektionskrankheiten als signifikante Todesursache in den zivilisierten Ländern wird für den Historiker der Zukunft sicherlich einer der Höhepunkte dieses außergewöhnlichen Jahrhunderts sein. Es ist dies ein Erfolg, den man der parallelen Entwicklung der Zwillingswissenschaften Mikrobiologie und Immunologie zuschreiben kann.

Das erste goldene Zeitalter der Immunologie hatte seine Wurzeln im letzten Teil des 19. Jahrhunderts, im Zeitalter eines Louis Pasteur und der Impfung gegen die Tollwut, eines Emil von Behring und Carl Wernicke mit ihren Antidiphtherieseren, eines Paul Ehrlich und Ilja Metschnikoff, die die theoretischen Aspekte der körpereigenen Abwehr untersuchten. Die ersten zwei Jahrzehnte des 20. Jahrhunderts sahen eine rasche Ausweitung der Praxis der Immunisierungsverfahren und bemerkenswerte Fortschritte bei den experimentellen Untersuchungen über die Antikörper, jene schützenden Eiweißmoleküle, die nach einer Impfung in die Blutbahn ausgeschüttet werden. Mitte der dreißiger Jahre war die Immunisierung weithin akzeptiert, und der Brennpunkt des Interesses bei der Kontrolle von Krankheiten ging auf die Sulfonamide, bald auf die noch magischeren Antibiotika über. Ein Medizinstudent, der, so wie ich, 1950 in die Bakteriologie eingeführt wurde, konnte dafür entschuldigt werden, wenn er glaubte, daß der Höhepunkt der Immunologie vorüber wäre. Tatsächlich war aber genau das Gegenteil der Fall, denn dieses Jahrzehnt markierte den Anfang des zweiten goldenen Zeitalters der Immunologie, das sich gegenwärtig immer noch in der Phase des Aufstiegs befindet.

Welchem Umstand können wir dieses neu erwachte Interesse an den Immunmechanismen zuschreiben? Ich glaube, weitgehend der Tatsache, daß wir uns in zunehmendem Maße bewußt werden, daß die Aufgabe, die Gewebe des Körpers rein und gesund zu erhalten, komplexer, schwieriger und wichtiger ist als die, einfach Aggressoren aus der mikrobiellen Welt auszurotten. So scheint das Immunsystem wichtig zu sein in der Abwehr gegen Krebs; rasch zerstört es auch Organe, die durch geschickte Chirurgie in den Organismus transplantiert wurden, und zeigt dabei eine subtile Fähigkeit, zwischen »Selbst« und »Nicht-Selbst« zu unterscheiden; es spielt eine Rolle bei der Entzündung und bei der Erneuerung von Gewebe. Und schließlich gerät es, wie die Teile einer äußerst komplizierten Maschinerie, gelegentlich in Unordnung. Dann erkranken wir an Allergien und Autoimmunkrankheiten. Offensichtlich wird ein besseres Verständnis dafür, wie die Abwehrzellen des Körpers funktionieren, diese wesentlichen Bereiche medizinischer Wissenschaft aufhellen. Die Kontrolle über die zerstörerischen Autoimmunerkrankungen und über den Krebs wie auch die Verwirklichung einer erfolgreichen »Ersatzteil«-Chirurgie sind der Wunschtraum

8

des modernen Immunologen. Wir werden in diesem Buch die Anstrengungen beschreiben, mit denen er diese Träume realisieren will. Es gibt noch einen zweiten, mehr akademischen, jedoch nicht weniger zwingenden Grund für die Explosion der Forschung in der Immunologie. Es ist der zentrale Wunsch eines jeden Biologen, seinen Einblick in die Lebensvorgänge zu vertiefen. Es sind erstaunliche Fortschritte gemacht worden, es steht uns heute ein detailliertes Wissen zur Verfügung, wie die Proteine – Schlüsselmoleküle der lebenden Materie – gemäß den Anweisungen, wie sie codiert im Zellkern vorliegen, produziert werden. Für die meisten untersuchten Proteine wird die chemische Zusammensetzung konstant und streng durch das entsprechende Gen bestimmt. Die einzige offensichtliche Ausnahme ist der Antikörper. Hier hat die Natur einen einzigartigen Mechanismus ersonnen, der sicherstellt, daß die Struktur des Antikörpers so beschaffen ist, daß er genau zu dem speziellen Antigen oder Impfstoff paßt, der die entsprechende Immunantwort ausgelöst hat. Auf welche Weise aber der Organismus das tut, ist nicht bekannt. Dieses Rätsel hält in der Tat das Interesse der Molekularbiologen gefangen. Es gibt keinen Zweifel, daß auch andere komplexe Probleme der Biochemie und Genetik erhellt werden, wenn sich die Antwort auf diese Frage ergeben hat. Deshalb ist von vielen Forschern die Antikörperbildung als ein Modell gewählt worden, um ganz allgemein in die Geheimnisse der Wirkungsweise lebender Zellen weiter einzudringen.

Wir werden uns in diesem Buch zunächst das ansehen, was über die Antikörper und die Zellen, die sie produzieren, bekannt ist. Erst wenn wir genügend über die normale Funktion des Immunsystems wissen, werden wir unsere Aufmerksamkeit den praktischen Folgerungen widmen, die dieses Wissen für die Humanmedizin hat. Ich hoffe, daß jeder Leser aus dieser Reihenfolge eine Schlußfolgerung zieht, die an sich selbstverständlich sein sollte, aber allzuoft vergessen wird. Es kann keine rationale Diagnose und keine Verbesserung menschlicher Gesundheit geben, ohne daß als wesentliche Grundlage ein detailliertes Wissen davon vorhanden ist, wie die Dinge funktionieren, bevor sie in Unordnung geraten.

Als Mediziner, der seine ganze Zeit der Forschung widmet und nur wenige Patienten sieht, werde ich häufig gebeten, genau zu erklären, was ich eigentlich tue. Erfährt der Fragsteller dann, daß ich in der Forschung bin, fragt er gewöhnlich: »So, dann suchen Sie nach einer Krebstherapie, oder ist es der Schnupfen?« Fast immer zögert er, die Möglichkeit ins Auge zu fassen, daß jemand, der als Arzt ausgebildet wurde, seine Tage und Nächte damit zubringt, sich Gedanken zu machen, wie die Zellen von vollkommen gesunden Ratten Antikörper bilden. Er ist überrascht, um nicht zu sagen bestürzt, wenn er erfährt, daß mehr als 50% der heutigen medizinischen Forschung ähnlicher Natur sind. »Kennt man die normale Funktion des Organismus denn nicht schon seit Jahren?« wird er fragen. Tatsächlich aber erweitert sich unser Wissen vom normalen Zustand des Organismus täglich, und nur auf diesem Wissen können wir die medizinischen Wunder der Zukunft bauen.

1 Antigene

Das erste brauchbare *Antigen* wurde im 18. Jahrhundert durch Zufall von einer Kuhmagd entdeckt. Sie teilte dem englischen praktischen Arzt Edward Jenner die seltsame Beobachtung mit, daß Mägde, die sich mit Kuhpocken (*Vaccinia*) infiziert hatten, später nicht mehr an den gefürchteten Pocken (*Variola*) erkrankten. Jenner war beeindruckt und begann ihre Theorie unerschrocken zu überprüfen. Er impfte Menschen mit der Flüssigkeit aus den Kuhpockenbläschen und stellte fest, daß die Geimpften nur leicht erkrankten. Tatsächlich verlieh diese Behandlung aber einen Schutz vor der unendlich gefährlicheren verwandten Erkrankung. Obgleich diese Untersuchungen gut dokumentiert und gesichert waren, blieben sie ohne Echo. Jenner lebte in einem Zeitalter, da niemand etwas über Viren oder von der wahren Natur der Infektionen wußte. Aus diesem Grund kam die Immunitätsforschung ein Jahrhundert lang bis zu unserem ersten goldenen Zeitalter keinen Schritt voran. Jenners Tat jedoch war historisch und praktisch so wichtig, daß wir noch heute alle Immunisationsverfahren etwas nachlässig mit dem Wort bezeichnen, das Jenners Handlung beschreibt – mit dem Begriff »Vaccination«. Die erste Vaccine enthielt das *Vaccinia*-Virus, aber das wußte Jenner natürlich noch nicht. Die heutigen Vaccine enthalten eine große Vielfalt verschiedener Moleküle, die die Bildung von komplementären Antikörper hervorrufen. Wir nennen diese Moleküle *Antigene*, weil sie die *Anti*körperbildung hervorrufen, *generieren*. Dieses Kapitel beschäftigt sich mit der Beschaffenheit dieser Antigene und wird vielleicht erklären, warum Jenners Experiment erfolgreich war.

Was ist ein Antigen?

Lebende Zellen setzen sich aus vielen verschiedenen chemischen Verbindungen, einschließlich Wasser, Mineralien, kleinen organischen Molekülen, z. B. Hormonen und Vitaminen, und einer Menge anderer Substanzen, zusammen.

Abb. 1.1 Zusammensetzung einiger wichtiger Zellbausteine.

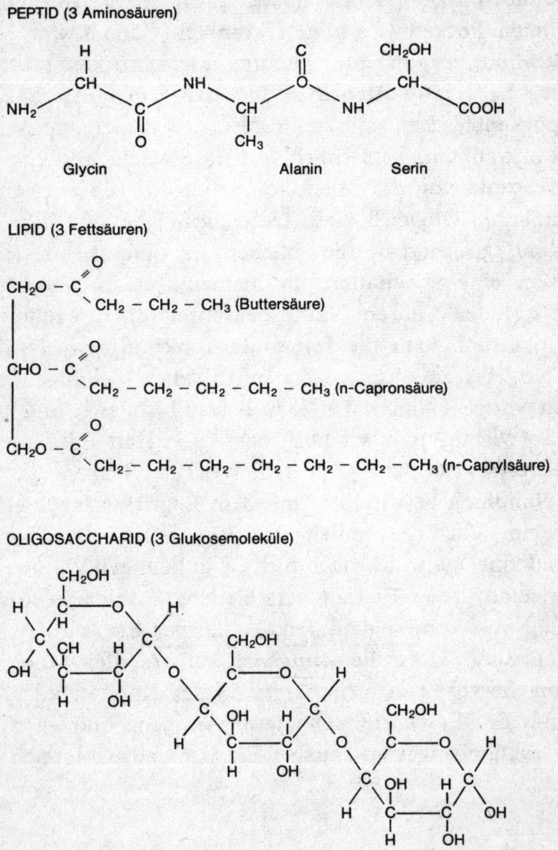

PEPTID (3 Aminosäuren)

Glycin   Alanin   Serin

LIPID (3 Fettsäuren)

$CH_2O - C$ ... $CH_2 - CH_2 - CH_3$ (Buttersäure)

$CHO - C$ ... $CH_2 - CH_2 - CH_2 - CH_2 - CH_3$ (n-Capronsäure)

$CH_2O - C$ ... $CH_2 - CH_2 - CH_2 - CH_2 - CH_2 - CH_2 - CH_3$ (n-Caprylsäure)

OLIGOSACCHARID (3 Glukosemoleküle)

Die für lebendige Formen charakteristischsten Moleküle finden sich in den vier großen Familien von Makromolekülen: Proteinen, Kohlenhydraten, Lipiden und Nukleinsäuren. Es sind dies große Moleküle, die aus vielen kleineren Bausteinen zusammengesetzt sind. Der Chemiker spricht von *polymeren Stoffen* oder einfach *Polymeren*. *Abb. 1.1* zeigt die chemischen Formeln einiger Bausteine solcher organischer Polymere. Proteine setzen sich aus Aminosäuren zusammen, die Kohlenhydrate aus Zucker und die Lipide oder Fette aus Glycerin und Fettsäuren. Komplizierter sind Nukleinsäuren, die aus aneinandergereihten, *Nukleotide* genannten Einheiten bestehen. Jedes Nukleotid wird aus einer Phosphatgruppe, einem Zucker und einer Base gebildet. Ihre Struktur und Funktion werden wir in Kapitel 11 erörtern.

Wir können diese Moleküle zwar dadurch symbolisch darstellen, daß wir ihre Formel auf ein Stück Papier zeichnen, doch müssen wir uns dabei vergegenwärtigen, daß diese Moleküle in Wirklichkeit dreidimensionale Gebilde sind und man sie sich daher besser so vorstellt wie in *Abb. 1.2.*

Abb. 1.2 Das Molekül des Äthans in drei- und zweidimensionaler Darstellung.

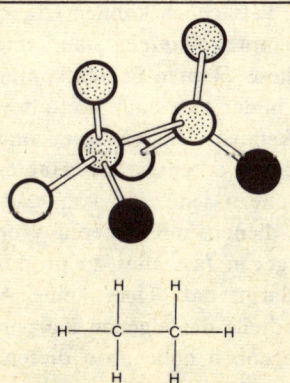

Wenn wir uns einen Teil eines Makromoleküls, der aus 3 – 10 durchschnittlich großen Bausteinen, wie etwa Zuckern oder Aminosäuren, besteht, dreidimensional vorstellen, erhalten wir das Bild einer antigenen Einheit, in der Fachsprache: einer *antigenen Determinante*. Es ist ein Bereich oder eine Kontur dieser Größe, die sich schloß-schlüsselartig mit einem Antikörpermolekül verbindet (*siehe Kapitel 3*). Mit Fetten ist fast überhaupt noch nicht immunologisch gearbeitet worden. Makromoleküle aus allen drei anderen Klassen können jedoch als Antigene wirken. Weil nun aber ein Eiweißmolekül z. B. Hunderte oder sogar Tausende von Aminosäureneinheiten enthalten kann, kann ein einzelnes Antigenmolekül natürlich eine ganze Reihe von antigenen Determinanten besitzen, ja, sie besitzt auch für gewöhnlich.

Wir sind nunmehr in der Lage, uns begrifflich festzulegen. Eine *antigene Determinante* ist ein Molekül oder Teil eines Moleküls, der in der Lage ist, sich an einer Haftstelle fest mit einem Antikörper zu verbinden. Ein *Antigen* ist ein Molekül, das eine oder mehrere antigene Determinanten besitzt. Obgleich die meisten Antigene ihrer Natur nach Proteine oder Kohlenhydrate sind, wäre die Vermutung irreführend, daß keine anderen chemischen Konfigurationen antigen sind. Tatsächlich können Chemiker recht kleine Moleküle, sogenannte *Haptene*, an einen Eiweißträger hängen. Wenn diese Hapten-Proteinkonjugate in ein Tier injiziert werden, bildet sich eine Vielfalt von Antikörpern. Einige davon erkennen den »Träger« und verbinden sich mit ihm, die anderen erkennen das Hapten und verbinden sich mit ihm. Nahezu jede Art von chemischer Substanz kann als Hapten dienen, mit anderen Worten: es ist möglich, Antikörper gegen fast alles zu produzieren. Die Ausnahme besteht darin, daß Tiere keine Antikörper gegen bestimmte Bestandteile des eigenen Körpers bilden können. Wir werden Gelegenheit haben, auf diesen Punkt mehrfach zurückzukommen.

Bis jetzt haben wir die Antigene einfach nach ihrem Verhalten im Reagenzglas beschrieben – nach ihrer Fähigkeit, sich mit Antikörpermolekülen zu verbinden. Eine andere Eigenschaft der Antigene, über die aber nicht alle verfügen, besteht darin, die Antikörperbildung hervorzurufen – eine Eigenschaft, die wir mit dem schwerfälligen Wort »Immunogenität« umschreiben. Betrachten wir ein einfaches Beispiel: Ein den meisten Menschen bekanntes Protein ist das Hühnereiweiß, das in der Fachsprache als Ovalbumin bekannt ist. Hühnereiweiß ist, wie die meisten Proteine, ein Antigen, d. h. es kann mit spezifischen Antikörpermolekülen, die gegen das Hühnereiweiß gerichtet sind, reagieren. Das Serum eines normalen Kaninchens enthält keine Antikörper gegen Ovalbumin. Wenn wir jedoch eine Lösung von Ovalbumin unter die Haut eines Kaninchens injizieren, wird es innerhalb weniger Tage spezifische Antikörper bilden, und wenn wir dann Blut abnehmen, wird das Serum zahlreiche Anti-Ovalbumin-Moleküle enthalten. Deshalb ist das Ovalbumin im Kaninchen *immunogen*. Injizieren wir jedoch das Ovalbumin in ein normales Huhn, so bringen wir damit einen körpereigenen Bestandteil in den Organismus des Huhns; es kommt deshalb zu keiner Antikörperbildung. Mit anderen Worten, das Ovalbumin ist im Huhn nicht immunogen. In ähnlicher Weise können kleine Moleküle antigen sein; haben die Moleküle aber ein Molekulargewicht kleiner als 3000, so sind sie im allgemeinen nicht immunogen, es sei denn, sie werden an ein größeres Trägermolekül gehängt. Diese Unterscheidung mag akademisch erscheinen, aber wenn diese beiden verschiedenen Eigenschaften von antigenen Molekülen nicht klar sind, könnte in unserer späteren Diskussion Verwirrung entstehen.

Die meisten Immunologen arbeiten mit Antigenen natürlichen Ursprungs, die z. B. aus tierischem Gewebe oder Mikroben stammen. Die organischen Chemiker haben es jedoch gelernt, antigene Proteine und Kohlenhydrate im Reagenzglas zu synthetisieren, wobei sie mit einfachen Zuckern oder Aminosäuren als Bausteinen beginnen. Untersuchungen mit diesen künstlichen Antigenen haben uns viel über das Wesen sowohl der Antigenität als auch der Immunogenität gelehrt. Sie haben uns z. B. die Größe einer antigenen Determinante gezeigt und demonstriert, daß bestimmte Zucker und Aminosäuren mehr zur Immunogenität eines Moleküls beitragen als andere. Dies sei hier erwähnt, weil wir gleich diskutieren wollen, was brauchbare Impfstoffe sind. Überraschenderweise benutzen nur sehr wenige moderne Immunologen in diesem zweiten goldenen Zeitalter Impfstoffe in ihrer Forschung. Sie wählen vielmehr irgendein ausgewähltes, hochgereinigtes Material, dessen Zusammensetzung weitaus genauer definiert ist als selbst der allerreinste kommerzielle Impfstoff.

Vaccine (Impfstoffe)

Wir haben gesehen, daß eine einzelne antigene Determinante nur einen kleinen Teil eines antigenen Moleküls ausmacht. Ähnlich ist ein einzelnes antigenes Molekül nur ein winziger Teil einer pathogenen Mikrobe. Ein kleines Viruspartikel, wie etwa das der Poliomyelitis, enthält Tausende von antigenen Molekülen. Ein einzelnes Bakterium, z. B. der Typhusbacillus, enthält viele mehr. Ein Präparat, das Antigene aus Mikroben oder mikrobiellen Produkten enthält, die sich für die Verhütung von irgendwelchen Infektionskrankheiten als nützlich erweist, ist eine *Vaccine*, ein *Impfstoff*.

Impfstoffe gliedern sich in drei allgemeine Klassen. Am

einfachsten zu verstehen ist die Klasse, für die der Impfstoff nach Salk typisch ist. Dieser besteht aus Partikeln
von Poliomyelitisviren, die durch Formalin abgetötet wurden. Es leuchtet ein, daß sich ein totes Virus nicht vermehren und keinen lebenden Wirt infizieren kann. Die antigenen Moleküle des Virus hingegen sind, vorausgesetzt, daß
beim Abtöten sorgfältig vorgegangen wurde, nicht signifikant in Mitleidenschaft gezogen. Sie sind immunogen und
rufen eine Antikörperbildung hervor, wenn sie in eine Person injiziert werden, obgleich durch ihre Injektion keine
Infektion entsteht. Die weitverbreitetsten Impfstoffe in dieser Klasse sind die gegen Kinderlähmung, Grippe, Typhus,
Parathypus, Cholera und einige Arten der Keuchhusten-
vaccine.
In der zweiten Klasse von Impfstoffen besteht ein Antigen
nicht aus der ganzen Mikrobe, sondern aus dem modifi-
zierten, von der Mikrobe gebildeten giftigen Material. Die
Diphtheriebazillen z. B. vermehren sich vornehmlich im
Rachen, wo sie lokal nur wenig Schaden anrichten. Während sie aber wachsen, geben sie ein Gift, das Diphtherietoxin, ab, das vom Blutstrom mitgeführt wird und viele
schädliche Wirkungen auf den Organismus einschließlich
einer lähmenden Wirkung auf den Herzmuskel hervorruft.
Schon sehr geringe Mengen können ein Kind töten. Auch
in diesem Fall kann eine unkomplizierte chemische Behandlung solche Gifte entgiften. Eine sorgfältige Hitze- und
Formalinbehandlung kann z. B. das Diphtherietoxin in ein
harmloses »Toxoid« verwandeln, das seine pharmakolo-
gische Wirksamkeit verloren, seine Immunogenität aber behalten hat. Neben dem Diphtherietoxoid ist das Tetanustoxoid der am meisten verwendete Impfstoff dieser Art.
Der dritte Vaccinetyp ist vielleicht der beste von allen.
Er wird mit *Lebendvaccine* bezeichnet. Solche Impfstoffe
bestehen aus lebenden, wenn auch abgeschwächten Bakterien oder Viren, die wirklich infizieren und sich im Gewebe des Wirts vermehren. Sie sind jedoch in Wirklichkeit

nur die Vettern der natürlichen, virulenten Mikroben. Der Immunologe hat durch eine geschickte Laborbehandlung, zu der im allgemeinen das Wachstum der Mikrobe in einer fremden Umgebung gehört, genetische Varianten des ursprünglichen Stammes produziert, die in ihrem antigenen Charakter den krankheitserzeugenden Organismen ähnlich sind, aber nur noch wenig oder gar nichts mehr von der Virulenz des ursprünglichen Stammes haben. Beispiele dieser Klasse sind der orale Polio-Impfstoff nach Sabin, die BCG-Vaccine gegen Tuberkulose, der Pocken- und der Masernimpfstoff. Der Vorteil dieser Impfstoffe gegenüber den anderen beiden besteht darin, daß sie eine natürliche Infektion simulieren. In gewissem Umfang vermehren sich die Organismen im Körper, wodurch sich der antigene Reiz verstärkt. Häufig können durch eine Impfung mit einem lebenden Erreger so viele Antikörper produziert werden wie mit drei oder vier Injektionen einer Vaccine mit abgetöteten Erregern. Im Falle des Impfstoffes nach Sabin bleibt dem Impfling sogar der Nadelstich erspart. Das lebende Virus wird oral gegeben und vermehrt sich im Darm. Es hat jedoch vollständig die Fähigkeit verloren, in das Nervengewebe einzudringen, und kann somit keine Lähmung mehr verursachen.

Wir kehren nun zu jener Magd zurück, die, ohne sich dessen bewußt zu sein, eine antigene Verwandtschaft zwischen dem Virus der Kuhpocken und der Pocken festgestellt hatte. Obgleich diese beiden Viren keinesfalls identisch sind, haben sie doch bestimmte gemeinsame antigene Determinanten. Sie sind sich hinreichend ähnlich, so daß die gegen das eine gebildeten Antikörper die Vermehrung des anderen verhindern. Obgleich das von Jenner benutzte Kuhpockensekret weniger rein war als die heutige Lymphvaccine – das Grundprinzip dieser Immunisationsart ist unverändert geblieben.

Die Zukunft der Vaccination

Wir hatten in unserer Einleitung schon angedeutet, daß einiges von dem Glanz auf dem Gebiet der Vaccination verlorengegangen ist, zumindest vom Standpunkt des Theoretikers aus. Obgleich tatsächlich andere Zweige der Immunologie gegenwärtig mehr in Mode sind, sollte man sich doch daran erinnern, daß das Gebiet der Immunisation immer noch eine Fülle von herausfordernden Problemen für die Zukunft bereithält. So existieren z. B. noch immer keine Impfstoffe gegen die in tropischen Gebieten durch Parasiten verursachten Seuchen, Malaria, Hakenwurmerkrankungen, Elefantiasis, Schlafkrankheit und Amöbenruhr. Der Eingeborene in einer von Malaria verseuchten Gegend besitzt offensichtlich eine Art Immunität gegenüber dieser Erkrankung, die aber nicht so vollständig ist, wie seine Immunität gegenüber den Masern oder der Kinderlähmung wäre. Es bleibt noch vieles an Grundlagenforschung zu tun, bevor wir entscheiden können, ob eine Impfung gegen Parasiten jemals möglich sein wird.

Aber auch in unseren Breiten werden Menschen noch immer von einer ganzen Reihe weitverbreiteter Infektionen heimgesucht, z. B. der infektiösen Hepatitis (Gelbsucht), verschiedenen Erkrankungen der Atemwege, die wir im Begriff der »Erkältung« zusammenfassen, und den gefährlicheren Geschlechtskrankheiten. Viele Probleme hemmen die Entwicklung eines wirksamen Vaccins gegen diese Erkrankungen, aber ich bin der Meinung, daß sie schließlich doch überwunden werden und daß die Häufigkeit von Infektionen immer mehr abnehmen wird.

Bevor wir jedoch zu weit in eine krankheitsfreie »schöne neue Welt« voranschreiten, sollten wir uns an eine ernüchternde Tatsache erinnern. In den weniger entwickelten Ländern sterben alljährlich Tausende von Menschen sogar noch an Krankheiten, die durch moderne Impfstoffe vollständig zu verhüten wären, z. B. an den Pocken. Es ist sicherlich eine Pflicht der weiterentwickelten Länder, die Früchte immunologischer Forschung wo irgend möglich der gesamten Menschheit zur Verfügung zu stellen. Die Weltgesundheitsorganisation hat sich entschlossen, in einem Zehnjahresplan die Pocken weltweit auszurotten. Ein solches Vorhaben verdient unterstützt und immer wieder nachgeahmt zu werden.

Der Weihnachtsabend des Jahres 1891 wurde zum dramatischen Wendepunkt in der Geschichte der Immunologie.
In der Klinik des Geheimrats von Bergmann in Berlin
lag ein kleines, schwerkrankes Mädchen mit Diphtherie.
Immer mehr geriet es in einen Schockzustand, und es schien
sicher zu sein, daß das Kind sterben mußte. Da entschloß
sich der Bakteriologe Emil von Behring, es in einem küh-
nen Experiment zum ersten menschlichen Versuchska-
ninchen zu machen – ein Experiment, das dem Mädchen
das Leben rettete und von Behring zehn Jahre später den
ersten Nobelpreis für Medizin einbrachte. Von Behring
und der Japaner Schibasaburo Kitasato hatten 1890 entdeckt, daß nach einer Infektion bestimmte Substanzen, sogenannte *Antikörper,* im Blutstrom auftreten und diese
in Versuchstieren Gifte neutralisierten. Die Forscher hatten
ein Schaf mit dem Diphtherieantigen geimpft, und so wies
nun an jenem Weihnachtsabend in Berlin von Behring den
behandelnden Arzt Dr. Geißler an, dem sterbenden Kind
etwas von dem Schafserum zu injizieren. Es war dies die
erste *passive Immunisation,* die Übertragung von Antikörpern, die von einem Tier oder einem Menschen gebildet
worden waren, in die Blutbahn eines anderen Menschen.
Innerhalb von Stunden begann das Kind sich zu erholen.
Seine Genesung setzte einen Meilenstein – es war in der
Tat das erste Mal, daß die wissenschaftliche Medizin zur
Heilung einer akuten Infektionskrankheit einen Beitrag geleistet hatte.

Das Wesen der Antikörper

Was nun sind Antikörper? Antikörper sind im Serum vorhandene Eiweißmoleküle mit der Fähigkeit, sich mit einer

antigenen Determinante eines antigenen Moleküls zu vereinigen und fest zu verbinden. Darüber hinaus sind sie außerordentlich spezifische Moleküle. Für jedes Antigen gibt es einen dazu passenden, ganz anders gearteten Antikörper. Wie bei Schlüssel und Schloß passen auch hier nur die Paare zusammen *(Abb. 2.1)*. Obgleich Antigen und Antikörper eine feste Einheit eingehen, kann sie durch chemische Verfahren doch wieder aufgehoben werden. Tatsächlich werden unsere reinsten Antikörperpräparationen durch Dissoziation von Antigen-Antikörperkomplexen hergestellt.

Antikörper bilden sich in der Regel nur als Reaktion auf das Eindringen irgendeines Antigens in den Organismus. In der Natur findet das gewöhnlich nach Infektion mit irgendeinem fremden Eindringling statt. Im Labor und in der Klinik geschieht die Antikörperbildung gewöhnlich nach Injektion eines Antigens unter die Haut oder in einen Muskel. Obgleich auch unsere Nahrung viele Antigene enthält, verursachen diese im allgemeinen deshalb keine Antikörperbildung, weil sie durch die Verdauungsenzyme in

Abb. 2.1 Spezifische Komplementarität von antigener Determinante und Antikörperbindungsstelle.

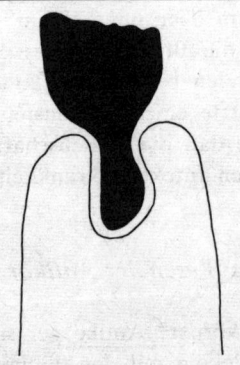

sehr viel kleinere Bruchstücke zerlegt werden, bevor sie der Blutstrom aufnimmt.

Mit Hilfe des Elektronenmikroskops kann man Antikörpermoleküle wirklich sichtbar machen. Gewöhnlich jedoch bestimmen wir ihre Anwesenheit und ihre Konzentration im Serum mit sehr viel einfacheren Mitteln. Die Antikörper-Titrationsmethoden, wie man sie nennt, beruhen auf einer beobachtbaren Wechselwirkung zwischen Antikörper und Antigen. So können wir z. B. die Fähigkeit eines Antikörper enthaltenden Serums *(Antiserum)*, ein Präzipitat mit einer Lösung des Antigens zu bilden, messen. Die Ausfällung (Präzipitation) tritt auf, weil die Antikörpermoleküle zwei Bindungsstellen haben und Antigene gewöhnlich mehr als eine antigene Determinante besitzen. Aus diesem Grunde bildet sich eine Gitterstruktur, wie sie *Abb. 2.2.* zeigt. Tatsächlich ist die Präzipitation nicht ganz einfach zu verstehen.

Wenn man sich eine Mischung aus Antigen und Antikörper herstellt, die viel mehr Antigen- als Antikörpermole-

Abb. 2.2 Gitterbildung zwischen Molekülen des Antigens und des Antikörpers.

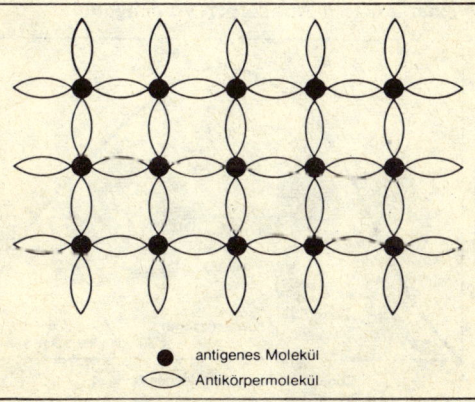

● antigenes Molekül
⬭ Antikörpermolekül

küle enthält, so werden die meisten der wenigen Antikörpermoleküle nur *ein* Antigenmolekül finden, an das sie sich binden können. Die andere Bindungsstelle bleibt frei; es bildet sich kein Gitter, es tritt keine Präzipitation auf. Besteht andererseits ein großer Überschuß an Antikörpern, so drängt sich eine ganze Menge Antikörpermoleküle um jedes Antigenmolekül; die Gitterbildung ist blockiert. Diese geschilderten Verhältnisse resultieren in einer charakteristischen, die Präzipitationsreaktion beschreibenden Kurve, wie sie *Abb. 2.3* darstellt. Maximale Präzipitation tritt in der Zone auf, in der die Zahl der Antigenmoleküle gleich der Zahl der Antikörpermoleküle ist. Besteht das Antigen aus ganzen Bakterien, führt die Gitterbildung zu sehr großen Partikeln, die sogar für das unbewaffnete Auge leicht sichtbar sind. Solche Strukturen werden *Agglutinate* genannt. In ähnlicher Weise können auch Antikörper, die gegen fremde Zellen, z. B. rote Blutkörperchen, gebildet werden, eine sichtbare Agglutination des zellulären Antigens verursachen. Reaktionen wie diese werden häufig von Immunologen benutzt, da man die Antikörperkonzentra-

Abb. 2.3 Präzipitationskurve mit Darstellung der quantitativen Merkmale einer Antigen-Antikörper-Vereinigung.

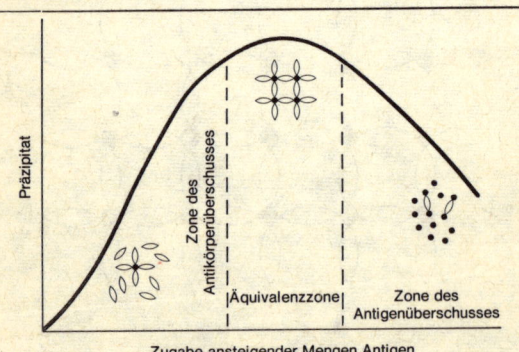

tion im Serum sehr schnell und ohne teure Ausrüstung messen kann. Andere Antikörpermeßverfahren beruhen darauf, daß der Antikörper mit irgendeiner vitalen Funktion des Antigens interferiert. So kann man z. B. feststellen, wie viele Viruspartikel durch eine Serumprobe ihrer infektiösen Wirkung beraubt oder wie viele Enzymmoleküle inaktiviert wurden. Es gibt noch viele andere Möglichkeiten, wie die Antikörpermoleküle dem Untersuchenden ihre Gegenwart kundtun, aber sie alle beruhen auf derselben Eigenschaft, nämlich der Fähigkeit der Bindungsstelle, sich fest mit einer antigenen Determinante zu verbinden.

Die chemische Struktur des Antikörpers

Aus Gründen, die noch nicht vollständig geklärt sind, die aber diskutiert werden, hat sich die Natur entschieden, fünf chemisch verschiedene Arten von Antikörpern zu bilden. Die meisten Antigene verursachen die Bildung aller fünf Typen. Vor langer Zeit wurde den Serumproteinen, zu denen die Antikörper gehören, der Name *Globuline* gegeben, die Antikörper im allgemeinen wurden *Immunglobuline,* abgekürzt Ig, genannt. Die chemischen Hauptklassen des Ig sind bekannt als IgG, IgA, IgM, IgD und IgE. Das IgG ist der verbreitetste Antikörpertyp im Menschen und anderen Säugetieren. Früher wurde das IgG mit »Gammaglobulin« bezeichnet, und obgleich dieses Wort für wissenschaftliche Zwecke zu ungenau geworden ist, benutzen es noch immer viele praktische Ärzte als Bezeichnung für passive Antikörperinjektionen zur Verhütung von Krankheiten. Das IgG hat ein Molekulargewicht von 155 000 und besteht aus ungefähr 1330 Aminosäuren. Wir werden seine genauere Struktur später diskutieren.
Die meisten IgA-Moleküle haben nahezu dieselbe Größe wie das IgG, wenn auch einige größer sind. Das IgA hat die besondere Eigenschaft, mit Leichtigkeit Zellbarrieren zu überwinden. Aus diesem Grund sind Sekrete wie Trä-

nen, Speichel und Darmschleim reich an diesem besonderen Typ von Antikörpern, der eine wertvolle Rolle bei der Aufgabe spielt, die inneren, auskleidenden Oberflächen des Körpers frei von Krankheit zu halten.

Das IgM ist ein viel größeres und komplizierteres Molekül als die anderen. Es hat ein Molekulargewicht von über 900 000 und enthält eine beachtliche Menge Kohlenhydrate. Wie wir später sehen werden, scheint es die primitivste Art Antikörper zu sein. IgM ist auch das erste, was nach einer Antigeninjektion im Serum erscheint. Seltsamerweise ist es ein sehr kurzlebiger Molekültyp, da es durch den Organismus sehr schnell nach seiner Bildung wieder abgebaut wird – mindestens sechsmal schneller als das IgG. Die Immunglobuline sind in Wirklichkeit wie viele Proteine, da sie nach der Instruktion verschiedener Gene gebildet werden, hybride Moleküle. Diese Submoleküle oder *Ketten,* wie sie genannt werden, sind durch verschiedene Arten von chemischen Bindungen aneinandergeheftet. Das Paket insgesamt bildet ein komplettes Antikörpermolekül. Die Struktur des IgG ist ziemlich detailliert bekannt und in *Abb. 2.4* schematisch dargestellt. Die Elektronenmikroskopie, bei der das Molekül mehr als 100 000fach vergrößert werden kann, hat einen Teil der Information beigesteuert. Chemische und physikalische Untersuchungen haben unsere gegenwärtige Vorstellung vervollständigt. Zunächst ist bemerkenswert, daß das Molekül aus vier Ketten zusammengesetzt ist – aus zwei identischen schweren Ketten, jede mit einem Molekulargewicht von 55 000 (ungefähr 450 Aminosäuren). Weiterhin bemerken wir, daß die Ketten an drei bestimmten Stellen miteinander verbunden sind (in der Abbildung als Punkte gekennzeichnet). Diese Stellen markieren eine sehr starke chemische Bindung, eine sogenannte kovalente Bindung. Bei diesem speziellen Typ einer *kovalenten Bindung* handelt es sich um eine Disulfidbrücke, die auftritt, wenn zwei Schwefel enthaltende Aminosäuren sehr nahe zueinander kommen.

Durch Oxidation werden dann zwei benachbarte -SH-Gruppen in eine -S-S-Brücke verwandelt. Als drittes zeigt *Abb. 2.4,* daß das Molekül flexibel ist. Oben ist es als eine T-artige Struktur dargestellt; die Darstellung als Y unten links in der Abbildung gibt jedoch die natürlichen Verhältnisse besser wieder. Die beiden Arme des Y können sich, wie man unten rechts sieht, sehr stark einander nähern.

Zwei wichtige Aspekte einer Immunglobulinstruktur ergeben sich aus *Abb. 2.4.* allerdings nicht. Erstens existiert noch eine zweite Bindungsart, die nicht so fest wie die der Disulfidbrücken ist; sie hält die Ketten zusammen und garantiert, daß das Molekül selbst dann nicht auseinanderfällt, wenn die Disulfidbrücken gesprengt sind. Der unsichtbare Zusammenhalt wird von Kräften erreicht, die wir als *Wasserstoffbrückenbindung* und *van der Waalsche Kräfte* bezeichnen. Zweitens täuscht die Abbildung insofern

Abb. 2.4 Schema eines IgG-Moleküls.

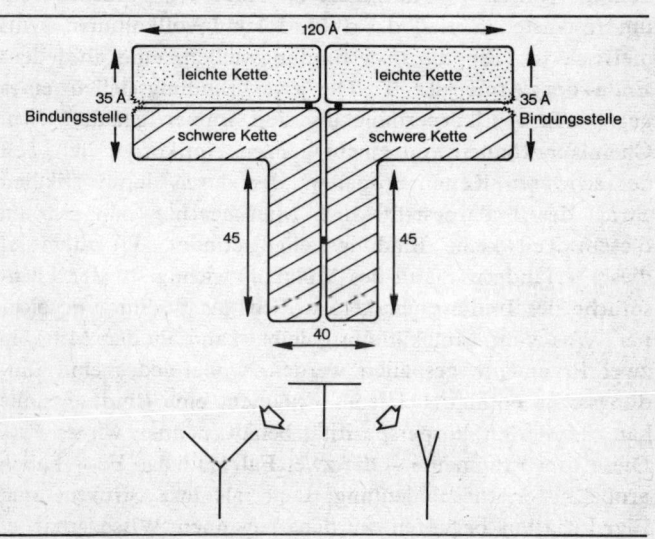

ein wenig, als sie nicht die dreidimensionalen Bindungen der einzelnen, in den langen Ketten aneinandergereihten Aminosäuren aufzeigt. Wahrscheinlich gibt es sehr viel mehr Verflechtungen zwischen den Strängen der vier verschiedenen Ketten, als dargestellt sind.

Die Bindungsstelle

Der interessanteste Teil des Globulinmoleküls ist die Bindungsstelle. Man kann sich diese als einen flachen Krater vorstellen. Sie ist sozusagen die »Arbeitsstelle« des Moleküls. Wenn sich ein Antigen und ein Antikörper vereinigen, paßt sich die antigene Determinante in diese Vertiefung ein. Je besser antigene Determinante und Bindungsstelle passen, um so fester ist die Verbindung, um so wirkungsvoller der Antikörper.

Hauptmerkmal einer Bindungsstelle ist ihre Variabilität, aber bevor wir darüber sprechen, wie diese zustande kommt, sollten wir nochmals zu *Abb. 2.4* zurückkehren, um festzustellen, daß das IgG-Molekül vollkommen symmetrisch ist. Es gibt zwei Bindungsstellen, eine an jedem Ende der Arme des T. Die zwei Bindungsstellen eines gegebenen Antikörpermoleküls sind immer genau gleich. Chemiker können von einem ganzen Antikörper den Teil der schweren Ketten abspalten, der durch den vertikalen Strich des T dargestellt wird. Man beachte, daß sich an diesem Teil keine Bindungsstelle befindet. Trotzdem ist dieser »Handgriff«-Teil des Moleküls wichtig. In der Fachsprache des Immunchemikers wird er als Fc-Stück bezeichnet. Was vom Molekül übrigbleibt, kann in der Mitte in zwei Fragmente gespalten werden, wobei jedes eine Bindungsstelle enthält. Da jedes Fragment eine Bindungsstelle hat, die die Antikörperspezifität behält, nennen wir es Fab. Diese drei Fragmente – die zwei Fab und das Fc – haben große historische Bedeutung; denn als ihre Struktur und Eigenschaften begriffen wurden, begannen Wissenschaftler die wahre Zusammensetzung des gesamten Moleküls zu verstehen.

Die Variabilität der Bindungsstelle

Wenn eine Mutter ihren Sohn von der Schule abholt, wird sie sich Dutzenden oder sogar Hunderten von im Schulhof spielenden Kindern gegenübersehen, die alle etwa dieselbe Statur und Größe haben. Unfehlbar und ohne bewußte Anstrengung findet sie dennoch das richtige Kind heraus, und sie wäre dazu auch in der Lage, wenn Hunderttausende da wären, aus denen sie wählen müßte. Was ist so Charakteristisches an ihrem Hans, das ihr ermöglicht, ihn so schnell zu finden? Zweifellos das wichtigste Merkmal ist sein Gesicht. Wir haben keine Schwierigkeit, selbst kleine Unterschiede in Größe und Gestalt von Nase, Mund und Augen eines Menschen wahrzunehmen, und irgendwie integriert unser Gehirn dies in ein Gesamterscheinungsbild eines Gesichtes, das unverwechselbar ist. Wir wissen darüber hinaus, daß, obwohl die Variationsmöglichkeiten bei der Größe von Nase oder Kinn recht gering sind, die Gesamtzahl unterschiedlicher Gesichter offensichtlich gewaltig ist, ja, gewiß in die Millionen geht. Genauso verhält es sich mit den Antikörpern; hier ist das unterscheidbare »Gesicht« die Bindungsstelle. Ähnlich wie gleichaltrige Schulkinder haben alle IgG-Moleküle dieselbe Gestalt, und die zwei Bindungsstellen haben in etwa dieselbe Größe. Und doch existiert eine endlos erscheinende Vielfalt von detaillierten Mustern, und ein Antigen hat beim »Erkennen« seines passenden Antikörpers und bei der Verbindung mit ihm nicht mehr Schwierigkeiten als die Mutter von Hans. Nur ungefähr 15 Aminosäuren tragen direkt zur Bindungsstelle bei, und doch ist es gerade dieser kleine, weniger als 2 % des gesamten Moleküls ausmachende Bereich, der ihm seine außergewöhnliche Spezifität und einzigartige Variabilität verleiht. Ein weiterer Blick auf un-

29

ser Modell *(Abb. 2.4)* wird uns zeigen, wie gescheit die Natur diesen wesentlichen, aktiven Bereich des Antikörpermoleküls konstruiert hat. Es ist ein Bereich, zu dem *beide* Ketten beitragen. Wenn wir zu unserer »Gesichts«-analogie zurückkehren, werden wir sehen, wieviel zusätzliche Variabilität diese Tatsache der Gestalt der Bindungsstelle verleihen kann. Nehmen wir an, wir kämen auf eine kleine polynesische Insel mit einem hohen Grad von Inzucht unter den Eingeborenen. Viele dort lebende Menschen werden dann ein sehr ähnliches Aussehen haben, und es wird uns gelegentlich Schwierigkeiten bereiten, sie auseinanderzuhalten. Erfüllt von missionarischem Eifer, sind wir entschlossen, die Bevölkerung monogam zu machen. Also besorgen wir uns eine Menge Handschellen und fesseln damit jede Frau an einen Mann. Unser Plan ist natürlich dazu verdammt fehlzuschlagen, aber immerhin werden wir bald von einem unerwarteten zusätzlichen Vorteil überrascht. Die Identifizierung ist leichter geworden! Wenn wir Schwierigkeiten haben, zwei Männer auseinanderzuhalten, schauen wir einfach die zu ihnen gehörenden Frauen an, weil dies uns eine zusätzliche Möglichkeit bietet, zwischen beiden zu unterscheiden. Das Paar hat eine größere Individualität als jeder Partner allein. Ferner hätten wir, wenn 100 Männer und Frauen auf der Insel gewesen wären, 10 000 verschiedene aneinandergefesselte Paare zusammenstellen können. Etwa so verhält es sich mit den Globulinketten. Wenn der Organismus z. B. weiß, wie er 1000 verschiedene Varietäten sowohl an leichten als auch an schweren Ketten produziert, dann könnten sich daraus eine Million verschiedener Antikörpertypen ergeben.

Es wäre falsch, wollte man den Eindruck erwecken, daß beide Ketten von gleicher Wichtigkeit für die Spezifität der Bindungsstelle sind. Tatsächlich ist die schwere Kette sehr viel wichtiger. Selbst wenn die schweren Ketten isoliert sind, behalten sie einen Gutteil der Fähigkeit des

Gesamtmoleküls, ein Antigen zu erkennen und mit ihm zu reagieren. Dies gilt nicht für die isolierten leichten Ketten. Außerdem, werden die IgG-Moleküle von zwei verschiedenen Typen in ihre Ketten gespalten und dann unter chemischen Bedingungen, die einen erneuten Zusammenschluß begünstigen, gemischt, dann besteht die Tendenz, daß sich die leichten Ketten eher mit den zu ihnen gehörenden schweren Ketten als mit den schweren Ketten des anderen Moleküls vereinigen. Ich muß gestehen, daß wir kein klares Bild davon haben, was die leichte Kette wirklich tut. Eines ist jedenfalls sicher: Eine leichte Kette bildet verbunden mit einer schweren Kette eine sehr viel wirkungsvollere Bindungsstelle als eine der beiden Ketten allein.

Untersuchungen zur Aminosäuresequenz von Immunglobulinketten.

Worin besteht die chemische Grundlage, auf der die Variation im »Gesicht«, d. h. der Bindungsstelle, des Antikörpers beruht? Für lange Zeit war dies ungewiß. Frühe Theorien zur Antikörperspezifität nahmen an, daß die Grundsubstanz eines Globulinmoleküls einem weichen Stück Wachs glich, formlos und prägbar, das durch das Antigen in eine Vielfalt von Gestalten gepreßt oder geformt werden konnte. Mehrere Untersuchungen haben jedoch sehr klar gezeigt, daß sich Antikörper sowohl in ihrer *chemischen Zusammensetzung* als auch in der Gestalt ihrer Bindungsstelle voneinander unterscheiden.

Wir haben bereits erfahren, daß Antikörper Proteine sind und aus Aminosäure-Bausteinen bestehen. Es gibt ungefähr zwanzig verschiedene Arten von Aminosäuren, die wir uns wie die sechsundzwanzig Buchstaben des Alphabets vorstellen können. Aus diesen sechsundzwanzig Buchstaben können wir unsere Sprache konstruieren. Für mich bleibt es immer ein Wunder, wie die ganz erheblichen

Unterschiede, die z. B. zwischen William Shakespeare und Saul Bellow bestehen, durch die Art und Weise beschrieben werden können, wie sie diese sechsundzwanzig Bausteine benutzt haben. Ähnlich kann der Unterschied zwischen dem Blutpigment der Schlüssellochschnecke und dem Insulin des Menschen mit den zwanzig Buchstaben der Proteinsprache beschrieben werden. Es ist einfach eine Frage der Zahl und der sequentiellen Anordnung der Aminosäuren, durch die das betreffende Protein gebildet wird.

Wenn Sie ein aufmerksamer Leser sind, werden Sie entgegnen: »Aber diese Analogie ist doch lächerlich! Eine geschriebene Seite ist in Wirklichkeit doch nur eine eindimensionale Kette von Symbolen und Zwischenräumen, wohingegen ein Protein eine dreidimensionale Einheit sein muß, die sich zudem in eine Vielfalt von Gestalten verdrehen kann.« Erstaunlicherweise ist Ihr Einwand nicht richtig. Es ist immer wieder gezeigt worden, daß bei einer gegebenen Aminsäuresequenz ein Protein spontan eine bestimmte Gestalt annehmen wird. Die dreidimensionale oder »tertiäre« Struktur liegt bereits in der »primären« Sequenz der Aminosäuren beschlossen. Eine Diskussion darüber, wie dies zustande kommt, würde uns viel zu weit fort führen in das Gebiet der theoretischen Chemie. Nehmen wir deshalb diesen Befund als eines der Geheimnisse des Lebens hin, und versuchen wir zu verstehen, wie er das Antikörperproblem berührt.

Wir kennen heute die komplette Aminosäuresequenz einer ganzen Reihe von leichten Immunglobulinketten. Die Sequenzanalyse von Proteinen erfordert erhebliche Mengen sehr reinen Proteins, aber hier kommt uns ein ziemlich trauriges Ereignis in der Natur zu Hilfe. Gelegentlich geraten sowohl im Menschen als auch in Versuchsmäusen antikörperbildende Zellen außer Kontrolle und teilen sich dann viel zu häufig. Das Resultat ist eine Art Krebs – glücklicherweise ein Krebs, der ziemlich effektiv durch Arzneimittel behandelt werden kann. Die betroffenen Menschen und Tiere haben dann große Mengen eines besonderen Typs eines Immunglobulins in ihrem Blut. Nach entsprechender Reinigung ist dieses Material ideal für Sequenzuntersuchungen. Nicht selten treten die leichten Ketten der Immunglobuline in den Urin über und bilden dann sogar eine noch günstigere Quelle für Proteinanalysen. Menschen und Mäuse mit solchen Tumoren haben ganz erheblich zur gegenwärtigen Wissensexplosion in der Immunologie beigetragen.

Wenn wir uns die Aminosäuresequenz von drei verschiedenen leichten Ketten, von drei verschiedenen Individuen, jeder mit einem verschiedenen Tumor, ansehen, entdecken wir ein seltsames Phänomen. Die Sequenzen können durch die folgenden drei englischen Wörter symbolisiert werden

VACCILATED
UNCOLLATED
OSCILLATED

Schreiben wir diese drei Wörter unmittelbar untereinander, fallen uns einige Dinge auf. Zunächst kann jedes Wort in einen variablen und einen konstanten Bereich geteilt werden. Die letzten fünf Buchstaben sind immer LATED – sie bilden also den konstanten Bereich. Die ersten fünf Buchstaben bilden den variablen Bereich. Man beachte, daß konstanter und variabler Bereich genau dieselbe Länge haben. Wenn man etwas näher hinsieht, merkt man noch, daß ein Teil der variablen Region invariant ist: In der Stellung 3 besitzt jedes Wort den Buchstaben C. Schließlich kann man feststellen, daß auf drei der anderen Positionen, d. h. also auf Position 1, 2 und 4, drei Alternativen, auf Position 5 es aber nur zwei alternative Buchstaben gibt. Dies kennzeichnet in etwa den Weg, auf dem die Evolution die Antikörperketten entworfen hat.

Die leichte Kette eines menschlichen Immunglobulins ist komplizierter als irgendeines unserer Wörter. Tatsächlich enthält sie 214 anstelle von 10 Buchstaben. Die Kette läßt sich jedoch in zwei Hälften teilen. Die eine Hälfte enthält dann 107 Aminosäuren und hat, wie der LATED-Teil unserer Wörter, eine konstante Struktur. Die andere Hälfte enthält ebenfalls 107 Aminosäuren, ist jedoch äußerst variabel, und auf dieser Variabilität beruht die große Vielfalt der Antikörperbindungsstellen. Nicht jede der 107 Positionen im variablen Segment ist jedoch tatsächlich variant. Nur die Hälfte der Positionen verhält sich wie das C in Position 3 unserer Wörter, d. h. dieselbe Aminosäure taucht in all den verschiedenen bisher untersuchten leichten Ketten an diesen besonderen Positionen auf. An den anderen Positionen von 1 bis 107 können Variationen auftreten. Bei einigen von diesen sind wie bei Position 5 in unserem Modellwort bisher nur zwei Alternativen gefunden worden. Bei anderen ist die Variation weit weniger restriktiv. Offenkundig ist die Gesamtzahl der verschiedenen Typen von leichten Ketten, die gebildet werden können, immens groß.

Wie verhält es sich nun mit den schweren Ketten des IgG? Sie sind doppelt so lang wie die leichten Ketten; eine Sequenzanalyse ist deshalb noch schwieriger und mühsamer. Teilanalysen sind jedoch durchgeführt worden, die vermuten lassen, daß diese Ketten ebenfalls aus einem konstanten und einem variablen Bereich bestehen. Auch hier deutet alles darauf hin, daß diese Variation die fundamentale Basis ist, auf der die große Heterogenität der Bindungsstellen beruht.

Wir haben bereits festgestellt, daß nur ungefähr 15 Aminosäuren direkt zur Bindungstelle beitragen. Warum muß dann der variable Teil soviel länger sein? Zumindest im Falle der leichten Ketten erstreckt er sich auf über 107 Aminosäuren. Dieses Rätsel ist ungelöst, aber eine Möglichkeit wäre, daß die Aminosäuren, die nicht wirklich ein Teil der Bindungsstelle sind, das Molekül durch Dehnungen und Spannungen so beeinflussen, daß die schließliche Konfiguration der Bindungsstelle sich verändert. Mit anderen Worten, die entfernteren Aminosäuren könnten einen modifizierenden oder »modulierenden« Effekt haben. Wir werden Gelegenheit haben, noch einmal zu der IgG-Struktur zurückzukehren, und zwar in Kapitel 3, wo wir Spekulationen über die Evolution des Immunsystems anstellen, und dann in Kapitel 10, wo wir die hauptsächlichsten Theorien der Antikörperbildung darstellen wollen.

Die Struktur der weiteren Immunglobulinklassen

Wir wollen uns nun daran erinnern, daß es ja vier weitere Haupttypen oder »Klassen« von Immunglobulinen gibt, IgM, IgA, IgD und IgE, und wollen zwei Fragen stellen:
1. Worin besteht die Grundstruktur der anderen Klassen?
2. Warum hat die Natur diese verschiedenen Verbindungsklassen vorgesehen – wäre nicht das IgG genug gewesen? Jedes Immunglobulin der anderen vier Klassen besteht ebenfalls aus leichten und schweren Ketten. Die leichten Ketten aller fünf Klassen sind strukturell ähnlich. Die schweren Ketten jedoch unterscheiden sich, und dies verleiht den Immunglobulinmolekülen ihre »Klassenspezifität«. Die schweren Ketten der verschiedenen Klassen werden mit dem griechischen Buchstaben bezeichnet, der dem Ig entspricht. So wird die schwere Kette des IgG als γ-Kette bezeichnet; die des IgM als μ-Kette, die des IgA als α-Kette, die des IgD als δ-Kette und die des IgE als ε-Kette. Jede dieser Ketten unterscheidet sich von der anderen im konstanten Teil der schweren Kette.

Das am besten untersuchte Ig neben dem IgG ist das IgM. Elektronenmikroskopische Aufnahmen haben eine Struktur sichtbar gemacht, wie sie in *Abb. 2.5.* dargestellt ist. Das Molekül ähnelt einer Spinne mit fünf Beinen. Es hat zehn leichte und zehn schwere Ketten, aber wir wissen noch nicht genau, wie diese miteinander verknüpft sind. Wir wissen, daß es fünf Bindungsstellen gibt, je eine am Ende eines jeden Spinnenbeins. Die submolekulare Organisation muß offenbar von der des IgG verschieden sein; denn würde das IgM einfach nur aus fünf IgG-Molekülen bestehen, die irgendwie zusammengebunden sind, müßte man zehn anstelle von fünf Bindungsstellen erwarten. Darüber hinaus ist das Molekulargewicht des IgM sechsmal größer als das des IgG (also nicht nur fünfmal größer), da das Molekül mehr als 10 % seines Gewichts an Kohlenhydraten enthält. Leider wissen wir nur sehr wenig über die Funktion dieses Kohlenhydratanteils des IgM, was im übrigen auch für die geringeren Kohlenhydratmengen gilt, die in allen Immunglobulinen vorhanden sind.

Die Bindungsstellen des IgM sind flacher als die des IgG, so daß sich das Antigen nicht so weit »hineinbohren« kann und die Festigkeit der Bindung zwischen einer gegebenen Antigendeterminante und einer gegebenen Bindungsstelle nicht so stark ist wie beim IgG. In der Fachsprache wird dieses Merkmal der Festigkeit einer Bindung als »Avidität« des Antikörpers bezeichnet. Hat jedoch ein antigenes Molekül oder Partikel mehrere identische antigene Determinanten auf seiner Oberfläche, wie das häufig

Abb. 2.5 Schema eines IgM-Moleküls aufgrund elektronenmikroskopischer Aufnahmen.

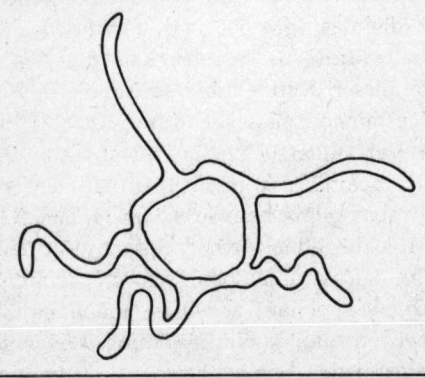

der Fall ist, können sich alle fünf Spinnenbeine an das Partikel anheften. Die »Avidität« ist dann recht gut.

Die chemische Analyse der anderen drei Klassen befindet sich noch in einem sehr frühen Stadium und braucht uns hier nicht zu beschäftigen. Wir müssen uns nur jetzt fragen, warum die Natur sich die Mühe gemacht hat, mit verschiedenen Klassen zu operieren. Jede Klasse besitzt interessante Eigentümlichkeiten. IgM ist der primitivste Antikörper. Er tritt als erster in der Evolution auf. Es ist auch die Klasse, die bei sehr jungen Säugetieren zuerst gebildet wird. Schließlich ist es der erste Antikörper, der nach Injektion eines Impfstoffes auftritt – das IgG erscheint einige Tage später. Man ist versucht, die relativ niedere Spezifität der IgM-Bindungsstellen mit diesen Beobachtungen in Verbindung zu bringen. Vielleicht war es für die Natur leichter, zunächst einen Antikörper von relativ niederer Qualität zu entwerfen und es dann der Evolution zu überlassen, die Situation zu verbessern. Es könnte jedoch auch von Vorteil gewesen sein, den etwas primitiveren Mechanismus als eine Art »Feuermelder«-Reaktion zu behalten, der es ermöglichte, daß große Mengen von Antikörpern schnell ausgeschüttet werden könnten, wenn es zu einer schweren Infektion kommt. Dieses Konzept ist um so attraktiver, wenn wir feststellen, daß das IgM besonders gut Bakterien töten kann.

Wir haben bereits erwähnt, daß das ganz besondere Kennzeichen des IgA darin besteht, mit Leichtigkeit Zellbarrieren zu überwinden. In der Darmwand findet sich eine große Zahl von IgA produzierenden Zellen, und das von ihnen ausgeschiedene IgA geht durch die Wand hindurch in den Schleim des Darms über. Damit erhält die zähe Schmierflüssigkeit, die die Darmwand auskleidet, eine schwache antiseptische Wirkung. Das IgA ist ein wichtiger Faktor, der verhindert, daß viele Bakterien, die im Darm leben und bei der Verdauung der Nahrung helfen, in den Körper selbst eindringen.

Wenn im Krankheitsfalle diese Barriere tatsächlich einmal zusammenbricht, können Bakterien, die, auf den Darm beschränkt, völlig harmlos sind, in den Blutkreislauf eindringen und eine schwere Blutvergiftung oder »Sepsis« hervorrufen.

Das IgA findet sich außerdem im Schleim der Atmungswege, im Speichel, in den Tränen und in geringem Grade auch im Schweiß. Es unterstützt somit ganz außerordentlich die Abwehr gegenüber dem Eindringen von Mikroben in irgendwelche winzigen Öffnungen, die an den Oberflächen des Organismus auftreten können.

Das IgD kommt in nur sehr geringen Mengen vor, und wir wissen nichts von seinen besonderen Eigenschaften. Das IgE ist uns nur aufgrund seiner unerfreulichen Wirkung bestens bekannt, als jene Klasse von Antikörpern, die bei Allergien zur Wirkung gelangt (*vgl. Kapitel 17*). Die Evolution tut freilich niemals etwas umsonst – also muß das IgE auch irgendwelche guten Qualitäten haben. Allein, wir haben sie bisher noch nicht entdecken können. Das IgG ist selbstverständlich der »Standardantikörper« des Säugetieres. Besonders wertvoll ist es bei der Neutralisation von Giftsubstanzen (Toxinen), die durch Mikroben produziert werden. Jede Antikörperklasse spielt somit eine etwas andere Rolle bei der Aufgabe, den Körper gesund zu erhalten.

Kreuzreaktionen zwischen Antikörpern

Bisher haben wir so getan, als ob die Beziehung zwischen einer antigenen Determinante und der Bindungsstelle des entsprechenden Antikörpers absolut wäre. Dies ist jedoch nicht der Fall. Jeder Einbrecher, der etwas auf sich hält, weiß, daß mehr als *ein* Schlüssel ein Schloß öffnen kann. In ähnlicher Weise kann der Organismus für jede gegebene antigene Determinante eine Vielfalt von Antikörperbindungsstellen bilden, wobei einige von ihnen nahezu perfekt, andere wiederum fast überhaupt nicht passen. Dieser Sachverhalt ist in *Abb. 2.6* dargestellt, wobei wir uns daran erinnern müssen, daß wir nicht zwei, sondern dreidimensional denken sollten. Darüber hinaus kann sich ein Antikörpermolekül, das nach Injektion eines Antigens gebildet wurde, häufig auch mit einem zweiten Antigen von verwandter oder ähnlicher Gestalt verbinden, obwohl die Bindung nicht so gut sein wird. Man spricht dann davon, daß der Antikörper mit dem zweiten Antigen kreuzreagiert.

Diese Kreuzreaktivität ist wichtig für die immunologische Theorie. Wenn wir uns in Erinnerung zurückrufen, daß nahezu jede Substanz mit der rechten Größe als Antigen wirken kann und daß die Antikörperbindungsstelle nur aus einer recht kleinen Zahl von Aminosäuren zusammengesetzt ist, so realisieren wir sehr bald, daß die mögliche Gesamtzahl und Mannigfaltigkeit der Antigene größer ist als die mögliche Gesamtzahl der Antikörper. Tatsächlich wissen wir nicht genau, wie viele Arten von Antikörperbindungsstellen das Immunsystem bilden kann. Die Zahl mag bei etwa einer Million liegen. Sicher ist die Zahl der Antigene in der Natur viel größer. Einfach weil der Sitz zwischen Antigen und Antikörper nicht hundertprozentig

Abb. 2.6 Kreuzreaktion zwischen Antigenen.

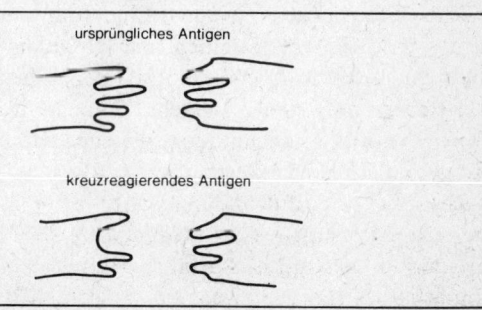

ursprüngliches Antigen

kreuzreagierendes Antigen

perfekt sein muß, ist es dem Organismus möglich, gegen nahezu alles Antikörper hervorzubringen. Aus diesem Grunde spielt es auch keine Rolle, ob das Antigen sich normalerweise in der Natur vorfindet, wie z. B. das Influenzavirus, oder ob es als Laborprodukt vollkommen künstlich ist, wie z. B. ein unorganisches Hapten. Alles, was der Körper »erkennt«, ist eine kleine dreidimensionale Konfiguration. Als Reaktion darauf produziert er eine Reihe von Molekülen mit einem gewissen Maß an sterischer Spiegelbildlichkeit. Auf seinem reichlich besetzten Schlüsselring wird der Körper wenigstens einen Schlüssel finden, der hinreichend gut paßt, um jede Tür zu öffnen.

Wie die Antikörper arbeiten

Wir haben oben die Fähigkeit der Antikörper erwähnt, Bakterien zu töten und andere nützliche Aufgaben zu erfüllen. Häufig können jedoch die Antikörper ihre Arbeit nur in Zusammenarbeit mit anderen körpereigenen Abwehrmechanismen durchführen. In der Zeit vor Einführung der Antibiotica hatte jedes große Krankenhaus viele Betten mit Patienten belegt, die an Lungenentzündung erkrankt waren. Erfahrene Ärzte konnten gewöhnlich die Krise jedes Kranken herannahen sehen. Für etwa sieben Tage verschlimmerte sich der Zustand des Patienten zunehmend. In vielen Fällen starb er, in anderen kam es mit dramatischer Plötzlichkeit zu einer Linderung seiner Symptome, und innerhalb von Stunden war er außer Gefahr. Durch mikroskopische Untersuchungen der Lunge können wir feststellen, was dabei vorgeht. Solange die tödlichen Erreger der Lungenentzündung, die sogenannten Pneumokokken, in den Lungenbläschen oder Alveolen wachsen, verursachen sie eine Entzündung. Überwachungszellen verschiedener Art werden vom Körper auf die Jagd nach dem Bakterium geschickt. Auffälligerweise scheinen diese aber zunächst recht wirkungslos zu bleiben. Mit großer Beweglichkeit und Geschwindigkeit versuchen sie ihre Beute in eine Ecke zu treiben, aber irgendwie gelingt es den meisten Pneumokokken, zu entweichen. Tatsächlich gedeihen sie geradezu und vermehren sich in einem solchen Ausmaß, daß ganze Lungenlappen in eine feuchte, entzündete Masse verwandelt werden. Ganz plötzlich jedoch scheint der Feind demoralisiert zu sein und gibt den Kampf auf – der Zeitpunkt der Krise. Hat der Patient das Glück, dieses Stadium zu erreichen, so beginnen nunmehr die Überwachungszellen die Bakterien aufzufressen und bald die Oberhand zu gewinnen. Was ist hierfür verantwortlich?

Der Kranke verdankt dies einem Phänomen, das als *Opsonisation* bekannt ist. Es sind die Anti-Pneumokokken-Antikörper, deren Auftreten im Blutstrom zum Zeitpunkt der Krise den Wendepunkt markiert. Aus irgendwelchen Gründen können die Überwachungszellen die Bakterien nur sehr mühselig »roh« fressen. Sind jedoch die Mikroben mit Antikörpern, die auf ihren Oberflächen festhaften, überzogen oder »eingecremt«, munden sie den Aufräumzellen wohl erheblich besser; sie stopfen sich buchstäblich damit voll. Der große englische Bakteriologe Almroth Wright brachte das Wort »Opsonin« in Umlauf, um damit die Antikörpermoleküle zu beschreiben, die auf diese Weise wirksam sind – ein Gedanke, der die Phantasie eines George Bernard Shaw offenbar so sehr anregte, daß er sich in seinem Schauspiel »Arzt am Scheideweg« darauf bezog. In diesem Falle konnten weder die opsonierten Antikörper selbst die Pneumokokken töten, noch konnten es die Überwachungszellen, aber in Kombination waren beide wie auf magische Weise wirksam.

Ein anderes, sogar noch komplizierteres Beispiel, wie Antikörper wirken, ist die Art, wie sie Bakterien töten. Im normalen Blutserum existiert eine Gruppe von Proteinen, die zusammengefaßt als das Komplementsystem bezeichnet wird. Dieses System kann man sich als einen Dolch in der Scheide vorstellen. Solange es im Körper zirkuliert, ist es recht harmlos. Trifft jedoch ein Antikörpermolekül auf ein Antigen, z. B. auf der Oberfläche eines Bakteriums, dann versucht der Antigen-Antikörperkomplex einige der Komplementkomponenten an sich zu ziehen und zu »fixieren« (Komplementfixation), was zu einer heftigen und komplizierten Kettenreaktion führt, die außergewöhnlich destruktive Enzyme aktiviert. An der Stelle, wo sich das Antigen, der Antikörper und das Komplement vereinigen, wird ein Loch in die Bakterienwand gestanzt; das Bakterium zerbricht oder lysiert. Bei diesem Prozeß ist das IgM, wahrscheinlich wegen seiner besonderen Fähigkeit, Komplement zu fixieren, 100mal wirksamer als das IgG. Das frühe Auftreten von IgM ist deshalb von außerordentlicher Hilfe bei schweren Infektionen.

Das Abdecken von irgendwelchen vitalen strukturellen Komponenten einer Mikrobe ist ein dritter Weg, wie Antikörper wirksam werden. So haben z. B. Viren, um sich selbst an der Wirtszelle festzuheften und in sie einzudringen, komplizierte Strukturen auf ihrer Oberfläche. Gegen diese Komponente gerichtete Antikörper wären nicht in der Lage, das Virus direkt zu töten. Das Endresultat ist jedoch, weil der vitale Ankerungsmechanismus des Virus vollkommen verklebt ist, eine genauso große Schädigung. Wenn das Virus nicht als Parasit in einer Zelle leben kann, kann es auch nicht wachsen, und wenn es nicht wachsen kann, kann es den Wirt nicht befallen und töten.

Es gibt noch viele weitere Möglichkeiten, wie die winzigen und an sich harmlosen Antikörpermoleküle dem Körper helfen können. Gelegentlich jedoch erweist sich der Prozeß als Bumerang, und Antikörper werden zur Ursache von Krankheiten. Wie dies geschieht, werden wir in Kapitel 17 und 18 besprechen.

3 Die Evolution des antikörperbildenden Systems

Vor mehr als tausend Millionen Jahren gab es – mit Sicherheit im Meer – die ersten Anzeichen von Leben auf diesem Planeten. Grundeinheit jeder lebenden Materie ist die Zelle – ein winziges Gebilde, das aus einem von etwas Protoplasma, dem sogenannten Zytoplasma, umgebenen Kern besteht und außen von einer Zellmembran umschlossen wird. Viele der frühesten lebenden Arten bestanden nur aus einer einzigen Zelle: die Einzeller. Die Erfolgreichsten dieser winzigen Kreaturen haben bis auf den heutigen Tag überlebt, darunter die bekannten Amöben, aber auch so wichtige Parasiten, wie etwa der Erreger der Malaria.

Von Beginn an war das Leben ein Wettstreit. Als die primitiven Arten sich vermehrten, wurde die Nahrung knapp. Manchmal kam es vor, daß bei der Zellteilung die Tochterzelle nicht eine genaue Nachbildung der Ausgangszelle war, wobei sich dieser Kopierirrtum in irgendeinem Defekt zeigte, doch gelegentlich paßte sich die Nachkommenschaft durch reinen Zufall besser in die konkurrierende Umwelt ein. Die Natur bediente sich dieser offensichtlich auf Zufall beruhenden Methode, um die unterschiedlichsten Arten zu entwickeln. Eine unermeßliche Vielfalt verschiedener Lebensformen wurde so über die Jahrtausende hervorgebracht. Zu dem großen Sprung nach vorn kam es, als sich Zellen zu Gruppen zusammenfanden und vielzellige Organismen bildeten. Nach und nach entstanden immer kompliziertere Tiere und Pflanzen.

Fast von Beginn an brauchten die Arten, um ihre Integrität zu bewahren, Mittel und Wege, sich zu verteidigen. Sogar die einfache Amöbe besitzt einen, wenn auch den primitivsten Abwehrmechanismus – einen kombinierten Mechanismus aus Abwehr und Ernährung, die sogenannte *Phagozytose*. Das Elektronenmikroskop hat uns ein genaues Bild vom Ablauf der Ereignisse vermittelt *(Abb. 3.1)*. Nehmen wir einmal an, daß sich unserer Amöbe irgendein Teilchen, etwa ein Bakterium, nähert. Bald nachdem der Kontakt hergestellt ist, wird die Zellmembran der Amöbe eingedrückt. Das Teilchen wird immer weiter in die Zelle hineingezogen und zunehmend von einer umgestülpten Membran umgeben. Ist die Aufnahme abgeschlossen, verschmelzen die Ränder an der Einschnürung der langen Einstülpung, wodurch das Bakterium dann von allen Seiten von einer umgestülpten Zellmembran umgeben ist. Die dadurch entstandene kleine Tasche bezeichnen wir als *Vakuole*. Jetzt kann die Zerstörung des »Gefangenen« beginnen. Die Zelle enthält eine Anzahl von Wirkstoffen, die sogenannten *Verdauungsenzyme*, die sich daran beteiligen, die Makromoleküle, aus denen das Bakterium zusammengesetzt ist, zu verspeisen, indem sie sie in ihre Bausteine aufspalten. Damit diese Enzyme nicht die Zelle selbst, der sie dienen sollen, zerstören, befinden auch sie sich in kleinen Taschen, den

Abb. 3.1 Schematische Darstellung der Phagozytose. a – d: Bildung einer phagozytären Vakuole; e: Lysozymen vereinigen sich mit der Vakuole; f: das verdauende Phagolysosom entsteht.

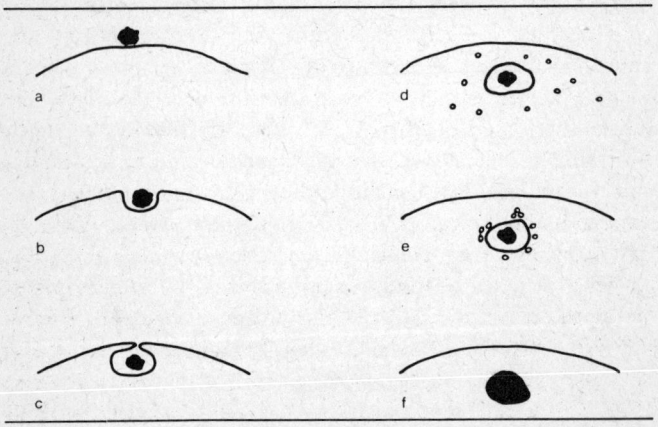

sogenannten *Lysosomen*. Nun müssen einfach nur noch einige der Enzyme enthaltenden Lysosome auf die das Bakterium enthaltende Vakuole treffen und sich mit ihr vereinigen. Die Verdauungsenzyme werden so in die vergrößerte phagozytäre Vakuole oder das Phagolysosom entleert, daß sie das lebende Cytoplasma der Zelle niemals in Gefahr bringen. Sie bauen das Bakterium nach und nach ab, bis es völlig verschwunden ist. Die nunmehr harmlosen und aufgespaltenen Bausteine können von der Amöbe für ihre eigene Ernährung verwendet werden.

Einer der Hauptvorteile vielzelliger Organismen gegenüber ihren einzelligen Vorfahren besteht darin, daß nicht jede Zelle jede Arbeit zu verrichten hat. Wie man sieht, sind die Vorteile der Spezialisierung nicht in unserem Jahrhundert entdeckt worden. Mit dem Fortschreiten der Evolution übernahmen bestimmte Teile eines Tieres oder einer Pflanze bestimmte Aufgaben, so daß sich allmählich komplizierte Organsysteme entwickelten. Auf diese Weise wurde die Aufgabe der Phagozytose – statt Pflicht *jeder* Zelle zu sein – an bestimmte spezialisierte Zellen, die Phagozyten, delegiert.

Wir müssen hier eine Pause einlegen, um einem großen russischen Zoologen unseren Tribut zu zollen, der mit seinem Werk den Grundstein legte für das meiste, was wir heute über diese wichtigen Aufräumzellen wissen, und der für seine bahnbrechenden Untersuchungen 1908 den Nobelpreis für Medizin erhielt: Elie Metschnikoff. Er fand, daß Arten, die so primitiv wie die Larven des Seesterns sind und weder einen Kreislauf noch ein Nervensystem besitzen, über eine ganze Armee von beweglichen Zellen verfügen, die ihnen helfen, Fremdsubstanzen loszuwerden. Er war der erste, der zeigte, daß das Ergebnis einer Infektion auf der Effizienz dieser kleinen Gesundheitspolizisten beruhen könnte. Tatsächlich fand sich Metschnikoff im Mittelpunkt einer hitzigen wissenschaftlichen Kontroverse wieder, an der sich viele Biologen um die

Jahrhundertwende beteiligten. Was ist wichtiger bei der Immunität – der Antikörper oder die Aufräumzelle? Wir kennen jetzt den wahren Sachverhalt – beide sind wichtig, und eben die Zusammenarbeit zwischen Antikörpern und jenen Zellen bildet einen Abwehrmechanismus, der wirksamer ist als eines von beiden allein.

Zu dem nächsten Abschnitt dieses Kapitels sollte man mehrmals zurückkehren, weil in ihm viele neue Fachausdrücke und Ideen auftauchen und es schwierig sein wird, sie völlig zu verstehen, bevor sie nicht in den späteren Kapiteln ausführlicher behandelt worden sind. Man versuche beim ersten Durchlesen aber immerhin den Grundgedanken im Plan der Natur zu erkennen. Tatsächlich haben die Immunologen selbst gerade eben erst begonnen, einen angemessenen Teil ihrer Aufmerksamkeit den Evolutionsaspekten der Immunität zu widmen. Dieser Abschnitt erscheint so früh in diesem Buch, um meine Überzeugung zu unterstreichen, daß es für ein gedanklich zufriedenstellendes Bild irgendeines biologischen Phänomens erforderlich ist, daß man sich die Wurzeln seiner Evolution detailliert und gründlich anschaut.

Das Auftreten spezifischer Immunität

Wie wir gesehen haben, ist die Phagozytose ein sehr primitives Phänomen, während Antikörper nur von Tieren produziert werden, die sehr viel höher auf der Skala der Evolution stehen. Die Phagozytose scheint tatsächlich für viele Millionen Jahre eine verläßliche Stütze gewesen zu sein. Während dieses Zeitraumes wurde ein komplexes Aufgebot unspezifischer Barrieren gegenüber der Außenwelt entwickelt. Dazu gehören nicht nur die offensichtlich mechanischen Barrieren, z. B. Haut, Schuppen oder Schalen, sondern auch eine Vielfalt von Sekreten und Enzymen. Ein gutes Beispiel hierfür ist jene wichtige Substanz, die Sir Alexander Fleming einige Jahre vor seiner noch bedeutenderen Entdeckung des Penicillins identifizierte: das Lysozym, ein Verdauungsferment, das in der Lage ist, viele Bakterienarten zu töten, und in hohen Konzentrationen in recht unterschiedlichen biologischen Flüssigkeiten, etwa dem Eiweiß oder den Tränen, vorkommt. Diese Substanzen sind deswegen unspezifisch, weil sie im Gegensatz zur Antikörperbildung keine maßgeschneiderte Reaktion auf einen speziellen Angriff darstellen. Die unspezifischen Faktoren bilden vielmehr eine allgemeine Abwehrbasis, die offenbar so lange gute Arbeit leistete, bis die Natur mit der durchdachteren, spezifischen Immunantwort »herausrückte«.

Wissenschaftler haben viele Stunden damit zugebracht, nach Antikörpern in wirbellosen Tierarten zu suchen. Ab und zu erscheint einmal ein Aufsatz in der Fachliteratur, der sich mit der Möglichkeit einer Antikörperbildung in Seeanemonen, Molukkenkrebsen oder irgendeiner anderen niederen Lebensform beschäftigt. Bis jetzt hat jedoch keine dieser Untersuchungen einen wirklich überzeugenden Beweis dafür liefern können, daß ein Antikörper-Abwehrmechanismus ähnlich dem der Säugetiere existiert. Wie wir sehen werden, ist es wichtig, daß die Suche nach irgendeinem Urtyp von Antikörpern weitergeht. Sie könnte ein wesentliches »missing link« in unserer Kenntnis der Evolution des Immunsystems liefern.

Die ersten Anzeichen dafür, daß ein neuartiger spezifischer Abwehrmechanismus aufgetreten ist, können bis auf etwa 480 Millionen Jahre zurückverfolgt werden. Zu dieser Zeit entwickelten Meerestierarten die primitive Form eines Rückgrates, die zunächst nur aus Knorpel bestand. Die kräftigere, zum größten Teil aus Knochen bestehende Wirbelsäule kam später. Der älteste Typ eines Knorpelfisches oder Zykeostoms ist uns glücklicherweise nicht nur durch versteinerte Reste bekannt. Zwei Musterbeispiele haben bis auf den heutigen Tag überlebt. Die zwei Hauptgruppen sind der Schleimaal (*Eptatrediae*) und die Neunaugen (*Petromyzodinae*). Schleimaale finden sich nur im Salzwasser, während die Neunaugen sowohl Süß- als auch Salzwasser-bewohner sind. Wenn man diese primitiven Fische fängt und sie für einige Wochen oder Monate in einem geeigneten Meereslaboratorium hält, so kann man durch direkte Experimente ihr primitives Abwehrsystem testen und nachschauen, ob sie zur Antikörperbildung fähig sind.

Der Schleimaal ist das weniger entwickelte von beiden Tieren. Trotz umfassender Untersuchungen gelang es nicht, eine adaptive Immunantwort in dieser Tierart nachzuweisen. Adaptive Immunantwort – was bedeutet das? Im wesentlichen ist damit die Entwicklung einer neuen Population von aggressiven Zellen oder Antikörpermolekülen gemeint, die zwar mit der Fremdsubstanz oder dem in den Organismus aufgenommenen Antigen reagieren können, diese Fähigkeit aber nicht gegenüber anderen, nichtverwandten Fremdsubstanzen haben.

An diesem Punkt bin ich unversehens zu einem neuen Konzept übergewechselt. Bis jetzt haben wir ausführlich nur über Antikörper gesprochen. Obwohl wir uns erst in Kapitel 11 detaillierter mit diesem Punkt befassen werden, müssen wir hier schon erwähnen, daß es eine zweite Art von Immunität gibt, die wir als *zelluläre* Immunität bezeichnen. Das Antigen verursacht das Auftreten einer Art von weißen Blutzellen mit der spezifischen Fähigkeit, das Antigen aufzuspüren und zu zerstören. Die zelluläre Immunität ist die Hauptursache für die Abstoßung eines Gewebetransplantats bei einem normalen, gesunden Säugetier, z. B. eines Hauttransplantats, das von einem anderen Tier entnommen wurde. Die aggressiven Polizisten, die sich an dieser Art von Kriegführung beteiligen, gehören zu der Kategorie von weißen Blutzellen, die wir als Lymphozyten kennen. Der erste primitive Blutlymphozyt nun kann im Schleimaal nachgewiesen werden.

Obgleich die beiden Arten offensichtlich nicht sehr weit voneinander entfernt zu sein scheinen, ist das Neunauge dem Schleimaal immunologisch weit voraus. Wir können nur vermuten, daß es Zwischenstufen gegeben haben muß, Tierarten, die heute ausgestorben sind. Im Neunauge treffen wir drei neue Entwicklungen an: Erstens hat das Neunauge sowohl Lymphozyten, die einzeln und frei im Blut schwimmen, als auch kleine Ansammlungen oder Aggregate von Lymphozyten, die in den verschiedenen Geweben, insbesondere in seiner Milz, sitzen. Zweitens ist zum erstenmal ein sehr rudimentäres Organ nachweisbar, das man mit dem Thymus der Säugetiere vergleichen kann. Drittens kann das Neunauge eine schwache, aber nichtsdestoweniger eindeutige adaptive Immunantwort auf bestimmte Antigene geben.

Bei den höheren Fischen läuft der Immunprozeß mit viel größerer Effizienz ab. So ist z. B. in Knorpelfischen wie den Haien der Thymus sehr gut entwickelt. Knorpelfische besitzen auch eine große Zahl von Lymphozyten in der Milz. Im selben Organ können wir auch einen Typ von Zelle identifizieren, der besonders gut Antikörper bildet und als *Plasmazelle* bezeichnet wird. Dieser Zelltyp ist so wichtig in den Säugetieren, daß wir ihm das ganze Kapitel 7 widmen werden. Hier genügt es festzustellen, daß jede Plasmazelle ungefähr 3000 Antikörpermoleküle pro Sekunde herstellen kann. So finden wir im Serum des Haies einige Tage nach der Injektion eines Antigens eine viel höhere Antikörperkonzentration, als wir sie im Neunauge gefunden hätten. Ihrer Beschaffenheit nach sind es alles IgM-Antikörper. Die chemische Analyse zeigt, daß dieses IgM, wie das des Menschen, aus schweren und leichten Ketten zusammengesetzt ist. Anders als in den höheren Wirbeltieren tritt jedoch noch kein IgG auf. Aus irgendeinem Grund ist das größere und offensichtlich kompliziertere Molekül zuerst entstanden, während das kleinere, äußerst avide Immunglobulin erst später entwickelt wurde.

Auch Fische können Transplantate rasch abstoßen und zeigen somit den zellulären Beitrag zur Immunantwort, wie man z. B. recht schön am Goldfisch beweisen kann. Man braucht ihm nur eine Schuppe herauszuziehen und sie geschickt durch eine von einem anderen Fisch mit möglichst leicht unterschiedlicher Farbe zu ersetzen. Transplantate wie diese heilen zunächst gut ein. Innerhalb einiger Tage jedoch schickt der Immunmechanismus die gnadenlosen lymphozytären Polizisten in das Gebiet, und das Transplantat wird prompt abgestoßen.

Am Fisch können wir ein weiteres Stück Biologie lernen. Die meisten chemischen Reaktionen im Organismus laufen am besten bei einer Temperatur von etwa 37⁰ C ab, der Bluttemperatur der Warmblütlerorganismen. Fische jedoch sind Kaltblütler; sie nehmen im allgemeinen die Temperatur des umgebenden Wassers an, das selten 37⁰ C erreicht. Wenn wir nun Transplantatabstoßung oder Antikörperbildung bei Fischen untersuchen, so entdecken wir sehr schnell, daß sie Transplantate rascher abstoßen und Antikörper schneller und in höherer Konzentration bilden können, wenn das Wasser relativ warm und nicht zu kühl gehalten wird. Natürlich ist die Variationsbreite in der Bluttemperatur eines Menschen sehr viel geringer. Sogar bei sehr ernsthaften Infektionen steigt sie selten über 41⁰ C. Meines Wissens hat bisher niemand genauer studiert, wie solche hohen Temperaturen die Antikörperbildung beeinflussen. Es wäre interessant zu wissen, ob hohes Fieber diesen Prozeß in einem an einer Infektion erkrankten Kind etwa beschleunigt.

Jeder, der schon einmal einen Furunkel oder Karbunkel hatte, braucht nicht daran erinnert zu werden, was ein Lymphknoten ist, nämlich ein Knötchen in der Achselhöhle oder Leiste, das sich vergrößert und zu schmerzen beginnt, wenn Bakterien (oder Antigene, die aus ihnen stammen) dorthin gelangen. Lymphknoten sind wichtige Stellen der Antikörperproduktion. Fische besitzen keine Lymphknoten. Zum erstenmal erscheinen Lymphknoten in sehr beschränktem Maße in Amphibien, d. h. in jenen Tieren, die lernten, aus dem Meer herauszukriechen, und die sowohl an Land als auch im Wasser leben. Frösche und Kröten sind typische Beispiele heute lebender Amphibien, die man sich leicht besorgen und bequem im Laboratorium studieren kann. Im Walter-and-Eliza-Hall-Institut haben wir ziemlich viel mit Kröten gearbeitet. Setzt man sie in feuchtes Sägemehl, sind sie recht glücklich, werden schrecklich faul und scheinen so gut wie nichts zu fressen. Trotzdem bilden sie, praktisch genausogut wie Ratten und Mäuse, in großem Umfang Antikörper. Die Amphibien produzieren sowohl IgM als auch IgG, aber in einer Beziehung ist ihr Immunsystem nicht vollständig entwickelt. Dieser Mangel zeigt sich in der Größe ihres immunologischen Gedächtnisses. Eines der Wesensmerkmale der Immunantwort besteht darin, daß ein Antigen, das zwei Wochen oder mehr nach der ersten Injektion zum zweiten Male gegeben wird, eine Zweitantwort hervorruft. Es handelt sich um eine schnell einsetzende Antikörperbildung, die intensiver ist als die auf die erste Injektion folgende. Diese Fähigkeit, sich an die erste Reaktion zu erinnern, bezeichnen wir als *immunologisches Gedächtnis*. Amphibien haben ein schwaches Gedächtnissystem und sind zumindest in dieser Beziehung dem Menschen erheblich unterlegen. Natürlich hat das immunologische Gedächtnis nichts mit der Merkfähigkeit unseres Gehirns zu tun.

Der nächste und größere Schritt in der Evolution des Immunsystems fand bei den primitiven Säugetieren selbst statt. Leider gibt es keine ideal geeigneten Säugetiere mehr, die direkt repräsentativ wären für das Glied, das die Reptilien mit den heutigen Säugetieren verbindet. Wir finden jedoch in Australien zwei Beispiele sehr alter Säugetiere, die gemeinsamen Vorfahren aller heutigen Säugetiere sehr viel näher stehen als die Mäuse, Kaninchen und Meerschweinchen, die so ausführlich untersucht worden sind: die eierlegenden Säugetiere oder Kloakentiere. Zwei Arten können wir in ihrer Buschheimat vorfinden: den Ameisenigel und das Schnabeltier. In Erscheinung und körperlichen

Funktionen zeigen sie einige Merkmale, die vogelähnlich, einige, die fischähnlich, und einige, die säugetierähnlich sind.

Untersuchungen des Lymphsystems dieser Tierarten haben gezeigt, daß sie eine sehr große Zahl von sehr kleinen Lymphknoten besitzen. Die mikroskopische Untersuchung zeigt das Vorhandensein von speziellen kleinen Knötchen aus sich rasch teilenden Lymphozyten, die wir als Keimzentren bezeichnen. Wir glauben, daß diese eine wichtige Funktion im immunologischen Gedächtnis haben. Erwartungsgemäß läßt sich beim Studium der Antikörperantwort in Ameisenigeln die Existenz eines wirklich kräftigen Antikörpergedächtnissystems zum erstenmal in der Evolution nachweisen.

Wir sehen also, daß der äußerst wirksame immunologische Apparat, den die heutigen Säugetiere, z. B. die Menschen, besitzen, eine große Zahl verschiedener Stadien durchlief, wobei wir vielen von ihnen durch eine genaue Untersuchung niederer Tiere nachspüren können.

Übrigens ist dieser kurze Überblick ein Beispiel aus einem wichtigen Teilgebiet moderner Wissenschaft, dem der vergleichenden Physiologie. Offensichtlich ist die Natur eine kluge Planerin. Wenn wir uns immer nur die am weitesten fortgeschrittenen Ergebnisse ihres Einfallsreichtums anschauen, z. B. das menschliche Gehirn, das hormonale Regelungssystem oder den Immunmechanismus, so könnten wir durch die komplizierten Verhältnisse, denen wir uns gegenübersehen, verwirrt werden. Oft kann ein geduldiges Suchen in vergangenen Zeiten, der Blick auf die Evolution, das Problem wesentlich vereinfachen und erhellen.

Die molekulare Evolution der Antikörper

Bei dem Problem des variablen und des konstanten Teils der leichten Kette des Immunglobulins wurde unserem Begreifen durch einen Blick auf einige in Englisch und nicht

in der Symbolsprache der Aminosäuren und Proteine geschriebene Wörter auf die Sprünge geholfen (*S. 33*). Wir
wollen uns zwei weitere Wörter ansehen:

EPILEPSIE

MATHEMATIK

Was haben diese Wörter gemeinsam? Einfach das: Es besteht eine Homologie zwischen den beiden Hälften jedes
Wortes. »Epilepsie« besteht aus neun Buchstaben. Die
Buchstaben in Stellung 1 und 2 werden in Stellung 5 und
6 wiederholt. Die Homologie ist sogar noch größer zwischen den beiden Hälften des Wortes »Mathematik«. Hier
korrespondieren 1, 2 und 3 mit 5, 6 und 7.

Einer der interessantesten Befunde, die sich aus der Analyse der Aminosäurensequenz von Immunglobulinketten ergeben haben, ist der, daß es leicht definierbare Homologien
zwischen den zwei Hälften einer leichten Kette, zwischen
Teilen der schweren und der leichten Kette und zwischen
leichten Ketten von verschiedenen Tierarten gibt. So sind
z. B. Asparagin-Arginin-Asparagin-Glutaminsäure-Cystin
die letzten fünf Aminosäuren der leichten Ketten in
der Maus. Die letzten fünf Aminosäuren einer leichten
Kette beim Menschen sind Asparagin-Arginin-Glycin-Glu-
taminsäure-Cystin. Die Homologie ist eindrucksvoll: vier
von den fünf sind identisch. Es lassen sich noch andere
ähnliche Strecken finden, obgleich für gewöhnlich die Homologie nicht ganz so streng ist. Dieser Befund hat zu
der Spekulation geführt, daß alle Antikörper sich aus irgendeinem Stammprotein entwickelt haben. Dieses Groß-
vater- oder »Urglobulin« ist etwa halb so groß wie eine
leichte Kette gewesen, d. h. ungefähr 110 Aminosäuren
lang. Die Theorie nimmt weiterhin an, daß das Gen, das
dieses Protein codierte, sich zu einem Gen doppelter Größe
duplizierte, groß genug, um für eine ganze leichte Kette
zu codieren. Das könnte die Homologie zwischen diesen
beiden Hälften erklären. Wenn sich das Gen erneut verdoppelt, könnte es die Fähigkeit haben, für eine schwere

Kette zu codieren, die nur wenig mehr als 440 Aminosäuren enthält. Viele Mutationen hätten sich in diesen Genen über die 480 Millionen Jahre hin ereignen können. Diese hätten zu der Vielfältigkeit der Strukturtypen führen können, die wir heute unter den Immunglobulinen vorfinden.

Wir können somit die Forschung auf dem Gebiet der Evolution der Antikörper dort verlassen, wo sie dabei ist voranzuschreiten. Während dieses Buch veröffentlicht wird, ist eine Reihe von gewissenhaften Immunchemikern an der Arbeit, in verschiedenen wirbellosen Tieren nach dem magischen, postulierten, aber noch nicht entdeckten Urglobulin aller unserer Antikörper von der Größe einer halben leichten Kette zu suchen.

4 Die antikörperbildenden Organe der Säugetiere

Auch wenn man nur oberflächlich mit Prinzipien militärischer Strategie vertraut ist, wird man die Vorteile eines variablen und gestaffelten Verteidigungssystems einsehen.

Viele Länder verfügen nicht nur über ein Heer, sondern auch über eine Marine und eine Luftwaffe. Darüber hinaus werden die Truppen nicht gerade nur in einem einzigen Gebiet konzentriert, noch werden die Soldaten zufällig und einzeln über das ganze Land verteilt. Vielmehr gibt es organisierte Einheiten, die an kritischen, sorgfältig ausgewählten und voneinander getrennten Schlüsselpunkten stationiert sind. Wenn wir uns das Verteidigungssystem etwas genauer ansehen, so bestehen zwei der vielen Faktoren, die wir in Erwägung ziehen müssen, darin, woher die neuen Rekruten kommen und wie sie effizient ausgebildet werden können.

Wie bei der Landesverteidigung dürfen wir uns bei der Betrachtung der körpereigenen Abwehr nicht darauf beschränken, nur die verschiedenen Zelltypen und die Lage und Natur der Organe, in denen sie konzentriert sind, in Erwägung zu ziehen. Wir müssen uns vielmehr in diesem Kapitel ein wenig mit den Fragen nach der eigentlichen Quelle und dem Ursprung dieser Zellen beschäftigen, und der Frage, ob sie irgendeine besondere »Ausbildung« haben, um ihre wichtige Aufgabe zu erfüllen.

Die zirkulierenden Verteidiger

Bevor wir uns die Lymphknoten, die Milz und andere Stätten der Antikörperbildung näher ansehen, wollen wir mit der Betrachtung der im Blut zirkulierenden Zellen beginnen. Ein normaler Erwachsener hat ungefähr 5 Liter Blut in seinem Körper. 45 % des Blutes besteht aus Zellen, sowohl roten als auch weißen; 55 % aus Blutflüssigkeit,

45 % korpuscular } = *Hämatokrit Wert*
55 % Plasma

dem Plasma. Frisches Blut gerinnt, und wenn die Zellen und das eiweißhaltige Material, das den festen Teil des Gerinnsels bildet, entfernt werden, bleibt eine strohgelbe Flüssigkeit übrig, die wir als *Serum* bezeichnen. Serum ist in Wirklichkeit dasselbe wie Plasma, nur daß ihm das besondere Gerinnungsprotein, das *Fibrinogen,* fehlt. Aus einer Reihe von technischen Gründen neigen Immunologen dazu, bei den Antikörper-Experimenten lieber Serum als Plasma zu verwenden. Gewöhnlich geben sie die Antikörperkonzentration als soundso viele Mikrogramm oder Milligramm Antikörper pro Milliliter Serum an.

Die Zahl der roten Zellen im Blut übersteigt unsere Vorstellungskraft. Ungefähr 5 Milliarden pro Milliliter bzw. 25 Trillionen gibt es in einem erwachsenen Menschen. Die roten Zellen transportieren Sauerstoff und haben nichts mit der Abwehr als solcher zu tun.

Die weißen Zellen sind im Blut erheblich in der Minderheit. Auf jede weiße Zelle entfallen etwa 1000 rote Zellen. Immerhin kommen jedoch auf jeden Milliliter noch 5-10 Millionen. Die weißen Zellen sind erheblich größer als die roten. Versetzt man Blut in einem Röhrchen mit einer winzigen Menge einer gerinnungshemmenden Substanz und wartet ab, dann setzen sich die roten Zellen unten ab, die weißen Zellen sedimentieren auf die roten Zellen, und das Plasma befindet sich über den weißen Zellen. Die dünne weiße Schicht aus weißen Zellen bildet aber nicht nur ein Tausendstel der Säulenhöhe der roten Zellen, wie man annehmen könnte, sondern vielleicht ein Hundertstel. Der Grund hierfür liegt in der Tatsache, daß die roten Blutkörperchen flache Scheiben sind, die weißen Blutkörperchen dagegen prall gefüllte Kügelchen mit einem etwas größeren Durchmesser und erheblich größerem Volumen. Diese Lage aus weißen Zellen sieht tatsächlich weiß oder weißlichgelb aus, woher auch der Name rührt. Der Fachausdruck für diese kleine Lage aus reinen weißen Zellen lautet »Speckschicht«.

Abb. 4.1 zeigt die drei Haupttypen weißer Blutzellen, die alle eine wichtige und unterschiedliche Abwehrfunktion haben. Am zahlreichsten vorhanden sind die polymorphkernigen Leukozyten. Mit dieser seltsamen Bezeichnung sind einfach »weiße Zellen mit einem vielfältig gestalteten Kern« gemeint, und sie bezieht sich darauf, daß die Kerne dieser Zellen segmentiert und gewunden sind. Ein Synonym für diese Zellklasse ist der Ausdruck *Granulozyt* oder einfach »Zelle mit Granula«, was ein anderes Merkmal dieser Zellen illustriert, nämlich daß es im Zytoplasma viele runde Einschlüsse gibt, die in gewisser Beziehung den Lysosomen ähneln (*Abb. 3.1*). Diese Tatsache gibt uns einen Hinweis auf die primäre Funktion der Granulozyten: sie sind äußerst wirkungsvolle Phagozyten. Dringen Bakterien in den Körper ein, dann stellt diese Zellkategorie die erste Angriffsreihe dar. Innerhalb von Minuten marschieren sie in großer Zahl an die Infektionsstelle und beginnen die Eindringlinge aufzufressen (wie wir sehen werden, ist die

Abb. 4.1 Die Hauptarten weißer Blutzellen.

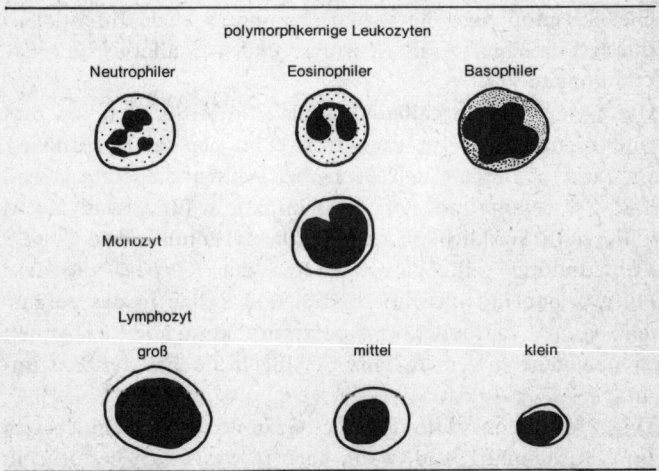

Antikörperbildung ein Prozeß, der viel langsamer in Gang gebracht wird).

Es gibt drei Arten von Granulozyten, wobei die Namen, die man ihnen gegeben hat, sich davon ableiten, wie diese Zellen bestimmte Farbstoffe aufnehmen. »Neutrophile« polymorphkernige Leukozyten mögen gleichermaßen saure wie basische Farbstoffe. »Eosinophile« färben sich selektiv mit sauren Farbstoffen, z. B. dem roten Farbstoff Eosin. »Basophile« nehmen basische Farbstoffe auf, wobei dann viele von ihnen eine blaue bis purpurne Farbe annehmen. Blutspezialisten, Hämatologen also, haben Farbmischungen angegeben, mit denen man die verschiedenen Arten von Granulozyten innerhalb von Minuten anfärben kann. Die Neutrophilen sind am häufigsten vorhanden. Sie repräsentieren das Standardmodell des polymorphkernigen Leukozyten, und ihre Häufigkeit im Blutstrom kann sich, wenn irgendeine einigermaßen ernsthafte Infektion eintritt, auf das Fünffache oder mehr erhöhen. Andererseits entsteht eine schwerwiegende Situation, wenn, wie es bei bestimmten Krankheiten der Fall ist, ihre Zahl im Blut abnimmt. Die betroffene Person neigt dann zu Infektionen aller Art. Die Eosinophilen herrschen besonders bei Infektionen durch Parasiten, z. B. Würmer, und bei allergischen Erkrankungen vor.

Die Basophilen enthalten Granula, die leicht zerfallen und eine Reihe von Substanzen freisetzen, die die Entzündung verstärken. Die meisten Menschen halten die Röte, Hitze und Schwellung am Ort der Infektion für etwas Nachteiliges. In Wirklichkeit aber ist dieser komplizierte Prozeß »Entzündung« ein Weg, auf dem der Körper besondere Hilfe bringt, indem er mehr Blut und Zellen in das gefährdete Gebiet entsendet. Die polymorphkernigen Leukozyten spielen ganz allgemein eine Schlüsselrolle bei der Entzündung.

Die Produktionsstätte für die Granulozyten befindet sich im Knochenmark und, wenn auch in wesentlich geringerem

Ausmaß, in der Milz. Diese Zellen werden somit in denselben Organen gebildet wie die roten Zellen. Wenn das Knochenmark durch Krankheit betroffen wird, so kommt es häufig zu einer verminderten Bildung sowohl der roten als auch der weißen Zellen, und beider Zahl sinkt im Blut ab. Man spricht, wenn zuwenig rote Zellen hergestellt werden, von Anämie; wenn zuwenig weiße Zellen hergestellt werden, von Leukopenie.

Der zweite Zelltyp im Blut ist der Monozyt – eine Bezeichnung, die in Wirklichkeit eine Abkürzung für den Ausdruck »mononuklearer Leukozyt« ist. Diese Zellen bilden einen ganz kleinen Prozentsatz der Gesamtzellzahl und stellen eine andere Variante einer phagozytierenden Zelle dar. Dieser bewegliche Vorrat von relativ jungen phagozytierenden Zellen im Blut dringt leicht in die Gewebe ein und entwickelt sich dort zu größeren und aktiveren Phagozyten, den »Makrophagen«. Im Gegensatz zum polymorphkernigen Leukozyten, dessen Leben nur einige Tage währt, kann der Makrophage für Wochen oder Monate am Leben bleiben. Die Makrophagen sind besonders häufig in der Leber, in der Milz und in den Lymphknoten, finden sich aber über den gesamten Körper verstreut. Ein Makrophage – in Wirklichkeit nur ein späteres Entwicklungsstadium des Monozyten – bildet selbst keinen Antikörper, spielt aber bei der Antikörperbildung eine vermittelnde Rolle (s. Kapitel 5).

Von unserem Gesichtspunkt aus ist der dritte Zelltyp im Blut der wichtigste: der Lymphozyt. Blutlymphozyten gibt es in verschiedenen Größen. Mißt man ihre Durchmesser unter dem Mikroskop, so variieren sie von einem Fünftausendstel eines Millimeters (5 Mikron oder einfach 5 μ) bis zu 15 μ. Je größer die Zelle, um so jünger ist sie; die mittelgroßen Lymphozyten entstehen aus den großen Lymphozyten und die kleinen aus den mittleren. Die kleinen Lymphozyten können bemerkenswert langlebig sein. Ein guter Teil von ihnen zirkuliert für Monate und sogar

für Jahre. Wir werden die Funktion der Lymphozyten ausführlich in Kapitel 13 erörtern. Hier genügt es, zu erwähnen, daß sie die unmittelbaren Vorfahren aller antikörperbildenden Zellen sind.

Der dritte Kreislauf – Lymphe und lymphatische Bahnen

Das Blut verläßt die linke Herzkammer über eine große
Arterie, die Aorta. Von ihr zweigen sich kleinere Gefäße
ab, die ihrerseits wieder kleinere Abzweigungen besitzen
und schließlich in winzige, dünnwandige Blutgefäße endi-
gen, in die sogenannten *Kapillaren*. Das unendlich weit-
läufige Netzwerk der Kapillaren durchdringt jedes Organ,
jedes Gewebe des Körpers. Über dieses Kapillarbett werden
der Sauerstoff und die Nahrung für die Zellen, aus denen
die Organe bestehen, geliefert. Das Blut in den Kapillaren
tritt dann wieder in immer größere Gefäße, die Venen,
über, die zur rechten Herzkammer zurückführen. Nun
schickt ein zweiter Kreislauf das Blut in die Lungen. Hier
ist das *arterielle* Blut sauerstoffarm. Die Kapillaren entnehmen der Luft in den Lungen den Sauerstoff, und das
venöse Blut kehrt reich an Sauerstoff zur linken Herzkammer zurück.
Während jedes Kreislaufs verläßt etwas Flüssigkeit das Kapillarbett und tritt in die Gefäßspalten über. Warum saugt
sich das Gewebe nicht mit Wasser voll? Weil es einen
dritten Kreislauf gibt, der wesentlich für unser Verständnis
der Immunantwort ist. Das Gewebe wird nicht nur durch
Venen, sondern auch durch ein feines System dünnwan-
diger Gefäße, die Lymphbahnen, entwässert. An ihrem Ursprung im Gewebe sind diese Gefäße offen und kommuni-
zieren mit den Zellzwischenräumen. Bald vereinigen sich
die winzigen lymphatischen Gefäße, um eine größere
Lymphbahn zu bilden, die schließlich alle in den großen
lymphatischen, sich in die großen Venen ergießenden Ge-

fäßen enden. Die aus dem Gewebe stammende Flüssigkeit ist als »Lymphe« bekannt. Sie vermischt sich mit dem venösen Blut und durchläuft wie dieses wieder den Kreislauf. Man kann sich vorstellen, daß, wenn die Haupt-Lymphbahnen, die z. B. einen Arm oder ein Bein drainieren, blockiert werden, es zu einer erheblichen Wasseransammlung kommt. Das Bein schwillt an und fühlt sich durchweicht an. So etwas geschieht bei der Elefantiasis, einer Erkrankung, bei der sich in den Lymphgefäßen parasitäre Würmer aufhalten.

Lymphknoten

Die lymphatischen Gefäße sind in ihrem Verlauf mit einer Reihe von komplizierten Filtern durchsetzt – den Lymphknoten. *Abb. 4.2* zeigt eine schematische Darstellung eines

Abb. 4.2 Schnitt durch einen Lymphknoten.

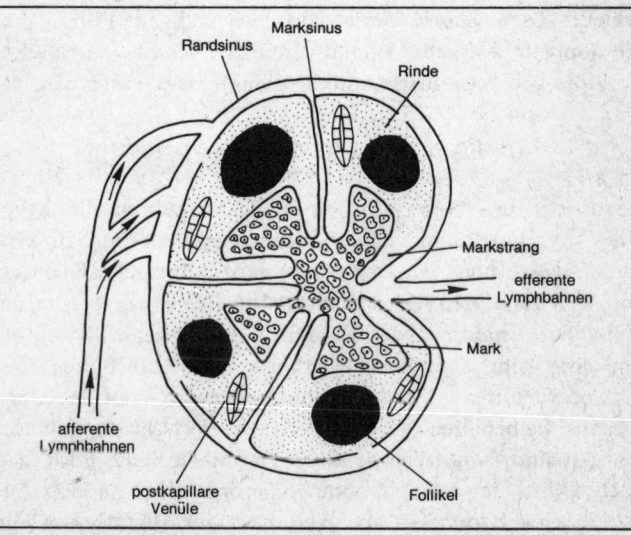

Lymphknotens. Bevor die lymphatischen Gefäße in den Lymphknoten eintreten, teilen sie sich in eine Reihe von kleineren Zweigen, die als »afferente« lymphatische Bahnen bezeichnet werden oder als Lymphgefäße, die die Lymphe zu den Knoten bringt. Dies unterscheidet sie von den Gefäßen, die den Knoten verlassen, den sogenannten »efferenten« lymphatischen Bahnen.

Wer jemals eine schwer entzündete Zehe gehabt hat, wird wissen, daß die Lymphknoten eine Kette bilden. Die erste Stelle, an der man eine geschwollene Drüse bemerkt, befindet sich hinter dem Knie: der *popliteale Lymphknoten*. Dann stellt man fest, daß sich die Drüsen in der Leiste, die sogenannten *inguinalen Drüsen*, vergrößern. Mit andern Worten, die efferenten lymphatischen Gefäße aus den poplitealen Knoten werden zu den afferenten Gefäßen für den inguinalen Knoten. Die efferenten Gefäße aus dem inguinalen Knoten werden zu den afferenten Gefäßen für den nächsthöheren Lymphknoten, und so geht es weiter, bis sich die Lymphe schließlich in den venösen Kreislauf ergießt. Diese ganze Serie von aufwendigen Filtern hat die doppelte Aufgabe, Fremdsubstanzen sowohl durch Phagozytose wie auch durch Antikörperbildung zu entfernen.

Anfertigung eines Lymphknotenschnittes

Bevor wir uns *Abb. 4.2.*, einen Schnitt durch die Mitte eines Lymphknotens, näher ansehen, sollten wir zu verstehen versuchen, wie man sich ganz allgemein Kenntnis von der zellulären Organisation des Gewebes verschaffen kann. Die Anatomen des 19. Jahrhunderts vervollkommneten eine sehr sinnreiche Methode zur Anfertigung von Gewebeschnitten, die die Hauptmerkmale eines lebenden Organs beibehalten. Obgleich einige Fortschritte gemacht worden sind, benutzen wir diese Techniken heute noch. Zunächst wird der Lymphknoten oder irgendein anderes Organ in eine härtende Flüssigkeit bzw. ein »Fixativ« gelegt, die sofort die Zellen tötet und Proteine und andere Makromoleküle präzipitiert. Dadurch werden sie in ihren richtigen strukturellen Beziehungen zueinander erhalten. Das bekannteste Fixationsmittel ist das Formalin. Andere Beispiele für Fixative sind Alkohol, Chloroform und Essigsäure. Häufig erreicht man die beste Fixierung durch Mischen verschiedener Fixationsmittel.

Ist die Fixierung je nach Gewebe nach einigen Stunden oder Tagen abgeschlossen, wird als nächster Schritt alles Wasser aus dem Präparat entfernt. Für gewöhnlich geschieht das dadurch, daß man die Untersuchungsproben in alkoholische Lösung mit ansteigender Konzentration einlegt, also z. B. in 70%, 90%, 95% und absoluten Alkohol. Bei jeder Konzentration muß gewöhnlich die Lösung mehrfach gewechselt werden. Als nächstes wird der Alkohol durch ein Lösungsmittel, z. B. Xylol oder Chloroform, entfernt. Dann wird das gesamte Gewebe mit Paraffin imprägniert, indem man es in einem Ofen in eine Reihe von heißen Paraffinlösungen legt. Das Paraffin wird abgekühlt und erhärtet sich sowohl im als auch um das Organ. Anschließend wird es zu einem rechteckigen Blöckchen zurechtgeschnitten, das auf eine Schneidemaschine, das Mikrotom, aufgesetzt werden kann. Diese Maschine schneidet Scheiben oder »Schnitte« von 5 bis 10 μ Dicke (1 cm = 10 mm = 10 000 μ), was ungefähr der Dicke einer einzelnen Zelle entspricht. Jetzt muß man das Paraffin entfernen, das Gewebe wieder mit Wasser auffüllen und den wasserhaltigen Schnitt mit verschiedenen Farbstoffen färben.

Das hört sich wie eine sehr komplizierte Prozedur an, und man könnte fragen, ob es wirklich all diese Mühe wert ist. Tatsächlich aber rührt ein enormer Teil unseres Wissens über Struktur und Funktion des Körpers daher, daß man eben diese Prozedur angewandt hat. Soweit es *normale*, d. h. gesunde Gewebe betrifft, ist die Untersuchung gefärbter Schnitte ein Teil der Anatomie. Der Name dieses Wissenschaftszweiges ist *Histologie*. Schnitte durch *erkrankte*

Organe geben Auskunft darüber, was mit den Zellen nicht in Ordnung ist. Dieser Zweig der Medizin trägt die Bezeichnung *Pathologie*. Häufig verläßt sich ein Chirurg bei der Planung seines therapeutischen Vorgehens völlig auf die Information, die ein Pathologe durch einen Schnitt aus irgendeinem Knötchen oder einem anderen abnormalen Gewebe erhält. Es leuchtet ein, daß die Histologie, die Pathologie wie auch Schnitte im allgemeinen von zentraler Bedeutung für Biologie und Medizin sind.

Das Mikroskop benutzt das Licht als Energiequelle, und eine Vielfalt von Linsensystemen liefert eine Vergrößerung um das Tausendfache und etwas mehr. Hier liegt die Grenze des Lichtmikroskops. Werden als Energiequelle jedoch Elektronen benutzt und übernehmen elektromagnetische Felder die Aufgabe von Linsen, so kann man ein Mikroskop mit 100 000facher Vergrößerung bauen: das Elektronenmikroskop. Obgleich sich die Techniken für die Anfertigung von Schnitten für das Elektronenmikroskop in einigen wichtigen Details unterscheiden, bleiben sie im Prinzip so, wie wir sie oben beschrieben haben. Die Schnitte sind ungefähr hundertmal dünner als die für das Lichtmikroskop. Bis jetzt wurde das Elektronenmikroskop hauptsächlich in der Forschung eingesetzt, aber langsam erobert es auch das Gebiet der diagnostischen Pathologie.

Rinde und Mark der Lymphknoten

Nach dieser Einleitung können wir nun auf *Abb. 4.2* zurückkommen. Die afferenten Lymphbahnen gehen in einen dünnen, flüssigkeitsgefüllten Spalt über, der den gesamten ungefähr kugeligen Knoten umgibt. Diesen Raum nennt man zirkulären Lymphsinus. Den Knoten darunter kann man sich als eine Schale und einen Kern vorstellen. Die äußere Schale wird als Rinde *(Cortex)* bezeichnet, der Kern ist das Mark *(Medulla)*. Der größte Teil der in den zirkularen Sinus eintretenden Flüssigkeit fließt in feinen Kanälen, den trabekularen Sinūs, direkt in das Mark. Ein kleinerer, aber signifikanter Teil der Flüssigkeit geht jedoch durch kleine Poren in der äußeren Auskleidung des zirkularen Sinus in die Rinde über. Die Rinde des Knotens besteht hauptsächlich aus Lymphozyten, das Mark aus phagozytierenden Zellen, hauptsächlich Makrophagen, und aus antikörperbildenden Plasmazellen. Beide Bereiche sind jedoch recht kompliziert und vielfältig. Die Rinde enthält zwei Dinge, die wir wiedertreffen werden: 1. spezielle runde und dicht gepackte Ansammlungen von Lymphozyten und Antigenabfangzellen, die Lymphfollikel genannt werden, und 2. Venen, sogenannte postkapillare Venülen, mit einer außergewöhnlich dicken Wand und einer seltsamen Funktion. Das Mark besteht aus zwei Teilen: 1. Strängen, die sich von der Rinde in das Mark bohren wie Finger in einen teilweise gefüllten Ballon, und 2. offene, als Sinūs bezeichnete Räume, in denen zahlreiche Makrophagen in Lauerstellung liegen, um in der Lymphe befindliches Fremdmaterial abzufangen.

Der gesamte Lymphknoten ist ein dynamisches Gebiet. Zellen treten ein und verlassen ihn. Die Sinūs füllen und entleeren sich. Wenn Antigene eintreten, vergrößert sich der Knoten; anschließend schrumpft er wieder. Die Stränge neigen vielleicht am meisten zu Veränderungen. Wenn alles ruhig ist, sind sie schmal und unauffällig. Kommt es zur Infektion, blähen sie sich auf und füllen sich mit Plasmazellen. Sie werden dann zum vorherrschenden Teil des Marks.

In Kapitel 3 haben wir das *Keimzentrum* erwähnt. Wir können es nunmehr in den richtigen Zusammenhang stellen. Bevor Antigene im Lymphknoten auftreten, sind die Lymphfollikel der Rinde recht klein. Werden sie jedoch stimuliert, vergrößern sie sich, und man sieht im Zentrum einen Kern von großen, sich rasch teilenden Lymphozyten. Die kleinen, unauffälligen, unstimulierten Follikel werden als *Primärfollikel* bezeichnet. Die Follikel, die sich nach einer antigenen Stimulation entwickeln und die die Keimzentren enthalten, nennt man *Sekundärfollikel*.

Die meisten Medizinstudenten finden Anatomie eine recht eintönige Sache, und ich vermute, daß viele Leser den obigen Schilderungen eines Lymphknotens nicht gerade mit atemraubenden Interesse gefolgt sind. In den Kapiteln 5 bis 8 werden wir jedoch die Früchte unserer Geduld ernten; denn dort werden wir die verschiedenen Aspekte der Lymphknoten-Funktion erörtern. Wahrscheinlich wird sich dann unsere Vorlesung in Anatomie mit Leben füllen.

Milz und Payersche Platten

Die Lymphknoten sind über den ganzen Körper verteilt und die wichtigste Quelle von Antikörpern im Menschen. Und doch gibt es noch ein anderes großes Organ für die Antikörperbildung: die Milz, die entwicklungsgeschichtlich älter als die Lymphknoten ist und mannigfache Funktionen erfüllt. Einige davon brauchen uns hier nicht sonderlich zu beschäftigen. Die Milz filtert abgenutzte rote Blutzellen aus dem Blutstrom aus und zerstört sie. Sie ist aber auch eine Fabrik für rote Blutzellen, für Granulozyten und für die kleinen »Plättchen«, die bei der Blutgerinnung helfen. Bei einigen Tierarten, z. B. dem Hund, ist die Milz wichtiges Blutreservoir. Ergibt sich ein besonderer Bedarf, kann sich die Milzkapsel zusammenziehen, wodurch eine erhebliche Menge Blut in den Kreislauf gepumpt wird. Beim Menschen jedoch ist dies kein vorherrschendes Merkmal der Milzfunktion. Bei den niederen Fischen entwickelte die Milz eine lymphatische Komponente, die mehr und mehr in den Vordergrund rückte und die beim Säugetier vielleicht die Hälfte des Milzvolumens darstellt. Dieser Bereich ist mit weißen Lymphozyten gefüllt und wird als »weiße Pulpa« bezeichnet, im Unterschied zur roten, Blut und rote Zellen enthaltenden Pulpa. Die weiße Pulpa der Milz ähnelt sehr der Rinde des Lymphknotens, mit einem wichtigen Unterschied: Fremdes Material tritt nicht durch die Lymphe, sondern durch das arterielle Blut ein. Die Milz ist daher in Fällen von Blutvergiftung angeschwollen. Für den Immunologen ist es das wichtigste Organ der Antikörperbildung, wenn ein Antigen direkt in den Blutstrom, also z. B. in eine Vene, injiziert wird. Wie die Rinde des Lymphknotens besitzt die weiße Pulpa der Milz Lymphfollikel. Aber sie enthält keine typischen postkapillaren Venülen. Die rote Pulpa der Milz ist dem Mark des Lymphknotens nicht wirklich ähnlich, und ihre Struktur braucht uns hier nicht zu beschäftigen; sie besitzt jedoch Stränge, die die meisten der antikörperbildenden, sich nach der Injektion eines Antigens entwickelnden Zellen enthalten.

Buchstäblich Milliarden von Mikroorganismen leben in unserem Verdauungstrakt. Reißt einmal irgendein Teil des Darmes, z. B. der Blinddarm, kommt es zur gefährlichen Peritonitis (Bauchfellentzündung). Die Mikroorganismen des Darms haben also die Fähigkeit, Infektionen zu verursachen, wenn sie in die Gewebe des Körpers eindringen. Wir haben bereits erwähnt, daß es in der Darmwand Zellen gibt, die IgA synthetisieren *(Kapitel 2)*. Der andere Abwehrmechanismus gegen Eindringlinge aus dem Darm wird durch eine besondere Population von Lymphzellaggregaten gebildet, die als Payersche Platten bezeichnet werden. Diese ähneln sehr den Lymphknoten. Es sind Platten aus lymphoidem Gewebe, die in die Wand des Darmes eingebettet sind. Sie liegen zwischen der inneren Schleimhaut und der äußeren muskulären Schicht. Die Payerschen Platten haben keine afferenten Lymphbahnen. Der Zufluß erfolgt direkt aus dem Darm selbst. Sie besitzen jedoch die üblichen efferenten Lymphbahnen. Ein besonders hervorstechendes Merkmal der Payerschen Platten ist die Anwesenheit von großen lymphoiden Follikeln mit äußerst aktiven Keimzentren, was darauf hindeutet, daß selbst bei guter Gesundheit die Payerschen Platten unter einem ständigen antigenen Beschuß liegen. Dies liegt nicht am Eindringen einer größeren Zahl lebender Bakterien. Für gewöhnlich verhindert die Unversehrtheit der Darmschleimhaut und das Vorhandensein von Antikörpern im Darm, daß lebende Bakterien überhaupt so weit gelangen. Es rührt vielmehr wahrscheinlich daher, daß nur teilweise verdaute bakterielle Abbauprodukte eindringen.

Thymus und Knochenmark

Es bleiben noch zwei Organe übrig, und mit ihnen wollen wir unsere Anatomievorlesung beenden. Keines von beiden ist ein wichtiger Ort für die Antikörperbildung. Beide sind jedoch wesentlich an der Antikörperbildung beteiligt. Ein Paradoxon? Vollständig wird uns Kapitel 14 darüber Aufschluß geben, aber im wesentlichen handelt es sich um das Folgende: Die allerersten Vorfahren der antikörperproduzierenden Zellen werden im Knochenmark gebildet. Sie erhalten ihre Instruktion in Immunkompetenz durch den Thymus. Um die Immunität zu begreifen, müssen wir daher etwas vom Thymus und vom Knochenmark verstehen. Der Thymus ist ein Organ im Brustkorb vorn in der Mitte direkt hinter dem Brustbein. Er ist bei Neugeborenen schon ziemlich groß, wächst in der Kindheit noch und erreicht seine maximale Größe in der Pubertät. Danach verliert der Thymus zunehmend, wenn auch sehr allmählich, an Größe. Auch bei einem Vierzigjährigen ist er immer noch ein großes Organ. Etwas Thymusgewebe bleibt sogar bei einem Menschen von 80 Jahren erhalten, obgleich das Organ in diesem Alter recht klein ist. Die meisten Zellen im Thymus sehen, wenn man sie unter dem Mikroskop betrachtet, wie Lymphozyten aus.
Der Thymus ist ein mysteriöses Organ, dessen Funktion im Augenblick Gegenstand lebhafter Forschung ist. Der Leser wird dieses Organ besser verstehen können, wenn er mehr über die Antikörperbildung *(Kapitel 6 und 7)*

und über die zelluläre Immunität *(Kapitel 11)* erfahren hat. Im Augenblick wollen wir feststellen: 1. Der Thymus enthält viele lymphozytenähnliche Zellen, bildet aber keine Antikörper. 2. Er erhält Zellen aus dem Knochenmark. 3. Er überträgt auf Knochenmarkszellen die Fähigkeit, mit einem Antigen zu reagieren, mit anderen Worten, er »instruiert« die Knochenmarkszellen, Lymphozyten zu werden, die dan kompetent für ihre immunologischen Aufgaben sind.

Das Knochenmark ist das Gewebe, das die Hohlräume im Knochen ausfüllt. Die meisten Menschen wissen nur etwas über das Innere der langen Knochen, z. B. des Oberschenkelknochens. Tatsächlich enthält dieser Typ von Knochenmark aber meistens nur Fett. Wichtigere Teile des Marks befinden sich in den Spalten und Hohlräumen, die im Inneren an den Enden der langen Knochen, im Inneren der Knochen der Wirbelsäule und im Becken vorhanden sind. Das rot gefärbte Mark ist eine große Zellfabrik. In ihm werden die roten Zellen, die Granulozyten, die Monozyten und die Blutplättchen gebildet. Wir wissen heute aber auch, daß das Knochenmark die Quelle vieler Zellen ist, die in einem späteren Reifungsstadium zu Lymphozyten werden.

Ein Blick aus der Vogelperspektive zeigt uns, wie vielfältig das körperliche Abwehrsystem ist. Die zirkulierenden Blutphagozyten bilden eine bewegliche Verteidigungstruppe der ersten Linie. Die Lymphknoten fungieren als die Vielzweckeinheiten der Abwehr. Die Milz und die Payerschen Platten sind spezielle Abwehreinrichtungen gegen Mikroben, die entweder aus dem Blut oder dem Darm eindringen. Neue Rekruten kommen aus dem Knochenmark. Die militärische Ausbildungsstätte ist der Thymus. Man kann sich sehr wohl wundern, warum man sich bei einem solch aufwendigen System jemals erkältet oder die Masern bekommt, doch man muß sich vernünftigerweise ins Gedächtnis rufen, daß die Natur nicht nur auf unserer Seite ist. Sie gibt den Viren und Bakterien genausoviel Recht auf

Existenz wie den höheren Lebewesen. Dieselben Kräfte der Mutation und Selektion, die dem Menschen seine Lymphknoten gegeben haben, sind auch in der mikrobiellen Welt konstant am Werk. In dem Maße, wie die Wirte ihre Abwehrmethoden verbessern, entwickeln die Parasiten neue Eigenschaften, die ihnen erlauben, trotz des Immunapparates zu überleben. Für den Augenblick scheint es so, daß der Mensch dabei ist, diesen Kampf zu gewinnen. Die Vaccination und die Antibiotika haben die Waagschale zu seinen Gunsten sich senken lassen. Doch sollte die Möglichkeit, daß virulentere Mutanten auftauchen könnten, niemals vergessen werden. Wenn das geschieht, wie 1957 bei dem Erreger der Asiatischen Grippe, müssen sie sofort identifiziert werden. Eine konstante Wachsamkeit, zu der uns das menschliche Gehirn verhilft, zusammen mit einem kräftigen Abwehrsystem, einem Geschenk der Evolution, sollte in der Lage sein, mit den meisten potentiellen Epidemien fertig zu werden.

5 Wie der antigene »Auslöser« arbeitet

Die Chemie unseres Körpers untersteht einer unüberseh-
baren Vielzahl feiner Regelungen. Die zentralsten Aufgaben, etwa die Verdauung von Nahrung oder die Verbrennung von Glukose zur Lieferung von Energie, die die
Muskeln betätigt, fordern allesamt das konzertierte,
sequentiale Wirken einer Reihe von Enzymen, Katalysa-
toren der Zelle, die stets in der richtigen Konzentration
am rechten Platz zur rechten Zeit vorhanden zu sein scheinen. Tatsächlich ist jede Zelle ein Meisterstück chemischer
Ingenieurskunst. Im Falle der Antikörperbildung sehen sich
die Zellen freilich einer Aufgabe gegenüber, die komplizierter ist als die meisten anderen. Das Protein muß bei Bedarf
gebildet werden, dann nämlich, wenn ein Antigen eindringt. Es muß in Mengen hergestellt werden, die ausreichen, um mit der Notlage fertig zu werden, nicht aber
in verschwenderischem Überfluß. Noch wichtiger ist, daß
das Protein exakt zu dem entsprechenden Antigen paßt
– es muß immunologische Spezifität besitzen. Das Antigen
ist somit wichtiger Regulator: es kurbelt die Antikörperproduktion an, es reguliert die Rate und die gesamte
Menge, die an Antikörpern gebildet wird, und es bestimmt,
welche der zahllosen Antikörper, die das System produzieren könnte, nun wirklich gebildet werden. In diesem
Kapitel wollen wir untersuchen, was wir über den
Mechanismus wissen, mit dessen Hilfe das Antigen wirksam
wird, und wir werden darauf hinweisen, wieviel noch zu
lernen bleibt.

Antigene und Immunogene

Ein Splitter im Finger verursacht keine Bildung von Anti-
splitter-Antikörpern. Wohl aber könnte der Tetanus-Bazil-

lus, der vielleicht am Splitter haftet, die Antikörperbildung in Gang setzen, wenngleich der Erreger sich zunächst einmal vermehren müßte. Auch rote Blutzellen vom Schaf würden, einem Menschen injiziert, eine Antikörperbildung verursachen, Glaskügelchen oder Tuschepartikel von ähnlicher Größe dagegen nicht.

Damit haben wir die ersten einfachen Regeln über Antigenität und Immunogenität. Das Antikörpersystem ist im wesentlichen ein chemisches Erkennungssystem. Jedes Molekül, jedes Teilchen, das an seiner Oberfläche chemische Gruppen aufweist, die sich spezifisch mit einem Antikörper verbinden können, ist ein Antigen. Der Splitter hat eine ganz bestimmte Gestalt, er könnte durch eine komplementäre Form »erkannt« werden. Das Erkennungssystem aber ist verschieden, die Sprache nicht richtig, die Dimensionen liegen nicht innerhalb der Grenzen, die für eine antigene Determinante und Antikörperbindungsstelle gesetzt sind. Fast jede chemische Gruppe ist antigen, vorausgesetzt die Sprachregeln sind beachtet. Darüber hinaus kann fast jedes Antigen eine Antikörperbildung im Tier verursachen, d. h. es kann Immunogenität zeigen, vorausgesetzt, es werden die folgenden einfachen Regeln befolgt. Um eine Reaktion hervorzurufen, muß ein Antigen eine angemessene Größe und ein ausreichendes Maß an Fremdartigkeit für den Körper besitzen. Ganz allgemein kann man sagen, daß eine Fremdsubstanz eine um so stärkere Immunogenität hat, je größer sie ist. Ganze Bakterien führen zu einer kräftigeren Reaktion als lösliche, gereinigte Proteine aus solchen Bakterien. Die Immunogenität eines löslichen Proteins kann durch die Bildung von Aggregaten verstärkt werden, die sich chemisch nicht unterscheiden, physikalisch aber größer sind. Proteine mit einem Molekulargewicht niedriger als 3000 sind im allgemeinen nicht immunogen. Allerdings sind kürzlich einige Ausnahmen für diese Regel entdeckt worden. Die kleinen organischen und anorganischen Moleküle, die als Haptene bezeichnet werden, sind nicht immunogen. Werden jedoch Haptene oder kleine Proteine chemisch an einen größeren Protein-»Träger« gekoppelt, so bildet das Tier, das mit einem solchen Hapten-Protein-Konjugat injiziert wurde, sowohl gegen den Träger als auch gegen das Hapten Antikörper.

Warum ist die Größe des Antigens wohl so entscheidend bei der Frage, ob eine Substanz eine Immunantwort auslöst oder nicht? Eine sichere Antwort darauf gibt es nicht, doch man nimmt an, daß die größeren Moleküle den Aufräumzellen, die, wie wir sehen werden, eine wichtige Rolle bei der Antikörperbildung spielen, einfach besser »schmekken«. Normalerweise bildet der Organismus gegen Moleküle, die in seinem eigenen Kreislauf vorhanden sind, keine Antikörper. Diesen Gesichtspunkt wollen wir noch ausführlich in Kapitel 9 behandeln. Eine andere, allgemeingültige Regel, die sich aus dem Bedürfnis ergibt, *keine* Antikörper gegen sich selbst zu produzieren, ist der Befund, daß ein fremdes Molekül um so immunogener ist, je fremder es für den Organismus ist. Zwar sind auch Proteine vom Pferd für einen Menschen immunogen, aber Proteine entsprechender Größe aus einem Bakterium oder einem Virus sind sehr viel immunogener. Tatsächlich sind die wirkungsvollsten immunogenen Substanzen, die in der theoretischen Immunitätsforschung verwendet werden, alle mikrobiellen Ursprungs.

Adjuvantien

Oft ist eine Substanz, gegen die wir Antikörper zu erhalten wünschen, nicht genügend immunogen für das Tier, um die benötigte Menge zu produzieren. In einem solchen Fall können wir die Aktivität verstärken, indem wir als »Adjuvantien« bezeichnete Substanzen heranziehen. In der Humanmedizin werden, um eine adjuvante Wirkung zu erzielen, am häufigsten Antigene an Aluminium präzipitiert. So wird bei der Diphtherie-Immunisierung z. B. das Diphtherietoxin zunächst »entschärft«, wobei das »Toxoid« seine antigene Spezifität behält, seine vergiftende Wirkung aber verliert. Das Material wird dann auf Aluminiumhydroxid-partikel aufgezogen, und diese werden als Vaccine injiziert. Die Partikel sind recht harmlos. Das langsame Freisetzen des Toxoids führt aber zusammen mit der gesteigerten Phagozytose, die durch die Partikel induziert wird, zu einer erhöhten Immunantwort.

Bei Tierexperimenten ist eine wesentlich wirksamere Art von Adjuvans weit verbreitet: »Freunds Adjuvans«, nach dem verstorbenen Julius Freund, seinem Entdecker. Das betreffende Antigen wird in einer wäßrigen Lösung gelöst und dies dann mit Mineralöl, einem emulgierenden Agens und einer großen Zahl von getrockneten, abgetöteten Tu-berkel-Bazillen vermischt. Es entsteht eine ziemlich dick-flüssige Wasser-in-Öl-Emulsion, und diese kann dann inji-ziert werden, indem man eine Injektionsnadel mit einem etwas größeren Durchmesser als sonst für die Injektion wäßriger Lösungen üblich benutzt. Die vielen winzigen Tröpfchen bilden ein Antigendepot, und das Prinzip der langsamen Freisetzung gilt auch hier. Die Wirkung der Tuberkel-Bazillen ist nicht völlig klar; wahrscheinlich sti-mulieren sie die phagozytierenden und lymphoiden Zellen auf unspezifische Art und Weise. Bis jetzt ist aber noch nicht notwendig gewesen, dieses oder andere starke Adju-vantien beim Menschen anzuwenden. Wie wir jedoch in Kapitel 19 zeigen werden, könnten sich in der zukünftigen klinischen Medizin Gelegenheiten ergeben, bei denen das Prinzip der Adjuvantien von größter Wichtigkeit werden könnte.

Das Konzept des Zweizellsystems bei der Antikörperbildung

Die Zusammenarbeit zwischen Individuen steht am Anfang aller menschlichen Zivilisation. Man betrachte nur etwas

74

so Fundamentales wie das Backen eines Brotes: Eine ganze Reihe von Menschen ist daran beteiligt. Konzentrieren wir uns nur auf zwei von ihnen, auf den Müller und den Bäcker. Der Müller mahlt den Weizen zu Mehl; der Bäcker übernimmt das Mehl und andere Zutaten und backt das Brot. Würden einmal alle Müller einer Stadt streiken, müßte der Bäcker irgendwie selbst die Arbeit übernehmen, aber er würde diese Aufgabe sicher nicht so sehr erfolgreich vollbringen. In Analogie dazu ist in multizellulären Organismen die Zusammenarbeit von Zellen das zentrale Merkmal des Lebens. Viele Zellen beteiligen sich an dem Prozeß, der zwischen dem Eindringen einer Mikrobe in das Gewebe und ihrer schließlichen Überwindung durch das Immunsystem liegt. Für uns von besonderem Interesse ist in diesem Kapitel die Wechselwirkung zwischen den Zellen, die das Antigen abfangen, und denen, die die Antikörper bilden. Dies nun erweist sich als überraschend subtiles Problem, mit dem wesentlichen Merkmal, daß die das Antigen abfangenden Zellen nicht mit jenen Zellen identisch sind, die den Antikörper bilden.

Methoden zur Untersuchung der Antigen-Wirkung

In den frühen Tagen der Virusforschung war es üblich, die Ausbreitung eines Virus durch ein einfaches Gesellschaftsspiel zu veranschaulichen. Statt des Virus nahm man allerdings eine Farblösung, die in gewöhnlichem elektrischen Licht unsichtbar war, in ultraviolettem Licht jedoch fluoreszierte. Ein Tropfen des »Virus« wurde nun in die Nase einer Person geträufelt. Nach einer Stunde vollkommen gewöhnlichen Verhaltens, möglicherweise mit einem Essen oder einem Kartenspiel, wurde das normale Licht gelöscht und eine ultraviolette Lampe eingeschaltet. Man kann sich das Vergnügen und die Überraschung vorstellen, wenn die weite und diffuse Verbreitung des »Virus« über den gesamten Raum und an die unwahrscheinlichsten

Stellen entdeckt wurde. Dieses »Experiment« veranschaulicht eine Methode, und zwar eine ziemlich sensitive Methode, mit der man die Verbreitung einer Flüssigkeit über einen Raum verfolgen kann.

Auf dem Gebiet der Antikörperbildung ist einer der faszinierenden Befunde, daß eine winzige Menge Antigen eine so starke Antikörperbildung verursachen kann. Wird z. B. ein Milliardstel eines Gramms eines wirksamen Impfstoffs in ein Kaninchen injiziert, so kann dieses Kaninchen im Verlaufe der darauffolgenden wenigen Wochen ein Gramm des entsprechenden Antikörpers bilden.

Es ist nicht leicht, genau zu bestimmen, wie das Antigen diese riesige Aufgabe der Stimulation durchführt. Eine Möglichkeit zur Beantwortung dieser Frage besteht in unserem obenerwähnten »Gesellschaftsspiel«, wobei, um die Verteilung des Antigens über den Körper nach der Injektion zu verfolgen, die Methoden soweit wie möglich verfeinert werden. Man kann auch hier wieder zur Fluoreszenz-Methode greifen, doch für die detailliertere Analyse verwendet man besser mit radioaktiven Isotopen markierte Antigene.

Radioaktive Isotope sind veränderte Atome, die in einem Zyklotron oder Atomreaktor hergestellt worden sind. Gelegentlich werden sie auch in der Natur angetroffen; sie haben die Eigenschaft, zu zerfallen und bei diesem Prozeß Elektronen, Gamma- und Beta-Strahlen oder andere Arten von Strahlung auszusenden. Obgleich der Zerfall eines jeden gegebenen Atoms ein Zufallsereignis ist, gibt es Gesetze, die die radioaktive Zerfallsrate einer ganzen Population von Atomen bestimmen. Nach ihnen läßt sich die Zeit vorhersagen, die vergeht, bis die Hälfte der Atome eines gegebenen Istotops zerfallen ist. Diese Zeit wird »Halbwertszeit« genannt. Bei biologischen Untersuchungen variiert die Halbwertszeit der meisten gebräuchlichen Isotope von einigen Stunden bis zu 5000 Jahren.

Der entscheidende Vorteil der Radioisotopen in der biologischen Forschung besteht darin, daß mit ihnen der Nachweis auch nur winziger Spuren radioaktiven Materials möglich ist.

Normalerweise wird der Zerfall nach erheblicher elektronischer Verstärkung in einem Zählgerät registriert. Eine noch empfindlichere Methode, die Anwesenheit eines Isotops nachzuweisen, zeigt *Abb. 5.1*. Sie hat in der Immunologie weite Verbreitung gefunden und wird mit *Autoradiographie* bezeichnet. Das Prinzip dieser Methode besteht darin, daß das Isotop in einem Gewebeschnitt oder in einem Zellausstrich mit Hilfe einer photographischen Emulsion entdeckt wird. Der auf Radioaktivität zu untersuchende Schnitt wird auf einen für ein Lichtmikroskop geeigneten Objektträger gelegt. Nach geeigneter Fixierung wird er in der Dunkelkammer mit einer dünnen Lage einer photographischen Emulsion überschichtet, worauf man ihn in einem völlig gegen Licht abgeschirmten Kasten aufbewahrt. Während dieser »Belichtungszeit« zerfällt ein Teil der radioaktiven Atome in der Zelle. Die Emissionen verteilen sich nach den Gesetzen des Zufalls in alle Rich-

Abb. 5.1 Nachweis eines Radioisotops in einem Zellpräparat durch Autoradiographie.

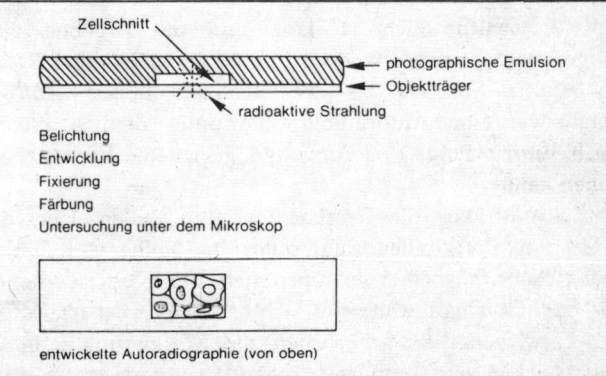

entwickelte Autoradiographie (von oben)

tungen. Einige von ihnen gehen in die falsche Richtung; andere werden im Gewebe selbst aufgehalten und erreichen nicht die Emulsion. Viele von ihnen jedoch treten in die photographische Schicht ein und verursachen dort eine Veränderung in den Silberhalogenkristallen, was zur Bildung eines »latenten Bildes« führt. Wie bei einer gewöhnlichen Photographie wird das latente Bild durch die photographische Entwicklung in präzipitierte Silberkörnchen umgewandelt. Danach kann das Photo fixiert und dem Licht ausgesetzt werden. Es leuchtet ein, daß die Belichtungszeit für dieses Mikrophoto sehr viel länger sein muß als für eine normale Photographie; sie hängt von der Halbwertszeit des Isotops und gelegentlich auch von der Geduld des Wissenschaftlers ab. So hat es z. B. bei einem Isotop wie dem Jod[131] mit einer Halbwertszeit von acht Tagen wenig Sinn, die Belichtung länger als sechzehn Tage auszudehnen. Während der ersten acht Tage ist die Hälfte der Atome zerfallen. Während der nächsten acht Tage ist die Hälfte der zurückgebliebenen Hälfte zerfallen. Mit anderen Worten, Dreiviertel der Silberkörner, die nach unendlicher Zeit gebildet worden wären, sind bereits in sechzehn Tagen entstanden. Mit einem anderen verwendeten Isotop, dem Tritium (^{3}H) verhält es sich ganz anders. Seine Halbwertszeit beträgt zwölf Jahre. Selbst der geduldigste Wissenschaftler würde nicht so lange auf das Ergebnis eines Experimentes warten wollen! In solchen Fällen sind Belichtungszeiten von ein bis drei Monaten üblich. *Abb. 5.1* zeigt, wie eine Autoradiographie unter dem Mikroskop nach Entwicklung, Fixierung und geeigneter Färbung aussehen kann.

Der Schnitt zeigt die Umrisse von fünf Zellen. Über dem Kern von drei Zellen sieht man eine Reihe von dunklen Pünktchen. Aus einer Isotopenquelle im Kern wurde Radioaktivität abgestrahlt; was sichtbar wurde, ist ein Muster aus entwickelten Silberkörnchen. Die Markierung kann sehr viel stärker sein, und in einigen Experimenten kann es zu einer zusammenfließenden Schwärzung über einer Zelle kommen, die durch die Entwicklung aller vorhandenen Silberkörnchen verursacht wird. Ist das der Fall, werden die Einzelheiten der darunterliegenden Zelle verdeckt. Deshalb ist es üblich, die Belichtungszeit für eine Autoradiographie so einzurichten, daß man 10–30 Körnchen über einer Zelle erhält.

Das Grundprinzip der Autoradiographie ist auch auf elektronenmikroskopische Schnitte anwendbar. Hier müssen sehr dünne Schichten einer besonders fein granulierten Emulsion verwendet werden. Die gebildeten Silberkörnchen, viel zu klein, um unter dem Lichtmikroskop sichtbar zu sein, sind dann mit dem Elektronenmikroskop leicht nachweisbar.

Sowohl die licht- als auch die elektronenmikroskopische Autoradiographie haben ihre speziellen Vorzüge. Im Lichtmikroskop kann man der Anwesenheit von unglaublich geringen Substanzmengen nachspüren, besonders dann, wenn nicht Zellschnitte, sondern ganze Zellen untersucht werden. Im günstigsten Falle konnten ungefähr 10 Moleküle einer radioaktiv markierten Substanz pro Zelle nachgewiesen werden. Im Elektronenmikroskop wird es niemals möglich sein, daß der Elektronenstrahl eine ganze Zelle durchdringt; daher müssen sehr dünne Schnitte verwendet werden. Ungefähr zweihundert Schnitte müssen durch eine Zelle gelegt werden. Da es nur sehr selten praktisch sein wird, eine solch große Zahl von Schnitten einer einzelnen Zelle zu untersuchen, wird verständlicherweise wesentlich mehr eines Isotops für den Nachweis vorhanden sein müssen, als es für die lichtmikroskopische Autoradiographie der Fall ist. Wir verlieren also etwas an Empfindlichkeit. Diese wird jedoch durch das größere Auflösungsvermögen ausgeglichen, d. h. wir erhalten ein sehr viel genaueres Bild davon, wo in der Zelle die radioaktiv markierte Substanz wirklich lokalisiert ist.

Das Abfangen eines Antigens im Lymphknoten

Durch kombinierte Benutzung von licht- und elektronenmikroskopischer Autoradiographie erhalten wir genaue Kenntnis über den Weg eines Antigens. Zunächst wird das gereinigte Antigen radioaktiv gemacht. Eine bequeme Methode besteht darin, an das Antigen das Isotop Jod[125] zu koppeln. Dieses Isotop gibt eine für die Autoradiographie geeignete »weiche« Strahlung ab, kann leicht mit einem Zählgerät für Radioaktivität, einem sogenannten Szintillationszähler, gemessen werden und hat eine Halbwertszeit von 60 Tagen, die eine vernünftige Belichtungszeit ergibt. So ist es möglich, weniger als ein millionstel Gramm in ein Versuchtier zu injizieren und dann seine Verteilung im Organismus zu verfolgen.

Abb. 5.2 zeigt ein Beispiel der lichtmikroskopischen Autoradiographie eines Lymphknotens, der die Stelle, an der ein radioaktiv markiertes Antigen injiziert wurde, drainiert. Bei geringer Vergrößerung sehen wir, daß sich die Markierung in zwei Gebieten des Knotens konzentriert. Eine starke Markierung weist das Mark auf. Das meiste Antigen

Abb. 5.2 Geringgradig vergrößerte radiographische Aufnahme eines Lymphknotens, der ein radioaktives Antigen abgefangen hat.

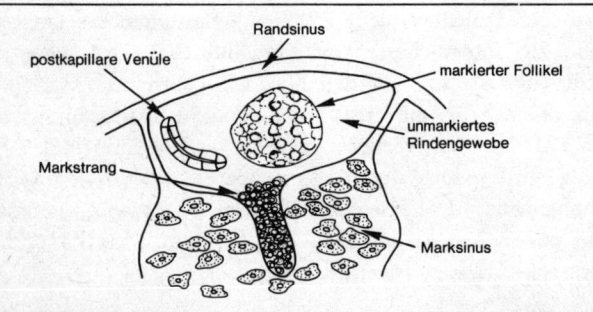

befindet sich in dem Sinus, aber auch in den Marktsträngen sind markierte Zellen verstreut. In der Rinde sind zwar die Follikel markiert, der nichtstrukturierte Teil ist aber ziemlich frei.

Ein detailliertes Bild gibt *Abb. 5.3*, die schematische Darstellung einer elektronenmikroskopischen Autoradiographie, wieder. Im Mark und im Follikel laufen zwei völlig verschiedene Prozesse ab. Im Mark wird das Antigen vor allem von den Makrophagen abgefangen. Man erinnere sich, daß es phagozytierende Zellen sind, die von den Blutmonozyten abstammen *(vgl. Abb. 4.1)*. Sie verarbeiten das Antigen durch den klassischen, uralten Prozeß der Vakuolenbildung *(vgl. Abb. 3.1)*. Einige Antigene sind relativ unverdaulich und bleiben innerhalb der Phagolysosomen der Makrophagen für Wochen oder sogar Monate erhalten. In den Lymphfollikeln wird das Antigen durch die sogenannten Retikulumzellen abgefangen. Diese nehmen das Antigen nicht auf. Das Antigen bleibt vielmehr an der Oberfläche der Zelle haften, insbesondere an den langen, fangarmähnlichen Verlängerungen, die sich ihren Weg zwischen den umgebenden Lymphozyten bahnen. Es gibt so viele dieser sich verzweigenden und sich verwickelnden Retikulumzellfortsätze in einem Follikel, daß man sie sich

Abb. 5.3 Die zwei Haupttypen von Antigen-Abfangzellen im Lymphknoten. Links: Makrophage des Marks. Rechts: Retikuläre Zelle im Follikel.

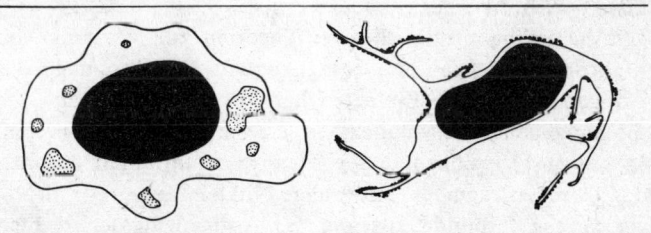

wie einen Wattebausch vorstellen kann, dessen Zwischen-
räume durch Lymphozyten besetzt sind. Darüber hinaus
verhalten sich die Lymphozyten nicht statisch, sondern
befinden sich in einer konstanten Bewegung durch dieses
antigenhaltige Netz hindurch. Es besteht deshalb die große
Wahrscheinlichkeit, daß die Oberfläche eines Lymphozyten
auf ein an der Oberfläche einer Retikulumzelle klebendes
Antigen trifft. Wie wir sehen werden, kann diese Ober-
flächenbegegnung entscheidende Folgen haben.

Die Funktion der Makrophagen bei der Immunität

Die genaue Art und Weise, wie die Makrophagen bei
der Induktion der Antikörperbildung ihre Aufgabe erfüllen,
ist immer noch eine wissenschaftliche Streitfrage. Eines ist
sicher: Makrophagen selbst bilden keinen Antikörper. Ein
zweiter Sachverhalt scheint sehr wahrscheinlich: Lymphozyten können ohne vorheriger Mitarbeit der Makrophagen
keinen Antikörper bilden. Der größte Teil unseres Wissens
auf dem Gebiet stammt aus Experimenten, bei denen die
Lymphozyten und Makrophagen dem Organismus entnommen und als »Gewebekultur« ernährt wurden. Solche
Versuche haben gezeigt, daß es zu keiner Antikörperbildung kommt, wenn die Lymphozyten ohne Makrophagen
oder die Makrophagen ohne Lymphozyten kultiviert werden, auch dann nicht, wenn das Antigen in ausreichenden
Mengen vorhanden ist. Sind jedoch *beide* Zelltypen anwe-
send, können, wenn auch nicht so effizient wie im intakten
Ganztier, Antikörper gebildet werden.
Wir haben hauptsächlich zwei Theorien zur Wirkung von
Makrophagen. Die erste besagt, daß der Makrophage das
Antigen in kleinere Einheiten bzw. Fragmente abbaut, die
die umgebenden Lymphozyten erreichen und stimulieren.
In einigen Versionen dieser Theorie nimmt man an, daß
das Antigenfragment mit einer Nukleinsäure, der RNS,
als Träger verbunden ist, die das Antigen an den rechten

Platz im reaktiven Lymphozyten bringt. Die zweite Theorie besagt, daß der Makrophage eine Boten-RNS herstellt, die die codierte Anweisung für die Synthese des entsprechenden Antikörpers enthält. Diese Boten-RNS soll dann die umgebenden Lymphozyten »infizieren«, die dann ihrerseits damit anfangen, Antikörper zu bilden. Im Augenblick scheint die erste Theorie wahrscheinlicher. Eine Erweiterung der ersten Theorie stellt jene Vorstellung dar, wonach die Makrophagen als Depot für das langsame Freisetzen des Antigens und antigener Fragmente dienen. Für den Fall, daß zuviel Antigen auf einmal auf den Lymphozyten trifft, ist es sogar möglich, daß die Antikörperbildung gehemmt wird. Die Tätigkeit des Makrophagen vermindert sicherlich die Menge an Antigen, die die Lymphozyten erreichen kann. Obgleich die Idee der langsamen Freisetzung nicht bewiesen ist, erscheint sie doch recht einleuchtend.

Funktion der follikulären Retikulumzellen bei der Immunität

Die Hauptfunktion des Antigen-Abfangnetzes im Lymphfollikel scheint darin zu bestehen, die Bildung von Keimzentren zu induzieren. Ein Keimzentrum ist ein Nest aus einigen Hunderten sich rasch teilender Lymphozyten, das sich in einem Follikel bildet, nachdem ein Antigen dort abgelagert worden ist. Möglicherweise sind diese Lymphozyten und ihre Nachkommen »Gedächtnis«zellen – Zellen, die nicht von vornherein selbst Antikörper bilden, die aber eine besondere Neigung zeigen, Antikörper zu bilden, wenn das Antigen ein zweites Mal injiziert wird. Dieser Sachverhalt wird ausführlicher in Kapitel 8 erörtert. Hier liegt unser Hauptinteresse in der Frage, was das Antigen wirklich tut. Um zu einer Antwort zu gelangen, müssen wir uns erneut den Gewebekultur-Methoden zuwenden. Versuche mit Gewebekulturen haben gezeigt, daß eine Antigen-Antikörpervereinigung an der Oberfläche eines kleinen

Lymphozyten eine dramatische Änderung in der Zelle verursachen kann. Die Zelle beginnt sehr schnell neue Nukleinsäuren und Proteine zu synthetisieren und sich zu
einem sehr großen Lymphozyten zu entwickeln, der sich
dann schließlich teilt. Es ist wahrscheinlich, daß das im
Follikel an den Retikulumzellen und ihren Fortsätzen abge-
lagerte Antigen sich mit den Antikörpermolekülen auf der
Oberfläche von Lymphozyten vereinigt. Dies löst die für
Keimzellen so charakteristische Transformation zu den
großen, sich rasch teilenden Zellen aus. Damit vergrößert
sich der Follikel und beginnt die Nachkommenschaft der der
großen Zellen in seinem Keimzentrum zu exportieren.
Einige von diesen wandern wahrscheinlich zu den Marktsträngen und werden antikörperbildende Plasmazellen.
Andere treten als zirkulierende Lymphozyten in den Blutstrom ein. So wie das Antigen verdaut oder durch Antikörper abgedeckt wird, werden die Keimzentren kleiner und
weniger aktiv. Schließlich verschwinden sie vollständig, es
sei denn, mehr Antigen tritt in den Lymphknoten ein,
wodurch der gesamte Zyklus erneut beginnen kann.
Wir sehen, daß die einfache Inspektion eines Lymphkno-
tenschnittes uns sehr viel über die in einem Lymphknoten
vorhandene Menge an Antigen erzählen kann. Große aktive Keimzentren lassen vermuten, daß sehr viel Antigen
den Lymphknoten erreicht. Einige der Lymphknoten des
Körpers, z. B. die, die den Darm drainieren, zeigen dau-
ernd aktive Keimzentren. Andere, z. B. die in der Knie-
kehle, weisen für gewöhnlich keine auffälligen Keimzentren
auf, es sei denn, daß am Fuß oder Bein irgendeine Infektion abläuft oder dort kürzlich abgelaufen ist.

Die Abwesenheit von Antigenen
in antikörperbildenden Zellen

Obgleich wahrscheinlich ist, daß eine geringe Menge an
Antigenen oder antigenen Fragmenten in zumindest einen

Teil der Vorläufer der antikörperbildenden Zellen eindringt, haben autoradiographische Untersuchungen gezeigt, daß die Mehrheit der antikörperbildenden Zellen selbst kein Antigen enthält. Das Antigen setzt zwar den Prozeß in Gang, aber in der späteren Lebensgeschichte der stimulierten Zelle kommt ein Stadium, in dem das Antigen entbehrlich ist. Eine voll ausgereifte antikörperbildende Zelle kann ihre Aufgabe erfüllen, ohne daß ein einziges Molekül eines Antigen innen vorhanden ist – ein wichtiger Punkt, der in Hinblick auf die Theorien zur Antikörperbildung im Gedächtnis behalten werden sollte. Man hat einmal geglaubt, daß das Antikörpermolekül um das Antigenmolekül herum gebildet werde, das gleichsam als Druckstock diene. Dies ist jedoch unmöglich, da es in der antikörperbildenden Zelle kein Antigen gibt. Es ist klar, daß das Antigen eine subtile katalytische Rolle im Prozeß der Antikörperbildung spielt. Es betätigt die notwendigen genetischen Schalter in der Zelle, nimmt aber keinen direkten Anteil daran, die Faltung und das Muster der Immunglobulinketten zu diktieren.

Es wäre noch viel über die Wirkung des Antigens zu berichten. Der größte Teil des in diesem Kapitel geschilderten Wissens ist tatsächlich erst in allerneuester Zeit gesammelt worden. Unser Verständnis wächst täglich, und in dem Maße, in dem wir mehr lernen, werden wir besser in der Lage sein, unsere Entdeckungen auf praktisch-klinische Probleme der Immunologie anzuwenden.

6 Die Dynamik der Antikörperproduktion

In diesem Kapitel wollen wir uns mit einer Kurve beschäftigen *(Abb. 6.1)*, die das aufeinanderfolgende Ansteigen und Abfallen des Antikörperspiegels im Serum nach der Injektion eines wirksamen Impfstoffes darstellt. Die gezeigte Kurve hat die Immunologen vierzig Jahre lang in ihrem Bann gehalten, und die immer präzisere Analyse hat uns einen tiefen und genauen Einblick in die zellulären Vorgänge der Antikörperproduktionen geliefert. Es muß allerdings gleich hier festgestellt werden, daß die Abbildung stark vereinfacht ist und daß viele Faktoren unter bestimmten experimentellen Umständen die Gestalt der Kurve verändern können. Immerhin beschreibt sie jedoch die meisten wichtigen Merkmale der Dynamik der Antikörperproduktion.

Es fällt auf, daß der Antikörperspiegel nicht arithmetisch,

Abb. 6.1 Anstieg und Abfall des Serumantikörperspiegels nach Einzelinjektion eines starken Impfstoffes.

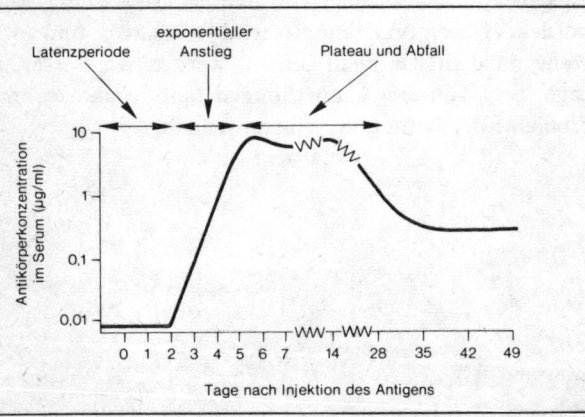

sondern logarithmisch ansteigt; die senkrechte Achse ist
also nicht in 0, 1, 2, 3, 4 ... 10, sondern in 0,01, 0,1, 1,
10 ... 10^n eingeteilt. In jedem System, in dem eine rasche
Vervielfältigung stattfindet, drücken sich die Ergebnisse gewöhnlich auf diese Art und Weise, nämlich exponentiell,
aus. Außerdem fällt auf, daß die Grundlinie für den Antikörperspiegel nicht 0 ist, sondern bei 0,01 µg/ml Serum
liegt. Dies ist ein wichtiger Punkt. Man wird niemals von
einer Serumprobe behaupten können, daß sie keinen Antikörper enthalte, sondern nur, daß, erstens, die Probe bei
Benutzung einer bestimmten Methode keinen nachweisba-
ren Antikörper enthält und, zweitens, die verwendete Methode hinreichend empfindlich ist, um jede Menge größer
als 0,01 µg/ml nachzuweisen. Bei vielen Kurven der Antikörperbildung kann ein erheblicher »Eisberg« vorhanden
sein, d. h. wir können nur den Teil des Eisberges wahr-
nehmen, der über den »Wasserspiegel« von 0,01 µg/ml her-
ausragt. Vorgänge der Antikörperproduktion, die früher
aufgetreten sein mögen, die aber nur zu Serumkonzentra-
tionen von – sagen wir – 0,001 µg/ml geführt haben, bleiben uns verborgen. Dies hat lange Zeit unsere Versuche
vereitelt, die frühesten zellulären Ereignisse bei der Immunantwort zu verstehen.

Abb. 6.1 läßt ferner erkennen, daß nach der Injektion
eines Antigens eine Latenzperiode auftritt, während der
kein nachweisbarer Antikörper im Serum erscheint. Selbstverständlich hängt die tatsächliche Länge dieser Latenzperiode davon ab, wie empfindlich die Methode zum Nachweis der Antikörper ist. In den meisten Fällen liegt die
Latenzzeit zwischen ein und vier Tagen. Es folgt eine Periode, in der der Serumantikörperspiegel rasch ansteigt.
Oft ergibt dies in einer semilogarithmischen Darstellung
wie *Abb. 6.1.* eine Gerade. Der Anstieg kann recht steil
sein, wobei sich der Antikörperspiegel alle acht Stunden
oder sogar noch schneller verdoppelt. Diese Phase dauert zwei bis drei Tage und läuft dann aus. Manchmal

kommt es am Beginn der zweiten Woche zu einer vorübergehenden Abnahme des Antikörperspiegels im Blut, gefolgt von einem Anstieg später in der zweiten Woche. Der dann folgende Verlauf der Ereignisse ist recht variabel, aber für gewöhnlich sinkt der Antikörperspiegel im Verlauf der nächsten paar Wochen ab. Häufig kann nach einer einzigen Antigeninjektion eine niedrige Restkonzentration von Antikörpern über Monate oder sogar Jahre nachgewiesen werden.

Die zelluläre Dynamik
der Primärantwort

Wir wollen nunmehr einige dieser Merkmale der Antikörper-Kurve durch die zellulären Ereignisse in Lymphknoten und Milz zu erklären versuchen. Was wir zunächst wissen müssen, ist, daß jede Immunantwort darauf beruht, daß aus einer kleinen Zahl von Vorläuferzellen, die auf einen antigenen Reiz mit einer Reihe von mitotischen Teilungen antworten, eine Armee von Wirkungszellen entsteht. Wird das Antigen injiziert, findet sich im Organismus bereits eine Population von »antigensensitiven Zellen«. Es sind weit über den ganzen Körper verteilte Lymphozyten. Nur ein kleiner Teil aller vorhandenen Lymphozyten (in der Größenordnung von 1 : 50 000) kann auf ein einzelnes Antigen reagieren. Es gibt gute Gründe für die Annahme, daß bei den einzelnen lymphoiden Zellen ein hohes Maß an Spezialisierung besteht. Werden zwei verschiedene Antigene, z. B. die Substanzen A und B, injiziert, so wird einer von 50 000 vorhandenen Lymphozyten auf A reagieren und einer auf B. Es ist recht unumstritten, daß jedes Antigen eine andere Population von Lymphozyten »anspricht«. Die sich an der Anti-A-Produktion beteiligenden Zellen sind nicht die, welche bei der Anti-B-Produktion aktiv werden. Auf jeden Fall ist die Ausgangspopulation von antigensensitiven Zellen klein.

Wir wollen nun untersuchen, was mit jeder dieser Zellen passiert, wenn der antigene Reiz eintrifft. Wir haben das in *Abb. 6.2.* dargestellt. Der Vorläuferlymphozyt selbst ist keine aktive Antikörperfabrik, obgleich er, wie wir sehen werden, bereits, wenn auch langsam, einige Antikörper synthetisieren kann. Wenn er von einem wirksamen Reiz, möglicherweise in Gestalt eines durch Makrophagen aufbereiteten Antigens getroffen wird, wandelt er sich in eine große und sich schnell teilende Zelle um, die wir »Blast« nennen – eine Veränderung, zu der es innerhalb von etwa 18 Stunden kommt. In dieser Zeit hat die Zelle sämtliche Bestandteile ausreichend synthetisiert, um eine Reihe komplizierter Schritte zu durchlaufen, die schließlich zur Zellteilung, und zwar zur *Mitose,* führt. Die zwei entstandenen Tochterzellen sind bereits stärker spezialisiert als der ruhen-

Abb. 6.2 Entwicklung eines »Klons« von antikörperbildenden Zellen aus einer einzelnen antigensensitiven Zelle.

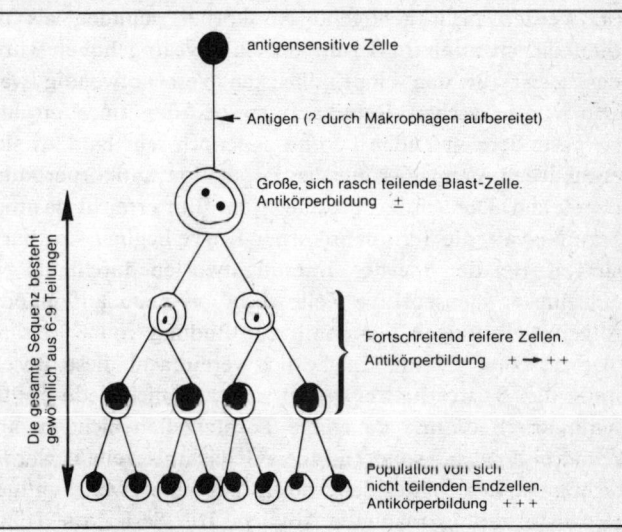

89

de Lymphozyt; sie werden zum Teil die aufwendige zelluläre Maschinerie für die Antikörperbildung aufgebaut haben. Bei maximaler antigener Stimulation folgt jede der nächsten Teilungen in Abständen von etwa 7 bis 10 Stunden. Mit jeder Teilung nimmt die Effektivität der Zellen für die Antikörpersynthese zu. Schließlich resultiert eine reife Endzelle, die *Plasmazelle,* die Antikörper mit maximaler Geschwindigkeit synthetisiert und sich nicht weiter teilt.

Einige Merkmale der Antikörper-Kurve werden nunmehr klarer geworden sein. Zumindest ein Teil der Latenzperiode wird von der Umwandlung der antigensensitiven Lymphozyten in die sich teilenden Blasten in Anspruch genommen. Die Umwandlung ist ein Prozeß, während dem innere Veränderungen in der Zelle stattfinden, die eine schnellere Antikörpersynthese auf dem Niveau der Einzelzelle zulassen. Einzelne Zellen bilden während des späteren Abschnittes der Latenzperiode bereits erhebliche Mengen an Antikörpern. Da aber die Zahl dieser Zellen gering ist, werden nicht genügend Antikörper gebildet, als daß die Konzentration im Serum auf ein Niveau gehoben würde, das selbst für den empfindlichsten Test notwendig wäre. Durch die raschen Replikationen bei den unreifen antikörperbildenden Zellen kommt es jedoch sehr bald zu einer erheblichen Vergrößerung der Population antikörperbildender Zellen. Der Antikörperspiegel im Blut erreicht das meßbare Niveau, die Serumantikörper-Kurve beginnt sichtbar zu steigen. Bei den meisten Immunantworten durchläuft eine einzelne antigensensitive Zelle sechs bis neun aufeinanderfolgende Teilungen, die somit zur Bildung von 64 bis 512 Tochterzellen führen. Tatsächlich vereinfacht diese Berechnung den Sachverhalt etwas zu stark, da nicht jede Teilung symmetrisch ist und da einige Tochterzellen nicht zu antikörperbildenden, sondern zu »Gedächtnis«zellen werden, die einige Zeit später sehr heftig auf eine zweite antigene Herausforderung reagieren können. Die Serie von Teilungen ist offenbar der Hauptgrund für die in *Abb. 6.1.* dargestellte exponentielle Phase der Serumantikörper-Kurve.

Abermals muß auf eine leichte Komplikation hingewiesen werden. Wir müssen uns daran erinnern, daß Lymphozyten sehr viel im Körper wandern. Also werden sich im Moment der Antigen-Injektion nicht alle antigensensitiven Zellen in unmittelbarer Nähe der hauptsächlichsten Antigen-Abfangstellen, sei es nun im Mark oder in den Lymphfollikeln, aufhalten. In der Nähe des Antigens befindliche Zellen werden mehr oder weniger sofort stimuliert, andere erhalten erst dann ihren Induktionsreiz, wenn sie bei ihrer Wanderung durch den Körper zufällig in die Nähe einer antigenhaltigen Zelle kommen. Mit anderen Worten, die Rekrutierung der antigensensitiven Zellen des Körpers zur Blastzellen-Umwandlung und zur mitotischen Teilung ist ein äußerst asynchroner Prozeß.

Das ist einer der Gründe dafür, warum die Verdopplungszeit der Serumantikörper-Kurve sogar noch kürzer sein kann als die Teilungszeit der stimulierten lymphoiden Zellen. Tatsächlich ist der exponentielle Teil der Kurve das Ergebnis von wenigstens fünf sich überlappenden Prozessen: Zellteilung; Anstieg der Antikörper-Syntheserate in den einzelnen Zellen; Rekrutierung neuer Zellen; Abbau der Serumantikörper durch Serumenzyme und Ausscheidung; Tod von antikörperbildenden Zellen. Offensichtlich werden die ersten drei Prozesse den Antikörpergehalt des Serums *erhöhen,* während die letzten beiden ihn vermindern. Während der exponentiellen Phase sind die beiden letzteren Prozesse von geringer Bedeutung, sie treten aber während der Abklingphase der Serum-Kurve in den Vordergrund.

Die charakteristische Reifung unreifer Blastzellen – solcher Blastzellen also, die für die besondere Aufgabe der Antikörperbildung noch nicht brauchbar sind – über eine Reihe von Schritten zu einer endgültigen, sich nicht teilenden, äußerst effizienten und hochspezialisierten Endzelle ist ein

Beispiel für einen Prozeß, den wir als *Differenzierung* bezeichnen. Die gesamte Entwicklung eines reifen Menschen aus einer einzelnen hybriden Zelle im befruchteten Ei ist ein fortschreitender Prozeß der Differenzierung.

Viele Aspekte dieses faszinierenden Phänomens werden von den Biologen noch immer kaum verstanden. Die Immunantwort ist nur ein kleiner Ausschnitt aus der zellulären Differenzierung, der einer genaueren Untersuchung zugänglich gewesen ist. Wir hoffen, daß ein großer Teil der neuerworbenen Information schließlich auch andere Gebiete der Zellbiologie erhellen wird. Die Immunantwort ist in dieser wie auch in vielen anderen Beziehungen ein ausgezeichnetes Modell, um das fundamentale Wesen von Lebensvorgängen zu studieren.

Methoden für die Untersuchung der Dynamik antikörperbildender Zellen

Es ist ratsam, an dieser Stelle eine Pause einzulegen und zu fragen, wie all dieses genaue Wissen über die zellulären Ereignisse gewonnen worden ist. Der wesentlichste methodische Durchbruch war die Erfindung von Techniken, mit denen einzelne antikörperbildende Zellen mit Leichtigkeit nachgewiesen und untersucht werden konnten. Dadurch ergab sich ein direkterer Zugang zu dem Problem zellulärer Physiologie auf dem Antikörpergebiet als nur einfach durch das Studium der graphischen Darstellung von Serumantikörper-Konzentrationen.

Abb. 6.3 gibt eine besonders verbreitete Methode für das Studium der Antikörperproduktion einer einzelnen Zelle wieder: die sogenannte hämolytische Plaquetechnik. Bei dieser Methode werden Versuchstieren, z. B. Mäusen, rote Blutzellen vom Schaf als Antigen direkt in die Vene injiziert. Ein Großteil des Antigens wird von der Milz abgefangen, und bald werden die Lymphozyten der Milz veranlaßt, Antikörper zu bilden. Allen Mäusen wird das

Antigen zum selben Zeitpunkt injiziert, doch sie werden zu unterschiedlichen Zeitpunkten nach dem antigenen Reiz getötet. Den Tieren wird die Milz herausgenommen, mit Scheren zu feinen Stückchen zerschnitten und dann durch ein feines Drahtnetz gepreßt, wodurch die Struktur der Milz zerstört wird und sie sich im wesentlichen in ihre einzelnen Zellen auflöst. Diese können dann in einem Gewebekulturmedium aufgeschwemmt werden. Als nächstes wird die Suspension von Milzzellen der Maus (die einen kleinen Teil von antikörperbildenden Zellen enthalten kann) mit einer Suspension von roten Blutzellen des Schafes in einem Verhältnis von ca. 100 roten Zellen des Schafes auf jede weiße Zelle der Maus gemischt. Eine Schicht dieser Mischung wird dann in eine Glasschale gegeben. Stabile räumliche Beziehungen zwischen den weißen Zellen der Maus und den roten Zellen des Schafes werden dadurch aufrechterhalten, daß man der Suspension entweder eine gelierende Substanz beimischt, oder aber, daß

Abb. 6.3 Die hämolytische Plaque-Methode zum Nachweis einer einzelnen antikörperbildenden Zelle. Die Abbildung zeigt 10 lymphoide Zellen, von denen eine Antikörper gebildet hat. Dieser Antikörper hat, obgleich selbst unsichtbar, die roten Zellen kreisförmig um die antikörperbildende Zelle herum zerstört.

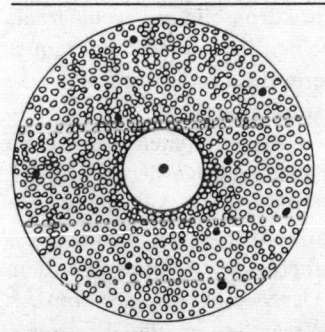

● weiße Zellen aus einem gegen rote Blutzellen des Schafes immunisierten Tier

○ rote Blutzellen des Schafes. Das Komplement ist im Reaktionsgemisch vorhanden.

man dafür sorgt, daß eine sehr dünne, gleichmäßige Schicht von Flüssigkeit und Zellen in einer besonders dafür konstruierten Glaskammer aufrechterhalten wird. Die Zellmischungen werden dann auf 37° C erwärmt und für eine halbe Stunde inkubiert. Diese Zeit reicht für eine antikörpersynthetisierende Zelle aus, den Antikörper in das umgebende Medium abzugeben. Dieser wird nun gierig von den roten Schafszellen aufgesaugt, wobei man sich daran erinnern muß, daß das ursprünglich die Maus stimulierende Antigen eben jene roten Schafszellen waren. Wird eine kleine Menge eines Serumfaktors, den wir als Komplement bezeichnen, hinzugefügt, platzen und verschwinden die antikörperbedeckten roten Schafszellen sehr rasch. Es entsteht in der unmittelbaren Umgebung der antikörperbildenden Zellen eine kreisförmige, durchsichtige Zone oder »Lyse«. Dieser lytische Bezirk wird in der Fachsprache als »hämolytische Plaque« bezeichnet. Sie ist mit dem bloßen Auge sichtbar, aber sehr viel genauer bei geringerer Vergrößerung unter dem Mikroskop. Die Zahl der hämolytischen Plaques, die von einer gesamten Milz produziert werden kann, ist sehr leicht festzustellen. Oder anders gesagt: Es ist leicht, die Zahl der antikörperbildenden Zellen in einem bestimmten Stadium der Immunantwort festzustellen.

Untersuchungen dieser Art haben gezeigt, daß die tatsächliche Latenzperiode für die Antikörperbildung weniger als einen Tag dauert. Im allgemeinen haben solche Plaquetechniken eine sehr viel größere Empfindlichkeit als eine Untersuchung des Serums auf Antikörpergehalt.

Es gibt eine Reihe von weiteren Möglichkeiten, mit denen einzelne antikörperbildende Zellen nachgewiesen werden können. Bei einigen dieser Methoden werden die Zellen einzeln in winzigen Tröpfchen kultiviert, die durch etwas Mineralöl von der Umgebung abgeschlossen und so vor dem Austrocknen bewahrt werden. Der Antikörper, der von solchen Zellen produziert wird, diffundiert in die ihn umgebende Gewebekultur-Flüssigkeit. Wird das Volumen des Tropfens klein gehalten, kann die Antikörper-Konzentration ein recht hohes Niveau erreichen. Zellen sind für weniger als eine Stunde in Tröpfchen mit einem Volumen von weniger als 1.10^{-7} ml gezüchtet worden, was nicht allzu schwierig ist, wenn man ein gutes Mikroskop und eine sehr feine Pipette benutzt. Der Antikörper im Tropfen kann mit Methoden nachgewiesen werden, die naturgemäß mit dem für die Immunisierung des Tieres benutzten Antigen in Beziehung stehen. Wird z. B. ein Antigen als Vaccine benutzt, das aus den »Geißeln« (Flagellen) bestimmter, sehr beweglicher Bakterien hergestellt wurde, wird der Antikörper solche Bakterien sofort am Schwimmen hindern. Der Wissenschaftler kann das nachweisen, indem er eine kleine Zahl dieser beweglichen Bakterien mit Hilfe einer Mikropipette in sein Tröpfchen bringt. Er kann dann am Mikroskop beobachten, wie die Bakterien vor seinen Augen immobilisiert werden. Oftmals bildet eine einzige Zelle in einer Stunde genügend Antikörper, um zehn oder sogar fünfzig schwimmende Bakterien innerhalb Sekunden nach Zugabe in den Tropfen zu immobilisieren.

Die Neutralisierung der Fähigkeit eines Virus, seine Wirtszellen zu infizieren, oder die sichtbare Agglutination von Bakterien gehören zu den anderen Methoden, Antikörper in Mikrotropfen nachzuweisen. Eine Reihe von weniger genauen, aber trotzdem nützlichen Methoden für den Nachweis antikörperbildender Zellen beruht auf der Tatsache, daß jede aktiv Antikörper ausscheidende Zelle eine bestimmte Menge des Antikörpers fest an ihrer Oberfläche haften hat. Wird eine Aufschwemmung von Zellen mit einem Antigen in Partikelform gemischt, bindet sich das Antigen fest und spezifisch an die antikörperbildenden Zellen. Die Zellpopulation kann dann unter dem Mikroskop durchgesehen, die Zahl von Zellen, die »Immunzytoadhärenz« zeigen, bestimmt werden. Eine Variante dieser Technik benutzt fluoreszierende Farbstoffe, die an antikörperhaltige Zellen angeheftet werden und die dann im ultravioletten Licht aufleuchten. Die Verfahren mit fluoreszierenden Antikörpern können sowohl auf histologische Schnitte als auch auf isolierte Zellen angewendet werden und haben erheblich zu unserem Verständnis der zellulären Organisation antikörperbildender Gewebe, z. B. der Lymphknoten und der Milz, beigetragen.

Wie können wir feststellen, ob eine antikörperbildende Zelle dabei ist, sich zu teilen, oder sich gerade eben geteilt hat? Hier kommt uns abermals die Technik der Autoradiographie zu Hilfe, die wir bereits im Kapitel 5 im Detail beschrieben haben. Zellteilung kann nicht ohne vorherige Verdopplung der kostbaren codierten Informationen im Kern vor sich gehen, die sozusagen die gesamte Bücherei des Zellpotentials darstellen und aus Desoxyribonukleinsäure, DNS, bestehen. Wir können nun eine spezielle radioaktive Substanz in ein Tier oder zu einer Zellsuspension geben. Bei einer Zelle, die sich auf die Teilung vorbereitet und die daher ihre DNS verdoppeln muß, wird eine solche Substanz rasch in die DNS eingebaut. Eine Zelle, die ruht und sich nicht teilt, synthetisiert keine DNS, und die Substanz wird folglich nicht inkorporiert.

Der mit einem Isotop markierte DNS-Baustein, der am weitesten für Untersuchungen dieser Art Verbreitung gefunden hat, ist das Thymidin, in dem das Wasserstoffisotop ^{3}H, Tritium, enthalten ist. Beim Zerfall von Tritium werden weiche Betastrahlen ausgesandt, die nur eine kurze Distanz zurücklegen. Bei der Autoradiographie lokalisieren sie sehr genau die Isotopenquelle, weshalb Tritium in vieler Beziehung das ideale Isotop für autoradiographisches Arbeiten ist. Im Zusammenhang mit dem eben Erörterten hat es bei der Klärung der zellulären Proliferationsvorgänge in der Immunität große Dienste geleistet. Beispielsweise kann man einem Tier ^{3}H-Thymidin geben und es dann wenige Minuten später töten. Dies ist ein

»flash-labelling«-Experiment, bei dem ausschließlich die Zellen markiert werden, die sich auf die Teilung vorbereiten. Man kann mit irgendeiner der beschriebenen Methoden die antikörperbildenden Zellen eines solchen Tieres isolieren, eine Autoradiographie anfertigen und herausfinden, welcher Anteil der antikörperbildenden Zellen auch gerade dabei ist, sich zu teilen. Dieser Anteil wird zu Beginn der Immunreaktion sehr hoch, in späteren Stadien hingegen sehr niedrig sein. Man kann auch Experimente durchführen, bei denen das Isotop in einer großen Dosis kurz nach dem Antigen gegeben wird und die Tiere dann Stunden oder Tage später getötet werden. Das Isotop dringt dabei in die Vorläuferzellen der antikörperbildenden Zellen ein. Obgleich es mit jeder Zellteilung um den Faktor 2 ausverdünnt wird, tritt es auch noch in der Nachkommenschaft, den reifen Zellen, zutage. Durch diese Methode finden wir heraus, daß *alle* antikörperbildenden Zellen seit dem antigenen Reiz durch einen Teilungszyklus oder mehrere Teilungszyklen gegangen sind.

Qualitative Veränderungen bei der Antikörpersynthese

Ein Antikörper, der innerhalb der ersten zwei bis drei Tage nach der Injektion eines Antigens stets auftritt, ist das IgM. Der IgM-Spiegel erreicht seinen Höhepunkt im allgemeinen vier bis sechs Tage nach der Antigengabe. Die wichtigste Globulinklasse, das IgG, kommt dagegen langsamer zum Vorschein. In vielen Fällen können das IgG und die IgG-bildenden Zellen erst vier oder fünf Tage nach der Antigeninjektion nachgewiesen werden. Möglicherweise bilden die proliferierenden Zellinien zuerst IgM und gehen dann auf die IgG-Produktion über. Oder aber es gibt sehr viel weniger Vorläufer für die IgG-bildenden als für die IgM-bildenden Zellen, so daß die Zellinie, die IgG bildet, sehr viel stärker proliferieren muß, bevor der

Eisbergeffekt überwunden und ein nachweisbarer Antikörperspiegel erreicht wird. Auf jeden Fall erklärt der Übergang von IgM zu IgG ein Merkmal der Antikörperkurve *(Abb. 6.1)*, die ja nur den gesamten Antikörpergehalt wiedergibt und nicht zwischen den verschiedenen Antikörperklassen unterscheidet. Bei vielen Vakzinen sinkt der IgM-Spiegel, bevor das IgG seinen Höhepunkt erreicht, und so kommt es dann zu einem Abfall in der Antikörper-Kurve, auf den dann ein zweiter Anstieg folgt.

Wir wissen nicht sehr viel von den dynamischen Aspekten, unter denen die drei anderen Immunglobulinklassen auftreten. Einigen Hinweisen zufolge taucht das IgA zunächst etwas später als das IgM, aber vor dem IgG auf.

Wir haben in Kapitel 2 festgestellt, daß einige Antikörpermoleküle außergewöhnlich gut zu den dazugehörigen Antigenen passen und mit diesen eine sehr feste Bindung eingehen. Andere binden sich sehr viel weniger fest. Die Bindungsstärke, die sogenannte Avidität des Antikörpers, kann sehr genau gemessen werden. Bemerkenswerterweise nimmt die Avidität im Laufe der Zeit zu. Es werden nicht nur mehr Antikörper gebildet, sondern auch solche von zunehmend besserer Qualität. Das läßt vermuten, daß die Zellen, die die bestpassenden Antikörper bilden, die größte Anzahl Teilungen durchmachen und schließlich die gesamte Szene beherrschen – ein Beispiel für das Gesetz des »survival of the fittest«, das Überleben des Passendsten, das genauso umfassend für den Mikrokosmos eines einzelnen Lymphknotens Gültigkeit zu besitzen scheint wie für das gesamte biologische Universum.

Die Steuerung der Immunantwort

Bis jetzt haben wir vom Verhalten antigensensitiver Zellen so gesprochen, als ob eine Zelle zu einer bestimmten Zeit von dem induzierenden Reiz getroffen wird, auf den dann eine vorgegebene Reihe von Ereignissen folgt. Dies wäre richtig, wenn das Antigen auf die Zelle wie ein gut ausgeführter Tritt nach einem Fußball wirkte. In einem solchen Falle ist die Entfernung, die der Fußball zurücklegt, ziemlich genau anhand seiner Größe, Form usw. und durch die vom Fußballspieler aufgewandte Energie bestimmbar. Tatsächlich aber ähnelt die Wirkung eines Antigens auf Lymphozyten mehr der eines Mannes, der eine schwere Walze über einen Tennisplatz schiebt. Der Grad der Vorwärtsbewegung der Walze hängt jederzeit von der Stärke des Drucks ab, der ausgeübt wird. Wenn die schiebende Kraft aufhört, legt die Walze nur noch eine begrenzte weitere Strecke zurück. Bei der Antikörperbildung gibt es gute Beweise für die Annahme, daß das Antigen damit fortfährt, durch den größten Teil der in *Abb. 6.2* gezeigten Teilungsschritte hindurch Reize auszuüben. Würde das Antigen plötzlich aus dem Körper entfernt, würden die bereits mit der Antikörpersynthese beschäftigten Zellen für einige Zeit weiterhin Antikörper ausscheiden, wenngleich keine Teilung mehr stattfände und somit auch keine neuen antikörperbildenden Zellen entständen. Darüber hinaus beruht die Geschwindigkeit, mit der sich die Population von antigensensitiven Zellen im Körper teilt und erweitert, auf der dem Tier gegebenen Antigendosis. Je größer die Dosis war, um so schneller ist die Proliferationsgeschwindigkeit, und um so größer ist die Zahl der aufeinanderfolgenden Teilungen.

Was stellt die Antikörperbildung ab? Verdauung und Abbau des Antigens wäre einer der naheliegendsten Wege, auf denen die Natur sicherstellen könnte, daß nicht exzessiv große Mengen von Antikörper gebildet werden. Obgleich dies sicher eine Rolle spielt, so doch nicht die wichtigste. Die Natur hat sich einen sehr schlauen »Rückkopplungs«-Mechanismus ausgedacht. Der IgG-Antikörper selbst bringt seine eigene Synthese zum Erliegen – ein Sachverhalt, der als negative Rückkopplung bekannt ist. Die Art und Weise, wie sie vor sich geht, ist wirklich recht einfach. Das IgG ist ein Antikörper, der sich fest bindet. Wenn es an einem Antigen haftet, ist es sehr unwahrscheinlich, daß es sich wieder löst. Steigt der IgG-Antikörper im Serum an, beginnt er allmählich die antigenen Moleküle abzudecken, die seine eigene Produktion verursacht haben. Ein vollkommen mit Antikörpern verklebtes Antigen wirkt aber nicht länger induzierend. Tatsächlich kann das fortschreitende Abdecken antigener Depots durch den Antikörper sehr leicht mit Hilfe des Elektronenmikroskops beobachtet werden, und zwar in Lymphfollikeln. Wie jedoch das IgG die Wirkung des bereits in die Makrophagen eingedrungenen Antigens hemmt, ist nicht genau bekannt. Es ist durchaus möglich, daß es sich mit verarbeiteten Antigenfragmenten verbindet und sie neutralisiert, sobald sie den Makrophagen verlassen.

Der Eindruck, daß dies ein eleganter Kunstgriff der Natur sei, wird noch durch die Tatsache verstärkt, daß es eine Art positive Rückkopplung bei der Antikörperbildung gibt. Es stellt sich nämlich heraus, daß der IgM-Antikörper nicht Hemmstoff, sondern Stimulans der Antikörpersynthese ist. Wie ist das möglich? Offensichtlich ist der IgM-Antikörper nicht so avid wie das IgG, wodurch die Vereinigung leichter reversibel ist. Außerdem könnte die Größe des Moleküls schon aus rein physikalischen Gründen verhindern, daß jede antigene Determinante an einem antigenen Molekül durch eine Antikörperbindungsstelle abgedeckt wird, und zwar einfach dadurch, daß die großen Antikörpermoleküle einander im Wege sind (*sterische Behinderung*). Auf jeden Fall neutralisiert der IgM-Antikörper nicht die Fähigkeit seines Antigens, auch weiterhin die Zellproliferation anzuregen.

Wie jedoch regt er nun wirklich die Antikörperproduktion an? Wahrscheinlich wird dies durch eine die Phagozytose steigernde Wirkung erzielt. Viele Antigene werden nur schlecht von den Aufräumzellen des Körpers aufgenommen. Sobald also die ersten wenigen IgM-Moleküle gebildet worden sind, vereinigen sie sich mit dem nicht phagozytierten Antigen, machen es schmackhafter für die Makrophagen und die retikulären Zellen und beschleunigen so den Ablauf der Immunantwort. Erst wenn aus noch nicht geklärten Gründen das System auf die IgG-Synthese übergeht, setzt die negative Rückkopplung ein. Hat schließlich die IgG-Synthese ihren Höhepunkt erreicht, wird die negative Rückkopplung vorherrschend, und die Proliferation der antikörperbildenden Zellen kommt zum Stillstand. *Abb. 6.4* stellt die Reihenfolge in diesem Regelungsmechanismus dar.

Besitzen diese Rückkopplungssysteme nur rein akademisches Interesse? Keinesfalls. Einer der wichtigsten Fortschritte in der modernen Medizin beruht auf dem Verständnis der negativen Rückkopplung. Wenn eine Frau mit einer Rh-negativen Blutgruppe einen Rh-positiven Mann heiratet, ist es möglich, daß in ihr ein Rh-positives Kind heranwächst. Die roten Blutzellen dieses Embryos sind für sie potentiell antigen. Bei der ersten Schwangerschaft wird nichts Schlimmes passieren, da die Menge an Rh-positivem embryonalem Blut, die in ihren Körper übertritt, nicht ausreicht, um eine primäre Immunantwort hervorzurufen. Während der Wehen pressen jedoch die schweren Kontraktionen der Gebärmutter erhebliche Mengen an embryona-

Abb. 6.4 Antikörper als Mechanismus positiver und negativer Rückkopplung bei der Kontrolle der Antikörpersynthese.

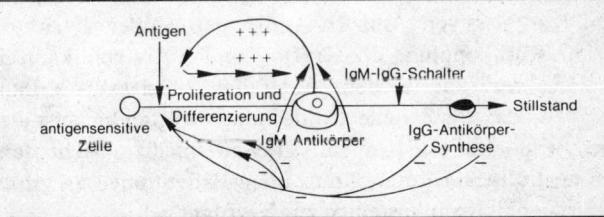

lem Blut in den Kreislauf der Mutter, und einige Tage nach der Entbindung beginnt ihr Organismus Anti-Rh-Antikörper zu synthetisieren. Wenn diese Frau nun ein zweites Mal schwanger wird, kommt es, falls das Baby ebenfalls Rh-positiv ist, zu Schwierigkeiten. Das immunologische Gedächtnis, das wir ausführlich in Kapitel 8 behandeln werden, hat der Mutter eine erhöhte Reaktivität gegenüber den Rh-Antigenen verliehen. Selbst winzige Mengen embryonalen Blutes, die während der Schwangerschaft durch die Placenta hindurchsickern, lösen in der Mutter eine Antikörperbildung aus. Die IgM-Antikörper sind zu groß, um in den Embryo überzugehen. Sobald jedoch das antikörperbildende System der Mutter auf die IgG-Antikörperproduktion übergeht, können die IgG-Moleküle die Placenta passieren und zum Baby zurückkehren. Das Resultat ist eine schwere Anämie, die für den Embryo oft tödlich ist. Hat eine Frau einmal ein solches Kind (ein sogenanntes Rh-Baby) geboren, so muß man damit rechnen, daß alle weiteren Rh-positiven Kinder, die sie bekommen wird, in gleicher Weise, ja von Kind zu Kind schlimmer davon betroffen werden. Allerdings kann dieser tragische Prozeß heute verhindert werden. Man erinnere sich, daß der IgG-Antikörper die Eigenschaft der wirksamen negativen Rückkopplung besitzt. Injiziert man der Mutter unmittelbar nach der Geburt ihres ersten (nicht betroffenen) Kindes eine Dosis von Anti-Rh-IgG (das von einem anderen Menschen gewonnen wurde), kommt es nicht zur Antikörperbildung in der Mutter, und das nächste Kind trägt keinen Schaden. Nach der Geburt bekommt die Frau einen weiteren »Stoß« an passiven Anti-Rh-Antikörpern. Wieder tritt die passive Rückkopplung in Kraft; das Rh-Antigen kann in ihr nicht wirksam werden. Australien ist das erste Land der Welt, das diese neue Entdeckung vollständig ausnützt. Diese wunderbare Form von Präventivmedizin steht dank dem australischen Roten Kreuz allen Patientinnen an größeren Frauenkliniken kostenlos zur Verfügung.

Wenn das antigenbedingte Streben nach Zellproliferation und Differentiation zum Stillstand kommt, hängt die Form der Antikörper-Kurve von zwei Dingen ab: 1. der Lebensspanne der reifen antikörperbildenden Zellen und 2. der Lebensspanne der Antikörpermoleküle selbst. Die meisten antikörperbildenden Zellen sind recht kurzlebig, sie scheiden mit maximaler Geschwindigkeit zwei bis vier Tage lang Antikörper aus und verschwinden dann. Eine erheblich kleinere Zahl lebt jedoch sehr viel länger, wochen-, monate- und gelegentlich sogar jahrelang. Wir wissen nicht, was die Lebensdauer einer einmal reifen antikörperbildenden Zelle bestimmt. Es ist jedoch klar, daß die langlebige Spielart der Zelle sehr wichtig ist, fährt sie doch fort, Antikörper noch lange nach der Injektion oder Infektion, die ihr Auftreten verursachte, zu synthetisieren. Da die Gesamtzahl der langlebigen antikörperbildenden Zellen recht klein ist, liegt möglicherweise auch der Antikörperspiegel im Serum relativ niedrig. Und doch kann er ausreichen, um das Wiederaufflackern irgendeiner schweren Infektion zu verhindern.

Die Abbaurate der Antikörpermoleküle hängt von der Immunglobulinklasse ab. In Ratten z. B. sind ungefähr die Hälfte der IgG-Moleküle, die zu einem bestimmten Zeitpunkt gebildet worden sind, sechs Tage später durch den Körper abgebaut. Mit anderen Worten, die Halbwertszeit beträgt sechs Tage. Das IgM ist dagegen ein sehr viel weniger stabiles Molekül. In der Ratte hat es eine Halbwertszeit von nur 18 Stunden. Im Menschen geschieht der Abbau der Antikörper etwas langsamer. Das IgG hat etwa eine Halbwertszeit von ungefähr 2 Wochen. Das Verschwinden von gebildeten Antikörpermolekülen wirft Licht auf einen sehr fundamentalen Aspekt im Verhalten lebendiger Systeme. Alles befindet sich in einem konstanten Zustand der Bewegung. Synthese und Abbau sind fein ausbalanciert. Zellen, Strukturen und Verbindungen werden gebildet, nur um wieder abgebaut zu werden.

In vieler Beziehung ist die Maschinerie der Antikörperbildung zu langsam und zu schwerfällig, als daß sie mit der ersten Attacke einer virulenten Infektion fertig werden könnte. Einige Viren fügen dem Wirt schon innerhalb von zwei bis drei Tagen nach dem ersten Eindringen Schaden zu, und häufig stirbt der Patient trotz stärkster Bemühungen seiner Lymphozyten. Sollte er jedoch genesen, so war der Kampf der Lymphozyten nicht umsonst. Ein Rest von Antikörper bleibt für Monate oder Jahre in seinem Serum erhalten, darüber hinaus ist eine Armee von Gedächtniszellen gebildet worden. Fortan wird dasselbe Virus nicht wieder in sein Gewebe eindringen. Die einzigen Chancen für ein Virus, es doch zu tun, bestehen darin, entweder zu mutieren, d. h. sich ein anderes antigenes Muster zuzulegen, oder aber nur ein sehr flüchtiges und vorübergehendes Dasein irgendwo an der Oberfläche des Körpers zu führen, um dadurch den todbringenden Antikörpermolekülen im Blut zu entgehen.

Im letzten Kapitel haben wir kurz das faszinierende Thema der Differenzierung angeschnitten, jenen Prozeß, bei dem nichtspezialisierte und sich rasch teilende Zellen eine Nachkommenschaft mit zunehmend spezielleren Fertigkeiten hervorbringen. Wir stellten dabei etwas fest, das z. B. auch auf bestimmte, außergewöhnlich begabte Menschen zutrifft. Der Superspezialist, das Wunderkind, der einseitig orientierte Experte sind häufig so sehr einer Aufgabe hingegeben, daß sie auf jedem anderen Gebiet menschlicher Leistung als dem des eigenen Spezialfaches relativ hoffnungslos verloren sind.

In diesem Kapitel werden wir ein ganz anderes Wunderkind der Spezialisierung betrachten, und zwar unter dem Mikroskop: die Plasmazelle. Sie ist ein Zelltyp, der nur für einen einzigen Zweck geschaffen wurde – für die Synthese eines bestimmten Antikörpers. Diese einzige Aufgabe führt sie mit Perfektion aus, und soweit wir wissen, hat die Plasmazelle keine andere nützliche Funktion. Nebenbei werden wir in diesem Kapitel auch noch allerlei über die Biochemie der Zellen im allgemeinen erfahren.

Das elektronenmikroskopische Bild der Plasmazelle

Abb. 7.1 ist die Zeichnung einer Plasmazelle, wie sie unter dem Elektronenmikroskop erscheint. Das am meisten hervorstechende und kennzeichnende Merkmal der Zelle ist eine komplizierte Serie von geschichteten Doppelmembranen, die praktisch das gesamte Zytoplasma ausfüllen. Jede Doppelmembran wird von der nächsten durch ein Säckchen getrennt, das fast reinen Antikörper enthält. Jede Membran ist mit einer Reihe von dichtgepackten, dunkelgefärbten Pünktchen besetzt, den sogenannten Ribosomen. In

der Fachsprache wird das ribosomenreiche Membransystem als rauhes endoplasmatisches Retikulum bezeichnet.
Das Retikulum ist so umfangreich und raumfüllend, daß
der Kern auf eine Seite der Zelle gedrückt wird. Dieser
exzentrisch gelagerte, relativ kleine Kern in einer Zelle
mit reichlich Zytoplasma ist ein charakteristisches Merkmal
der Plasmazellen, das ohne Schwierigkeiten auch noch unter
dem Lichtmikroskop erkannt werden kann.
Die Plasmazellen besitzen noch eine zweite Art von inne-
rem Membransystem, das aus vielfach geschichteten Mem-
branenstapeln besteht, die durch eine große Zahl von winzigen, tröpfchenähnlichen Päckchen oder Bläschen flankiert
werden. Diese Struktur findet man direkt neben dem Kern.
Im Lichtmikroskop zeigt sie sich als eine Zone schwachge-
färbten Zytoplasmas, die als Golgi-Apparat der Zelle bezeichnet wird.

Abb. 7.1 Hauptmerkmale einer Plasmazelle, wie sie unter dem
Elektronenmikroskop sichtbar wird. EPR = endoplasmatisches
Retikulum.

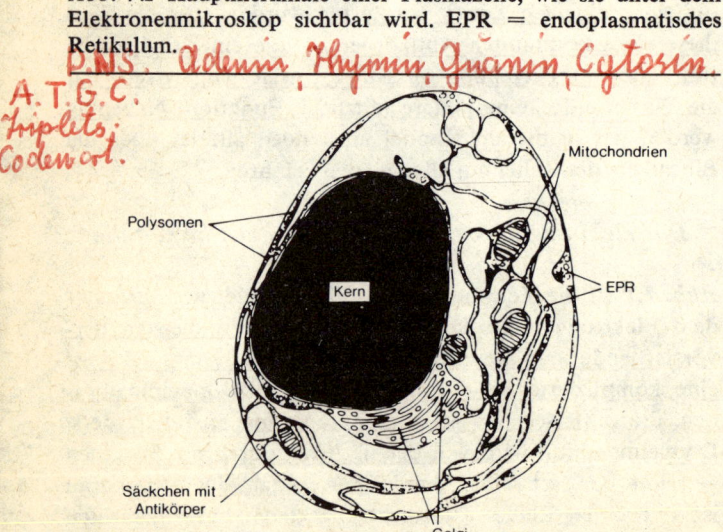

Schließlich verfügt die Plasmazelle über eine nicht allzu große Zahl von eiförmigen Organellen, sogenannten Mitochondrien. Sie haben ein sehr charakteristisches Aussehen und sind leicht auffindbar, da sie zahlreiche Einstülpungen enthalten, die innen aus ihrer Wand herauszuwachsen scheinen.

Welche Funktion übt nun jedes dieser Teile der Zelle aus? Der Kern ist das Gehirn der Zelle; er besitzt die DNS, welche die codierten Instruktionen oder Pläne für die Produktion irgendeines von der Zelle herstellbaren Materials enthält. Unter vielem anderen enthält es auch die Pläne für die Antikörperfabrikation. Die spezifischen Anweisungen für die Synthese sowohl der leichten als auch der schweren Immunglobulinketten sind in der Sequenz der vier Untereinheiten der DNS codiert, die das lange, polymerisierte DNS-Molekül bilden. *Desoxyribonukleinsäure*

Man kann sich kaum vorstellen, daß vier Buchstaben allein irgend etwas sehr Kompliziertes codieren können, doch die Natur hat hierfür einen Weg gefunden. Die vier Buchstaben werden durch das Aufstellen von Triplets zusammengefaßt. Die vier Grundbausteine der DNS (Adenin, Thymin, Guanin und Cytosin, abgekürzt: A, T, G und C) können mit drei Buchstaben 64 Wörter bilden. Jedes dieser Triplets ist ein Codewort, dem eine Aminosäure entspricht. Da es aber nur 20 und nicht 64 Aminosäuren gibt, ist die Information redundant. Tatsächlich wird eine Reihe von Aminosäuren durch mehrere verschiedene Triplets codiert.

Codierte Instruktionen sind nicht viel wert, wenn sie nicht irgendwohin geschickt werden. Wir haben gesagt, daß die DNS fest auf ihrem Platz im Zellkern bleiben muß. Eine der Hauptfunktionen des Kerns ist deshalb die Fabrikation einer chiffrierten Kopie der DNS-Instruktionen, und zwar in Form einer anderen Nukleinsäure, der Ribonukleinsäure (RNS), von der mehrere Klassen existieren.* Die RNS,

* Ribosomale RNS (r-RNS), *transfer*-RNS (t-RNS), *messenger*-RNS (m-RNS), 5-S-RNS und Virus-RNS.

die die chiffrierten Instruktionen für die Aminosäuresequenz eines Proteins aus dem Gen im Kern zur Protein-
fabrik ins Zytoplasma bringt, wird passenderweise Boten-
oder m-RNS (*messenger*-RNS) genannt.

Die Boten-RNS verläßt den Kern und wandert in das Zytoplasma, wo es zum Kontakt mit den kleinen, als Ribosomen
bezeichneten Teilchen kommt. Ribosomen können die
RNS-Botschaft in etwa derselben Weise »lesen«, wie eine
Rechenanlage einen Lochstreifen liest. Die Ribosomen wandern am Strang der Boten-RNS entlang, und mit Fortschreiten der Dechiffrierung knüpfen Enzyme die wach-
sende Polypeptidkette zusammen. Natürlich hängt die
Länge des synthetisierten Proteins von der Länge des Bo-
tenstranges ab. Für jede drei RNS-Buchstaben, für jedes
Nukleotid also, gibt es eine Aminosäure. Darüber hinaus
steigt der Wirkungsgrad, wenn mehr als *ein* Ribosom die
Botschaft zur selben Zeit liest. Tatsächlich bindet sich normalerweise eine ganze Reihe von Ribosomen an einen Bo-
ten-RNS-Strang, wobei der Abstand zwischen den einzelnen
Ribosomen relativ gleich ist – etwa ungefähr um die 90
Nukleotideinheiten. Mit anderen Worten: Codiert ein Bo-
ten-RNS-Strang eine leichte Kette eines Immunglobulins,
die 214 Aminosäuren lang ist, so wird sie selbst ungefähr
642 Nukleotideinheiten lang sein. Darauf passen sieben
Ribosomen, und so wie sie den Strang entlangwandern,
werden sieben leichte Ketten gleichzeitig gebildet. Die
ganze Struktur aus Boten-RNS- und zugeordneten Ribosomen wird Polysom genannt.

In den Zellen der Säugetiere kann dasselbe Boten-»Band«
immer und immer wieder abgespielt werden. Wenn ein Ribosom an das Ende eines Boten-»Bandes« kommt, wird eine
vollständige Proteinkette freigesetzt. Das Ribosom bindet
sich dann wieder von selbst an den Anfang der Boten-RNS,
und der Prozeß beginnt von neuem. Wir haben Hinweise,
daß die Boten-RNS-Moleküle in langlebigen Plasmazellen
sehr stabil sind und viele Male »gelesen« werden können.

In Blasten und unreifen Plasmazellen liegen die Polysomen im allgemeinen frei im Zytoplasma und ergeben ein äußerst charakteristisches Bild. In den reifen Plasmazellen sind sie hauptsächlich an die Doppelmembranen gebunden und bilden einen Teil des rauhen endoplasmatischen Retikulums. Erstaunlicherweise haben wir jedoch noch immer kein klares Bild von der Funktion des Membransystems. Es ist möglich, daß es eine Rolle spielt beim Transport der durch die Polysome gebildeten Proteine. Die leichten und die schweren Polypeptidketten werden von zwei verschiedenen Gruppen von Polysomen synthetisiert (7 Ribosome pro Polysom für die leichte Kette und 15 pro Polysom für die schwere Kette). Sie verbinden sich zu einem vollständigen Immunglobulinmolekül, passieren die Membran des endoplasmatischen Retikulums und treten in den sackähnlichen Raum zwischen den Doppelmembranen ein. An diesem Punkt beginnt unsere Kenntnis ungenau zu werden. Eine Möglichkeit wäre, daß der Antikörper nunmehr zur Golgizone der Zelle wandert, die vielleicht ein Konzentrierungs- und Verpackungszentrum darstellt. Wie jedoch der Antikörper schließlich aus der Zelle herauskommt, ist nicht bekannt. Eines ist sicher, daß die Oberfläche jeder antikörperausscheidenden Zelle voll von Antikörpern ist, was durch Methoden der Immunzytoadhärenz leicht nachgewiesen werden kann.

Möglicherweise sind für den Durchtritt der Antikörpermoleküle durch die Membran – sowohl die Membran des endoplasmatischen Retikulums als auch die äußere Zellmembran – besondere chemische Schritte erforderlich. Eine Vermutung geht dahin, daß den Molekülen beim Passieren der Membran Zuckereinheiten angehängt werden und daß dieser Prozeß die Ausscheidungsraten steuern könnte. Jedenfalls ist klar, daß zwischen dem Zeitpunkt, an dem ein Antikörper synthetisiert worden ist, und dem Zeitpunkt, an dem er eine Plasmazelle verläßt, um in die Lymphe einzutreten, eine Reihe von Schritten stattfinden muß. Tatsächlich verstreichen zwischen dem Moment der Synthese und dem Augenblick der Freisetzung 20 Minuten. In einer Reihe von Forschungszentren ist man im Augenblick dabei, die betreffenden biochemischen Reaktionen im einzelnen näher zu untersuchen.

Nachdem wir unsere relative Unkenntnis von der Funktion des endoplasmatischen Retikulums und des Golgiapparates haben Revue passieren lassen, bleibt uns nur noch übrig, über die Mitochondrien zu reden. Die Mitochondrien sind die Kraftstationen der Zelle. Ihre Hauptaufgabe besteht darin, die durch die Verbrennung der Nahrungsstoffe in der Zelle freigesetzte Energie in eine Form zu überführen, die für die Milliarden energieverbrauchender chemischer Reaktionen, die in einer Zelle stattfinden, von allgemeinem Nutzen ist. Die Energie wird in Form energiereicher Phosphatbindungen in Molekülen einer Substanz mit dem Namen Adenosintriphosphat (ATP) gespeichert. Wenn dieses Molekül zu Adenosin*di*phosphat (ADP) verwandelt wird, kommt es zur Freigabe von Energie, die dann alle Arten von Synthese-Prozessen antreiben kann. Durch die Arbeit der Mitochondrien wird garantiert, daß in der Zelle immer ein hoher ATP-Spiegel aufrechterhalten wird. Alle tierischen Zellen enthalten einige, Plasmazellen überdurchschnittlich viele Mitochondrien.

Obwohl elektronenmikroskopische Untersuchungen uns das vollständigste Bild von der Plasmazellstruktur vermitteln, kann ein Gutteil des Wissens über die Plasmazellen auch mit Hilfe des Lichtmikroskops erworben werden. Drei Merkmale stechen hervor: der exzentrische Kern, die auffällige Golgi-Zone und das umfangreiche, an Nukleinsäuren reiche Zytoplasma. Wenn Lymphknotenschnitte mit Farbstoffen, die eine besondere Affinität zu RNS haben, gefärbt werden, nehmen die Plasmazellen aufgrund ihres hohen RNS-Gehaltes die Farbe auf und färben sich prächtig an, wodurch sie sogar bei recht niedriger Vergrößerung entdeckt werden können.

Entstehung und Lebensdauer
der Plasmazellen

Plasmazellen sind die Nachkommen der Lymphozyten und das Endresultat eines antigenen Reizes. *Abb. 6.2* hat bereits im einzelnen den Ablauf der Ereignisse dargestellt. Es gibt eine kontinuierliche Reihe von Zelltypen, beginnend mit der unreifsten, undifferenziertesten Blastzelle, gelegentlich als Plasmablast bezeichnet, bis zum ausgereiftesten Endprodukt. Jeder Versuch, dazwischenliegende Kategorien zu konstruieren, ist recht willkürlich. Elektronenmikroskopische und autoradiographische Untersuchungen haben gezeigt, daß die meisten der Ribosomen wie auch die Boten-RNS schon relativ frühzeitig im Ablauf des Teilungszyklus gebildet werden. Das endoplasmatische Rentikulum wird in einem späteren Stadium nach und nach ausgebildet. In den frühen Stadien der Entstehung zeigen die Plasmablasten einen schnellen Ablauf der DNS-, RNS- und Proteinsynthese. In den reiferen Zellen verlangsamt sich die RNS-Synthese dann, und die DNS-Synthese hört vollkommen auf. Erhalten bleibt jedoch die hohe Proteinsyntheserate. Das meiste gebildete Protein ist Antikörper. Wie bereits erwähnt, teilen sich die Vorläuferzellen etwa zwei- bis dreimal am Tag. Hat die Teilung aufgehört, leben die Zellen der Nachkommenschaft unterschiedlich lange. Einige sterben innerhalb 36 Stunden ab, andere leben noch nach Jahren.

Es gab eine Zeit, da glaubte man, daß die Plasmazelle der einzige Zelltyp ist, der Antikörper zu bilden vermag. Wir wissen heute, daß einige Zellen, die nicht mit dem klassischen Plasmazellbild übereinstimmen, dies ebenso tun können. Es handelt sich dabei gewöhnlich um Lymphozyten mit einer großen Anzahl Polysomen in ihrem Zytoplasma, aber ohne ein gut entwickeltes endoplasmatisches Retikulum. Niemand weiß, warum diese strukturell unterschiedlichen Antikörperbildner notwendig sind oder in welcher

111

Weise ihr Verhalten sich von dem der Plasmazellen unterscheidet. Antikörperbildende Lymphozyten unterliegen in ihrem Ursprung und in ihrer Lebensdauer denselben Gesetzen wie die Plasmazellen.

Häufig wird festgestellt, daß die Zellteilung und die spezialisierte Zellfunktion konträre und einander ausschließende Ereignisse seien. Das extreme Beispiel, das hierfür immer angeführt wird, ist die Gehirnzelle, die eine außergewöhnlich spezialisierte Aufgabe erfüllt und sich niemals teilt. Bei der Antikörperbildung jedoch überschneiden sich Teilung und spezialisierte Funktion in ganz erheblichem Maße. Es ist wahr, daß die Plasmablasten als Vorläufer der Plasmazellen sowohl weniger Antikörper als auch solche von geringerer Avidität als ihre Nachkommen synthetisieren. Diese sich rasch teilenden Zellen sind jedoch bereits hinreichend ausgerüstet, um etwas Antikörper zu bilden. Tatsächlich sollte diese übermäßig simplifizierende Anschauung modifiziert werden. Stark verallgemeinert ist es richtig zu sagen, daß sich rasch teilende Zellen eher eine Vielfalt von Potentialen bewahren und in ihren Aktivitäten weniger auf eine Hauptaufgabe beschränkt werden als sich nicht teilende Zellen. Die Antikörperbildung ist jedoch nur eines von vielen Beispielen in der Biologie, wo erst nach und nach eine vollständige Bindung an eine bestimmte Aufgabe erfolgt.

Eine Zelle – ein Antikörper

Die Spezialisierung der Plasmazelle ist weitaus subtiler und tiefgreifender, als bisher dargestellt worden ist. Tatsächlich ist die Plasmazelle nicht nur auf die Antikörper im allgemeinen spezialisiert, jede Plasmazelle kann auch nur einen besonderen und einzigartigen chemischen Typ von Antikörper herstellen – eine Eigenschaft, die durch die Immunisierung eines Tieres mit vier Antigenen A, B, C und D veranschaulicht werden kann. Die Antigene werden alle im Lymphknoten und in der Milz abgefangen, und oft enthält ein Makrophage alle vier Antigene. Innerhalb weniger Tage werden die lymphatischen Gewebe erhebliche Menge Anti-A-, Anti-B-, Anti-C- und Anti-D-Antikörper ausschütten. Man kann das Tier töten, eine Suspension von weißen Zellen aus den Lymphknoten herstellen, die einzelnen Plasmazellen isolieren, sie einzeln in Mikrotröpfchen inkubieren und dann jedes Tröpfchen auf seinen Gehalt an jedem der vier Antikörper hin untersuchen. Das Ergebnis ist, daß einige Zellen Anti-A-, einige Anti-B-, einige Anti-C- und einige Anti-D-Antikörper bilden. Jede Zelle bildet nur *einen* Antikörper. Jede Zelle ist in ihrem Synthese-Potential stärker beschränkt als der Lymphknoten oder die Milz als Ganzes.

In Kapitel 2 haben wir erörtert, wie ein Antigen Antikörper fünf verschiedener chemischer und genetischer Klassen hervorrufen kann. Es stellt sich heraus, daß, abgesehen von seltenen Ausnahmen, jede Plasmazelle nur jeweils eine Antikörperklasse bilden kann. Im obigen Beispiel kann die Population von Anti-A bildenden Zellen noch in Subpopulationen unterteilt werden: Einige Zellen bilden Anti-A-IgG, einige Anti-A-IgM usf. Obgleich jede Zelle, in ihrem Kern verschlossen, die Pläne für die anderen Immunglobulinklassen besitzt, beschränkt irgendein genetischer Schaltmechanismus die aktive Antikörperbildung auf eine einzige Klasse. Der Rest der genetischen Reserve der Zelle verbleibt unabrufbar versiegelt im Kern.

Das multiple Myelom

In Kapitel 2 hatten wir schon einmal auf das multiple Myelom, eine krebsartige Wucherung der Plasmazellen, Bezug genommen. Es gibt starke Hinweise für die Annahme, daß solche Plasmazelltumoren ursprünglich aus einer einzelnen Zelle hervorgehen. Während eines unkontrollierten, krebsähnlichen Wachstums entstehen aus dieser Zelle Millionen, später Milliarden und Billionen von Nachkommen. Diese unzähligen Zellen produzieren über den gesamten Zeitraum ein identisches Immunglobulin. Das Produkt des gesamten Tumors gehört somit zu *einer* Immunglobulinklasse. Darüber hinaus haben alle Immunglobulinmoleküle identisch gestaltete Bindungsstellen.

Solche Tumoren und ihre Produkte sind für die Forschung von größter Wichtigkeit gewesen. Da wir in der Lage sind, große Mengen von chemisch und physikalisch homogenen Globulinen aus Menschen oder Tieren, die diese Tumoren besitzen, zu sammeln, hat sich die genaue Kenntnis der Antikörperstruktur und Aminosäuresequenz erheblich erweitert. Darüber hinaus bestätigt die Homogenität der Myelom-Globuline die ungewöhnliche Fähigkeit der Plasmazellen, sich in einem außergewöhnlichem Maße zu spezialisieren.

Die Wanderwege der Plasmazellen

Man sollte sich Plasmazellen nicht als fixierte, unbewegliche Einheiten vorstellen. Man weiß, daß, wenn ein Antigen in einen Lymphknoten eintritt, während der folgenden Tage in diesem Lymphknoten eine große Zahl von Plasmazellen auftritt. Nicht genau bekannt ist, wo im Knoten die ursprüngliche Umwandlung vom Lymphozyten zur großen, sich teilenden Blastzelle stattfindet, aber es erscheint möglich, daß wenigstens ein Teil dieser Veränderung im Lymphfollikel vor sich geht. Es kommt jedoch in den Follikeln zu keiner signifikanten Antikörperausscheidung. Jeder blastartige Vorläufer einer antikörperbildenden Zelle, der in Follikeln entsteht, muß in die Markstränge auswandern, bevor er sich zu einem effektiven Antikörper-Produzenten entwickelt. In der Milz finden wir zwingende Beweise für die Annahme, daß die Zellen ihren induzierenden Reiz in der weißen Pulpa erhalten. Und doch trifft man den größten Teil der Plasmazellen in der roten Pulpa an. Somit wandern die stimulierten Zellen aus der weißen in die rote Pulpa. Der Grund für diese Wanderung ist indes nicht bekannt.

Die Wanderung der Plasmazellen beschränkt sich nicht auf eine Bewegung aus einem Gebiet in ein anderes innerhalb desselben Organs. Führt man einen dünnen Schlauch in die abführenden Lymphbahnen eines Knotens ein, kann man die den Knoten verlassenden Zellen fortlaufend überprüfen. Man stellt dann fest, daß etwa zwei Tage nach einem antigenen Reiz eine große Zahl von Plasmazellvorläufern den Knoten verläßt und im Lymphstrom wandert. Viele von ihnen lassen sich in anderen Lymphknoten weiter oben in der Kette nieder. Einige von ihnen erreichen den Blutkreislauf und kommen schließlich ziemlich weit entfernt von der Injektionsstelle in lymphoiden Organen zur Ruhe. Diese Wanderneigung der jungen Plasmazelle ist eine Möglichkeit, wie die Potenz, Antikörper zu bilden, nach einem ursprünglich sehr lokalisierten Reiz, weit über den Körper verteilt wird.

Reife Plasmazellen zeigen eine geringere Tendenz zu wandern. Viele werden geboren, leben und sterben mehr oder weniger an demselben Platz im Lymphknoten. Gelegentlich wandern einige von ihnen in die abführenden Lymphbahnen und bei extremer antigener Stimulierung in das Blut. Es ist jedoch sehr ungewöhnlich, in einem gesunden Menschen Plasmazellen im Blutkreislauf zu finden.

Der größte Teil der Antikörperbildung ist auf die verschiedenen lymphoiden Organe beschränkt. Da die Plasmazellvorläufer recht weit wandern können, tritt die Antikörperbildung gelegentlich aber auch anderswo auf. Antikörperbildende Plasmazellen finden sich nicht selten in der Darmwand und unter schleimigen Oberflächen aller Art, besonders in den Atmungs- und Geschlechtswegen. Vermutlich ist dies eine lokale Sperre für das Antigen. Bei Erkrankungen mit abnorm hohen Antigen-Mengen im Gewebe können Plasmazellen nahezu jedes Organ im Körper infiltrieren. Häufig kann ihre Anwesenheit dem Pathologen einen Hinweis auf die Art der Krankheit geben.

So faszinierend die neuere Geschichte der Plasmazellforschung auch ist – ich glaube, daß ihre interessantesten Aspekte erst noch entdeckt werden. Plasmazellen sind als einzellige Drüsen beschrieben worden, deren wesentliche Aufgabe darin besteht, ein einzelnes lebenswichtiges Produkt für das Wohl des ganzen Körpers auszuscheiden. Sie verrichten diese Aufgabe so erfolgreich, daß die Sekretion des Antikörpers durch Plasmazellen wie ein Magnet wirken wird, die Probleme der Proteinsynthese, der genetischen Steuerung und der subzellulären Organisation noch sehr viel detaillierter zu untersuchen.

Eine der herausforderndsten Wahrheiten, der man sich in einem Leben medizinischer oder biologischer Forschung gegenübersieht, ist die Tatsache, daß man, je mehr man weiß, um so mehr erkennt, wieviel zu wissen übrigbleibt. Diese »weise Ignoranz« erzeugt die Ideen zu neuen Experimenten. So kommt es, daß einige, wenn auch relativ wenige Modellsysteme in der Biologie immer gründlicher untersucht werden. Es beruht dies nicht nur auf ihrer Anziehungskraft an sich, sondern auch auf dem Wert, den sie als Kernbeispiele für biologisches Arbeiten haben. Ein Experte für Plasmazellen kann durchaus der Mann sein, der einige völlig neue Grundprinzipien entdeckt, die sich dann auf alle lebenden Zellen anwenden lassen. Die schlichte Plasmazelle wird in den kommenden Jahrzehnten mit Sicherheit einen soliden Beitrag zum Fortschritt der Wissenschaft leisten.

8 Das immunologische Gedächtnis

Alle Eltern wissen, daß eine sichere Immunisierung gegen eine Krankheit nicht durch einmalige Injektion eines Impf- stoffes, sondern durch zusätzliche »Auffrisch«-Impfungen gewährleistet wird. Um einen wirklich guten Antikörper- spiegel im Serum zu erzielen, ist es oft notwendig, zwei oder mehr Antigen-Dosen in zeitlichem Abstand zu verab- reichen. Wenn die Antikörperspiegel im Blut sowohl nach der ersten als auch nach der zweiten Vaccine-Injektion eingehend untersucht werden, läßt sich eine Kurve mit dem in *Abb. 8.1* dargestellten Verlauf zeichnen. Wir er- kennen, daß die zweite Injektion zu einer weit stärkeren Antikörperbildung führt als die erste, obgleich dieselbe An- tigen-Dosis benutzt worden ist. Der Anstieg ist häufig 10fach, zuweilen sogar 100fach. Die Fähigkeit, auf eine zweite Antigengabe verstärkt zu reagieren, wird immunolo- gisches Gedächtnis, die aufgefrischte Reaktion des Immun- systems Zweitantwort genannt.

Abb. 8.1 Antikörperbildung nach einer ersten und einer zwei- ten Antigendosis mit vierwöchigem Intervall.

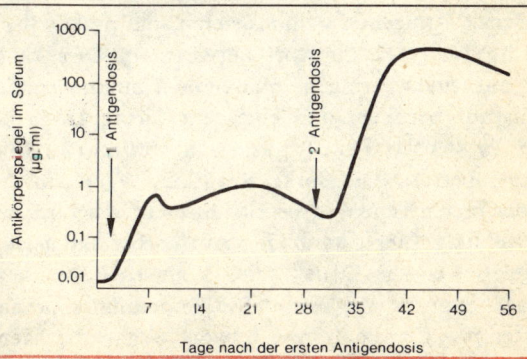

Das immunologische Gedächtnis ist sehr spezifisch für das betreffende Antigen. Falls wir zwei nichtverwandte Antigene A und B zur Verfügung haben und zunächst A und dann vier Wochen später B injizieren, kommt es sowohl gegen A als auch gegen B zu einer Primärantwort. Vorausgesetzt, daß die zwei Antigene die gleiche Immunogenität besitzen und in gleichen Dosen verabreicht wurden, wird weder mehr noch weniger Anti-B als Anti-A gebildet. Damit eine Auffrischreaktion eintritt, müßte zweimal dasselbe oder zumindest zwei nahverwandte Antigene injiziert werden.

Die Latenzperiode vor dem schnellen, exponentiellen Anstieg des Antikörperspiegels fällt bei der Zweitantwort im allgemeinen kürzer aus. Zum Teil beruht das auf einem geringeren »Eisbergeffekt«, zum Teil spiegelt es wohl auch die raschere Reifung der Vorläuferzellen wider. Ein weiterer Unterschied zwischen der Erst- und der Zweitantwort besteht in der Tatsache, daß der IgG-Antikörper in der Zweitantwort viel früher auftaucht. Tatsächlich entstehen IgM und IgG nahezu zur selben Zeit, wobei das IgG aber einen viel höheren Spiegel erreicht. Insgesamt ist das IgG die vorherrschende Antikörperklasse bei der Zweitantwort.

Nicht alle Antigene zeigen das Gedächtnisphänomen gleich gut. Das immunologische Gedächtnis läßt sich am besten mit solchen Antigenen demonstrieren, die praktisch keinerlei nachweisbare Erstantwort hervorrufen. Dies kann entweder auf einer geringen inhärenten Immunogenität oder aber darauf beruhen, daß eine sehr kleine Dosis benutzt wurde. In solchen Fällen verursacht eine zweite Injektion oft eine überraschend starke Reaktion. Wenn ein Antigen nach der ersten Injektion bereits zu einer erheblichen Antikörperbildung führt, kann der Auffrischeffekt gering und von relativ kurzer Dauer sein. Wahrscheinlich setzt der Mechanismus der negativen Rückkopplung eine absolute Höchstgrenze für die Immunantwort. Wenn die Menge an Antikörper, die nach dem ersten Reiz gebildet wurde, sich bereits dieser Höchstgrenze nähert, so kommt es zu keiner sehr dramatischen Zweitantwort. Tatsächlich versteht man nicht, warum der im Serum nach der Erstantwort vorhandene Antikörper nicht vollständig die Zweitantwort verhindert, indem er die aktiven Bereiche auf dem neu injizierten antigenen Molekül abdeckt. Es könnte sein, daß es den die Zweitantwort hervorrufenden antigensensitiven Zellen inhärent ist, von dem Antigen, auch wenn es mit dem Antikörper verbunden ist, leichter stimuliert zu werden als die antigensensitiven Zellen eines vorher nicht stimulierten Tieres.

Ein weiterer, kaum verstandener Tatbestand ist der, daß antigene Kohlenhydrate im allgemeinen eine viel schwächere Zweitantwort auslösen als antigene Proteine, was darauf beruhen könnte, daß die antigene Variationsbreite bei den Kohlenhydraten weniger mannigfaltig ist als bei den Proteinen. Die Struktur der Kohlenhydrate läßt im allgemeinen wenig Raum für komplizierte dreidimensionale Faltungen, und es gibt auch weniger Bausteinarten als für Proteine. Vielleicht verfügt deshalb ein normales Tier, das derart zahlreichen Antigenen, insbesondere vom Darm her, ausgesetzt ist, über ein bestimmtes Grundniveau an Immunität gegenüber vielen der möglichen Kohlenhydrat-Konfigurationen. So kommt es, daß schon die erste Injektion eines Antigens eine Auffrischantwort hervorruft so daß die zweite Injektion nicht mehr viel ausrichtet. Ein weiterer Faktor besteht darin, daß bei antigenen Kohlenhydraten hauptsächlich die IgM-Antikörperproduktion beteiligt ist, das Gedächtnis für IgM aber weit weniger gut ausgebildet ist als für die IgG-Antikörper.

Die zelluläre Grundlage des immunologischen Gedächtnisses

Wir haben in den vorhergehenden Kapiteln gesehen, wie jede Antikörperbildung darauf beruht, daß sich bestimmte

Vorläuferzellen zu einer sich teilenden und sich differenzierenden Linie von ausführenden Zellen transformierten, die wirklich den Antikörper bilden. Die Ausgangspopulation wird von sogenannten antigensensitiven Zellen gebildet. Wir haben ferner festgestellt, daß, selbst wenn ein starkes Antigen verwendet wird, nur ein kleiner Teil der Lymphozyten, etwa einer von 50 000, darauf zu reagieren vermag. Für irgendein bestimmtes Antigen ist daher die Gesamtzahl der im Körper vorhandenen antigensensitiven Zellen relativ klein.

Den Schlüssel für das immunologische Gedächtnis finden wir in Folgendem: Wenn ein Antigen zum erstenmal in den Körper gelangt, verursacht es nicht nur die Bildung von Antikörpern, sondern auch die einer größeren Anzahl von antigensensitiven Zellen. Die »jungfräulichen« antigensensitiven Zellen haben proliferiert und auf diese Weise mehr von ihrer eigenen Art erschaffen. Verfolgen wir das an einer Maus, die insgesamt etwa eine Milliarde Lymphozyten in ihrem Körper besitzt. Wenn wir ein starkes Antigen A wählen, stellen wir fest, daß die Maus über ungefähr 20 000 Zellen verfügt, die fähig sind, auf A zu antworten. Jetzt verabreichen wir dem Tier eine Dosis Antigen A. Die »jungfräuliche« Population von Antigen-A-sensitiven Zellen vergrößert sich nach und nach und kann nach zwei bis drei Wochen eine Gesamtzahl von 400 000 erreichen. Wird das Antigen jetzt zum zweitenmal gegeben, trifft es auf eine erheblich vergrößerte Menge von antigensensitiven Zellen. Gedächtnis ist ein sehr spezifisches Phänomen. Dies bedeutet, daß 380 000 zusätzliche antigensensitive Zellen, die in Erscheinung treten, auf die Produktion von Anti-A spezialisiert sind. Sie können nicht auf die Antigene B, C, D usw. reagieren. Der Bequemlichkeit halber werden diese neuen, spezialisierten Zellen einfach *Gedächtniszellen* genannt. Wir wissen nicht mit Gewißheit, ob eine bestimmte einzelne Gedächtniszelle sich von der ursprünglichen, »jungfräulichen« antigensensitiven Zelle, aus der sie entstanden ist, unterscheidet. Dies ist eine der Fragen, die in meinem Laboratorium untersucht wird. Wir wissen, daß die große Masse der Nachkommenschaft, die entsteht, wenn Gedächtniszellen durch ein Antigen getroffen werden, Plasmazellen sind. Diese unterscheiden sich nicht nachweisbar von jenen Plasmazellen, die bei der Erstantwort gebildet werden.

Die Bezeichnung »Gedächtniszelle« ist im allgemeinen für eine Zelle vorbehalten, die Reaktivität gegenüber einem Antigen zeigt, aber nicht selbst aktiv Antikörper ausscheidet. Halten wir fest, daß eine Zelle in einem bestimmten frühen Stadium der Erstantwort sowohl Antikörper bilden als auch antigensensitiv sein kann. Dazu ein Versuch. Wir entnehmen während des exponentiellen Anstiegs der Antikörper-Kurve einem Tier Zellen, überführen diese zur Gewebekultur in einen Brutschrank und stimulieren sie mit Antigen. Es zeigt sich, daß die antikörperbildenden Zellen eine größere Nachkommenschaft an Antikörperproduzenten haben, als es ursprünglich im eigenen Körper des Tieres der Fall gewesen wäre. Hätte man den Zellen erlaubt, ruhig im Lymphknoten oder in der Milz, wo sie entstanden sind, zu bleiben, wäre der antigenbedingte Proliferationsdruck sozusagen verebbt, weil sich nach und nach der Mechanismus der negativen Rückkopplung aufgebaut und der Antikörper das Antigen abgedeckt hätte. Die Überführung in ein Gewebekultursystem bedeutet, daß ein frisches und antikörperfreies Medium zur Verfügung steht. Außerdem wird neues Antigen hinzugefügt, und die Zellproliferation kann unbehindert durch jede Rückkopplungswirkung weitergehen. Wenn es technisch möglich wäre, gesunde Gewebekulturen von lymphoiden Zellen über lange Zeiträume zu erhalten, könnte man sagen, wie viele Hunderte, Tausende oder sogar Millionen von antikörperbildenden Abkömmlingen aus einer antigensensitiven Zelle entstehen. Leider ist es aus technischen Gründen nicht möglich, Lymphozytenkulturen länger als eine Woche in gutem Zustand zu halten. Es wird viel Mühe darauf verwandt, die Antikörperbildung in der Gewebekultur zu untersuchen, und sicherlich werden sich aus weiteren technischen Verbesserungen fruchtbare Resultate ergeben.

Indem wir jetzt zur Betrachtung des intakten, lebenden Tieres zurückkehren, können wir festhalten, daß die klassische Gedächtniszelle nicht selbst Antikörper bildet. Tatsächlich ist die Gedächtniszelle ein kleiner Lymphozyt, eine außergewöhnlich inaktive Zelle, die sowohl sehr niedrige RNS- als auch Proteinsynthese-Raten und überhaupt keine DNS-Synthese aufweist. Die kleinen Gedächtnis-Lymphozyten sind sehr langlebig. Spezifische Experimente mit Labor-Ratten haben gezeigt, daß diese Zellen 18 Monate lang oder die Hälfte der natürlichen Lebenszeit im Körper des Tieres zirkulieren können. Wir haben indirekte, aber ziemlich überzeugende Beweise, die vermuten lassen, daß sie im Menschen zwanzig Jahre lang und länger leben können, und dies ist der primäre Grund, warum der Zustand immunologischer Erinnerungsfähigkeit so lange andauert. Diese Armee von Lymphozyten zirkuliert unauffällig und ruhig im Körper, bis das Antigen wieder auftritt. Sobald der zweite Reiz erfolgt, sind sie zur Reaktion bereit. Sie wandeln sich rasch in Blasten um, die sich sofort teilen und eine große Menge einer äußerst effizienten, für gewöhnlich avide IgG-Antikörper produzierenden Nachkommenschaft bilden. Kein Wunder beispielsweise, daß nur sehr wenige Menschen jemals ein zweitesmal an Masern erkranken!

Es wäre sehr hilfreich, wenn wir eine genaue Bilanz ziehen könnten, die die Natur und Zahl der Nachkommenschaft einer »jungfräulichen« antigensensitiven Zelle im Detail beschriebe. Leider haben wir höchstens Vermutungen. Bei maximaler Stimulation bilden 20 000 antigen-A-sensitive Zellen einer Maus etwa 2 Millionen Antikörperproduzenten und 400 000 antigensensitive Gedächtniszellen, bevor die negative Rückkopplung die Oberhand gewinnt. Niemand kann sagen, ob eine bestimmte Zelle sowohl antikörperbildende als auch Gedächtnis-Lymphozyten erzeugt. Dies ist wahrscheinlich, aber es ist genauso möglich, daß es zwei Arten von antigensensitiven Zellen gibt: eine, die nach einem antigenen Reiz die antikörperbildenden Zellen erzeugt, und eine andere, die die Gedächtniszellen bildet.

Warum produziert der Körper nicht weiterhin Gedächtniszellen, wenn das Antigen wiederholt injiziert wird? Auch hier hat die Natur eine Höchstgrenze festgelegt. Der Mechanismus für die Schaffung des Gedächtnisses verliert auf fast dieselbe Weise seinen Antrieb wie der Mechanismus, der die antikörperbildenden Zellen erzeugt, wenn auch gewöhnlich zu einem etwas späteren Zeitpunkt. Die Antikörperspiegel können nach einer einzigen Injektion eines Impfstoffes ihren Höhepunkt irgendwann vom sechsten Tag an nach der Injektion erreichen. Bei den Gedächtniszellen ist der Gipfel gewöhnlich erst ungefähr drei Wochen nach Verabfolgung des Antigens erreicht. Von diesem Zeitpunkt an kann das Erinnerungsvermögen, wenn auch sehr langsam, abnehmen, wenngleich es niemals vollständig verschwindet.

Keimzentren und Gedächtnisfunktion

Wir haben noch keinen endgültigen Beweis dafür, doch wahrscheinlich werden die meisten der vom Körper erzeugten Gedächtniszellen in den Keimzentren gebildet. Man erinnere sich, daß es runde Nester von großen Blastzellen sind, die sich in den Lymphfollikeln entwickeln, nachdem sich ein Antigen dort abgelagert hat. Die Reihenfolge der Ereignisse, die der Ablagerung eines Antigens folgen, kann durch Untersuchungen histologischer Schnitte von Lymphknoten studiert werden, die zu verschiedenen Zeitpunkten nach der Injektion eines Antigens getöteten Tieren entnommen wurden. Ehe irgendein Antigen auftritt, enthalten die Follikel, wenn überhaupt, nur einige Blasten. Innerhalb von etwa vier Stunden nach der Injektion eines starken

Antigens sind erhebliche Mengen in den Follikel eingedrungen und haben sich an den retikulären Zellen festgesetzt. Die follikuläre Lokalisation erreicht ihre maximale Intensität nach ungefähr einem Tag. Mit weniger starken immunogenen Antigenen tritt eine follikuläre Lokalisation möglicherweise erst sehr viel später auf. Während des ersten Tages nach der Ablagerung des Antigens gibt es im Follikel kaum eine sichtbare Veränderung. Bald darauf taucht jedoch eine deutlich vermehrte Zahl von verstreuten Blastzellen auf: die antigensensitiven Lymphozyten, die in den Follikel eingewandert sind, lokal stimuliert wurden und nun sich zu teilen beginnen. Nach einem starken antigenen Reiz können bereits zwei bis drei Tage nach der Antigen-Injektion kleine Nester von 4–12 großen Blasten in den Follikeln beobachtet werden. Da sich diese teilen und da neue antigensensitive Zellen den Follikel durchqueren, vergrößert sich die Zahl der Blasten. Ist im Nest eine Gesamtzahl von ungefähr hundert Zellen erreicht, wird es als *Keimzentrum* bezeichnet. Je stärker der antigene Reiz, um so größer werden die Keimzentren. Wiederholte Injektionen von Antigen können notwendig sein, um eine maximale Keimzentrums-Aktivität zu erreichen. Die größten Keimzentren können Tausende von Blasten enthalten. Am Ende jedoch wird ein Stadium erreicht, in dem die Keimzentren nicht mehr wachsen können. Lange bevor dieses Stadium erreicht wird, ist das Keimzentrum eine mächtige Fabrik für den Lymphozyten-Export. Obgleich es nicht möglich ist, durch direkte Techniken dem Schicksal der im Keimzentrum geborenen Lymphozyten genau nachzuspüren, gibt es zahlreiche auf Schlußfolgerung und Analogie gegründete Beweise, die vermuten lassen, daß viele dieser Lymphozyten als langlebige kleine Gedächtnis-Lymphozyten in die Lymphe und schließlich in das Blut eintreten.

In Kapitel 3 hatten wir angedeutet, daß es eine zweite Klasse von Immunantwort gibt – die zelluläre Reaktion,

124

die zur Abstoßung eines Organtransplantats führt. Auch für diese Funktion gibt es ein immunologisches Gedächtnis, und es ist ebenso spezifisch auf einen bestimmten Organspender gerichtet. Ein zweites Hauttransplantat von ein und demselben Spender – sagen wir – auf den Vorderarm übertragen, wird viel heftiger als das erste abgestoßen. Allgemein gesprochen, beruht auch dieses Phänomen auf einer vergrößerten Population von antigensensitiven Zellen.

Wir sehen, daß das immunologische Gedächtnis eine Erscheinung von breiter Anwendbarkeit ist, eine Möglichkeit, wie »Lernen« sich ereignen kann, zumal die Vorgänge vom zellulären und biochemischen Gesichtspunkt ganz gut verstanden werden. Obgleich die Analogie ziemlich weit hergeholt ist, haben Fachleute auf dem Gebiet der Gehirnfunktion sogar versucht, brauchbare Parallelen zwischen dem sehr viel komplexeren Lernprozeß im Nervensystem und dem immunologischer Prozesse festzustellen, und das ist nur eines von vielen Beispielen, wie Kenntnisse auf dem Gebiet der Immunologie auf recht weit von ihr entfernte Disziplinen befruchtend gewirkt haben. Ist das immunologische Gedächtnis für die menschliche Gesundheit von grundlegender Wichtigkeit? Diese Frage kann ziemlich eindeutig beantwortet werden, und zwar aufgrund einer Analyse epidemiologischer Daten, die auf einsamen pazifischen Inseln oder in anderen isolierten Gebieten gesammelt worden sind. Nehmen wir an, ein Mensch schleppt irgendeine einfache Erkrankung, wie etwa die Masern, in eine Gemeinschaft ein, die ihr niemals zuvor ausgesetzt war. Die allgemeine Erfahrung zeigt, daß das Virus dann sehr hart zuschlägt. Es verbreitet sich nicht nur wie ein Lauffeuer, sondern es neigt auch dazu, bei exponierten Erwachsenen eine schlimmere Erkrankung zu verursachen als bei Kindern, die in unserer Zivilisation die empfängliche Gruppe darstellen. Das Virus kann sich vermehren, infizieren und gelegentlich auch töten, bis schließlich die Zahl der Wirtspersonen zu Ende geht. Möglicherweise kommt es bei einer sehr isoliert lebenden Gemeinschaft in den folgenden 20 oder gar 80 Jahren zu keinem Einschleppen desselben Virus mehr. Und dennoch bleiben die beim ersten Mal exponierten Menschen selbst nach einer solchen Zeitspanne immun. Nur jene, die seit der ersten Entwicklung geboren worden sind, ziehen sich die Erkrankung zu. Das immunologische Erinnerungsvermögen ist so effektiv, daß Menschen, die nur einmal vor vielen Jahrzehnten großen Antigendosen im Ablauf einer Infektion exponiert waren, den Eindringling rasch beseitigen. Er kann im Gewebe nicht Fuß fassen und somit auch keine Erkrankung verursachen.

Daß Epidemien solch katastrophale Wirkungen zeitigen, wenn sie die Menschen immunologisch unvorbereitet treffen, erteilt einige heilsame Lehren. Es gibt jetzt umfangreiche Programme zur vollkommenen Ausrottung von Krankheiten, z. B. der Masern oder der Kinderlähmung. Es ist wichtig, sich darüber klar zu sein, daß, wenn solche Impfprogramme einmal begonnen worden sind, sie unbegrenzt fortgeführt werden müssen. Nehmen wir an, daß nach zehn Jahren jeder Deutsche entweder die Masern hatte oder gegen sie immunisiert worden ist. Nehmen wir ferner an, daß nach zwanzig Jahren die Gesundheitsbehörden nachlässig werden und das Immunisierungsprogramm allmählich einschläft. Nun reist vielleicht ein Besucher aus einem weniger entwickelten Land ein, der das Masern-Virus mit sich bringt. Die Viren würden dann auf Millionen junger Erwachsener treffen, die weder exponiert noch geimpft worden sind. Das Ergebnis wäre mit Sicherheit eine Epidemie von beispiellosem Ausmaß und beispielloser Schwere. Die Prophylaxe: aufmerksame Ärzte, eine aufgeklärte Gemeinschaft und regelmäßige Auffrischimpfungen für alle.

9 Die immunologische Toleranz

Allgemein ist man sich einig, daß der Nobelpreis die höchste Auszeichnung ist, die ein Wissenschaftler erhalten kann, und vielleicht die größte Ehre, die Menschen einem Menschen erweisen können. Sechs Nobelpreise sind bislang an Immunologen verliehen worden. Zwei Preisträgern sind wir bereits begegnet: dem unerschrockenen von Behring, der die antitoxische Immunität entdeckte und dessen Werk Tausende vor Erkrankungen wie Diphtherie und Tetanus bewahrt hat, und dem russischen Genius Metschnikoff, dem Entdecker der Phagozytose, der zum ersten berühmten Opfer des »brain drain« wurde, als man ihn überredete, Rußland zu verlassen und ein Laboratorium am Institut Pasteur in Paris einzurichten. Ein weiterer Immunologe, der Österreicher Karl Landsteiner, der 1901 die menschlichen Blutgruppen entdeckt hatte, ging einen Schritt weiter als Metschnikoff. Trotz zwanzig Jahren beständigen Erfolges und seines außergewöhnlich großen internationalen Ansehens konnte Landsteiner in Österreich nach dem Ersten Weltkrieg nicht genügend Geld verdienen, um seine Familie zu ernähren. 1922 siedelte er an das Rockefeller-Institut in New York über, und nur acht Jahre später kam es zur höchsten Anerkennung seiner Leistungen.

Die drei anderen Nobelpreisträger im Bereich Immunologie sind in erstaunlicher Weise über ein halbes Jahrhundert und über den halben Globus hinweg durch das intensive Interesse am Gegenstand dieses Kapitels verbunden. In gewisser Weise hat jeder der drei die immunologische Toleranz entdeckt, wobei die Details dieser Entdeckung ein Stück moderner Geschichte darstellen, die wohl wert sind, berichtet zu werden.

Paul Ehrlich, der erste der drei, zählte am Anfang dieses Jahrhunderts zu den ganz Großen in der deutschen Wissenschaft. Er war Chemiker, aber sein Interesse galt noch mehr der Biologie. Ihn faszinierte die Welt der Mikroben, die Beziehung zwischen Wirt und Parasit, und dabei besonders die Fähigkeit des Organismus, Antikörper zu bilden. Er träumte davon, Chemie und Biologie zu vereinigen, um wissenschaftlich begründbare Behandlungen gegen Infektionskrankheiten zu ersinnen; seine Idee war es, »goldene Geschosse« zu konstruieren, die sich im Blutstrom bewegen und für Mikroben toxisch wären, ohne daß dabei die Zellen des Wirtsgewebes geschädigt würden. Mit seiner Entdeckung der arsenhaltigen Arzneimittel zur Behandlung der Syphilis ging sein Traum teilweise in Erfüllung. Aber immer wieder kehrte sein Denken und Arbeiten zu dem Problem der Antikörper und ihrer Bildung durch den Körper zurück. Ständig kam er auf den Gedanken der *Normal-Antikörper* zurück, die das System bilden könne, bevor überhaupt ein Antigen auftrete, und zu der Vorstellung, daß die aktive Produktion einfach eine *Mehrleistung* des durch ein Antigen stimulierten Systems darstelle. In diesem Bezug hatte er harte Auseinandersetzungen mit Landsteiner, der darauf bestand, daß die Antikörperbildung eine *Andersleistung* bzw. eine chemisch veränderte Leistung auf seiten des Körpers sei – eine Kontroverse, die fünfzig Jahre lang tobte.

Was nun das Thema des vorliegenden Kapitels anbetrifft, so traf Paul Ehrlich eine bemerkenswerte Feststellung: er prägte, um das katastrophale Durcheinander zu beschreiben, das entstehen könnte, wenn der Körper begänne, Antikörper gegen seine eigenen Bestandteile zu bilden, den Ausdruck »horror autotoxicus«. Die roten Zellen und die Serumproteine einer Spezies verursachen eine gute Antikörperbildung, wenn sie in eine andere Spezies injiziert werden. Warum bildet dann ein Mensch keine Antikörper gegen seine eigenen roten Zellen? Dies war etwas, das Ehrlich außerordentlich beunruhigte; er schrieb ausführlich über dieses Problem, aber zufriedenstellend lösen konnte er es nicht.

128

Begeben wir uns nun vierzig Jahre und viele tausend Kilometer weiter auf dem Globus nach Melbourne in Australien, in ein Laboratorium, das ungefähr drei Meter von der Stelle entfernt ist, wo gerade diese Zeilen geschrieben werden. Der hervorragende australische Virologe Sir Frank McFarlane Burnet war auf zwei Fachveröffentlichungen gestoßen, die in seiner Vorstellung ganz allmählich zueinander zu passen schienen und nebenbei auch den Weg dafür bereiteten, seine Forschungsarbeiten von der Untersuchung der Viren auf die der Immunität umzustellen. Die erste Veröffentlichung beschäftigte sich mit einer Viruserkrankung der Maus, die als lymphozytäre Chorio-Meningitis oder LCM bezeichnet wird. Wird das betreffende Virus in eine erwachsene, dafür empfängliche Maus injiziert, entsteht eine recht mild verlaufende Gehirnhautentzündung. Man fand jedoch heraus, daß einige Mäusestämme dafür völlig unempfänglich waren, und Untersuchungen zeigten, daß diese Mäuse schon als sehr junge Embryonen noch im Uterus der Mutter mit dem Virus infiziert worden waren. Das Virus wuchs in diesen Tieren ausgezeichnet, besonders in den lymphatischen Organen, rief aber keinerlei Erkrankungen hervor. Darüber hinaus bildeten die Mäuse selbst, als sie ausgewachsen waren, weder gegen das Virus in ihrem eigenen Körper noch gegen einen aus ihm hergestellten Impfstoff Anti-LCM-Antikörper.

Die zweite Beobachtung war von Ray Owen, damals Genetiker in Madison, Wisconsin, gemacht worden. Sie bezieht sich auf die Blutgruppen von Zwillingskälbern. Viele Zwillingskälber entstammen *zwei* befruchteten Eiern, sie sind also nicht eineiig, doch miteinander mehr oder weniger eng verwandt, wie etwa zwei Brüder oder Schwestern. Im Gegensatz zum Menschen jedoch haben Kälber eine einzige gemeinsame Placenta, in der es zu einer gründlichen Vermischung des Blutes, also auch einer großen Zahl von roten und weißen Zellen wie auch des Plasmas, der zwei sich entwickelnden Embryonen kommt. Bei der Geburt enthält ein Kalb folglich rote Zellen, die es selbst gebildet hat, aber auch eine große Zahl von roten Zellen des anderen Zwillings. Da die Zwillinge nicht eineiig sind, besteht die Chance, daß sie verschiedene Blutgruppen haben. In einem solchen Fall könnte man erwarten, daß das junge Kalb bald damit beginnt, Antikörper zu bilden und die roten Zellen seines Zwillings – sie sind ja gute Antigene – abzustoßen. Nichts Derartiges jedoch passiert. Die roten Zellen leben, obgleich sie genetisch und nach ihrem antigenen Muster fremd sind, offenbar unangefochten in ihrem angenommenen Wirt.

Burnet war, wie Ehrlich vierzig Jahre früher, von der Frage der Erkennung im Immunsystem fasziniert. Wie unterscheiden Lymphozyten »Selbst« von »Nicht-Selbst«? Wie beseitigt der Körper ohne offensichtliche Immunreaktion unerwünschte abgenutzte Bestandteile, die in ihm selbst entstehen (z. B. alternde rote Zellen), während er sich mit Fremdsubstanzen aus der Außenwelt weitgehend durch Antikörperbildung auseinandersetzt? Burnet glaubte, daß dieses Problem der Selbsterkennung von entscheidender Bedeutung für das gesamte Verständnis der Antikörperbildung wäre. Die zwei gerade beschriebenen Untersuchungen gaben ihm den Schlüssel zur Lösung. 1949 publizierten er und sein Kollege Professor Frank Fenner eine theoretische Abhandlung, die klar die Entdeckung der immunologischen Toleranz voraussagte. Sie formulierten die Ansicht, daß, für den Fall, ein Antigen träte in einem Tier auf, bevor das lymphatische System ausgereift sei, das sich entwickelnde Tier dazu überlistet würde, diese Substanz als »Selbst« anzuerkennen. Es würde, wenn dasselbe Material nochmals injiziert wird, weder zu diesem Zeitpunkt noch später einmal Antikörper dagegen bilden. Das LCM-Virus und die Befunde mit den roten Zellen von Zwillingskälbern würden dann auf einen Nenner zu bringen sein; denn in beiden Fällen war das Antigen von einem frühen embryonalen Stadium an im Körper vorhanden. Entsprechend

130

der Theorie würde jedes Antigen daher als »Selbst«-Material ohne Antikörperbildung behandelt werden.

Die Bedeutung dieser Vorstellung für einen gesunden Organismus ist offensichtlich. Das lymphatische System reift relativ spät in der embryonalen Entwicklung aus. Die meisten der potentiellen antigenen Substanzen und bestimmt alle Bestandteile des Kreislaufs werden dagegen früh in der Embryogenese entwickelt. Nach der Theorie sieht sich das unreife lymphatische System somit bereits vom Beginn seiner Entstehung an solchen Molekülen gegenüber. Das Tier erwirbt niemals die Fähigkeit, gegen diese Substanzen zu reagieren; es zeigt ihnen gegenüber immunologische Toleranz. Der Vorteil dieser Hypothese bestand darin, daß sie experimentell überprüft werden konnte. Burnet und seine Mitarbeiter nahmen befruchtete Hühnereier und impften das Hühnerembryo in verschiedenen Entwicklungsstadien mit einer Vaccine. Die Hühnchen schlüpften aus und wuchsen zu immunologisch reifen Tieren auf.

Wenn nun die Theorie stimmte, mußten die Tiere in der Lage sein, adäquate Mengen von Antikörpern gegen alle Antigene zu bilden, ausgenommen jenes Antigen, das für die Impfung während des embryonalen Stadiums benutzt worden war. Die Ergebnisse des Experiments waren enttäuschend. Tatsächlich war keine Veränderung in der Antwort des Wirts feststellbar! Wir kennen heute die sachlichen Gründe für diesen Fehlschlag, und wir werden sie im Detail erörtern. Sir McFarlane Burnet hält dieses mißglückte Experiment immer noch für eine der großen Enttäuschungen seiner hervorragenden wissenschaftlichen Laufbahn.

Von Australien müssen wir nun wieder nach Europa zurückkehren. Zu Beginn der vierziger Jahre nahm sich ein junger britischer Zoologe, Peter Medawar, heute Sir Peter Medawar, vor, seine Spezialisierung auf die Haut nutzbringend auf Probleme anzuwenden, die der Zweite Weltkrieg mit sich gebracht hatte. Medawar kam mit dem schottischen Arzt für plastische Chirurgie Thomas Gibson in

Verbindung, und gemeinsam experimentierten sie damit, Haut auf schwerverbrannte Patienten zu übertragen. Zwar heilte die Haut von einem menschlichen Spender sehr gut in die Wunde ein, aber innerhalb weniger Tage wurde das Transplantat rot und unansehnlich, färbte sich bald darauf schwarz und fiel vollständig ab. Wurden jedoch von verschiedenen Körperteilen des Patienten dünne Hautschnitte als Transplantate entnommen, heilten diese ein und blieben für unbegrenzte Zeit intakt. Medawar und Gibson gelangten so zu der Hypothese, daß bei der Abstoßung des Hauttransplantats ein immunologischer Prozeß beteiligt ist. In einer klassischen Reihe von Untersuchungen bewies Medawar an Versuchstieren die Gültigkeit dieser Idee. Er stellte fest, daß ein Hauttransplantat infolge der Wirkung immunologisch aktivierter Lymphozyten abgestoßen wurde und daß ein zweites Transplantat vom selben Spender noch schneller und noch heftiger als das erste abgestoßen wurde, womit der Nachweis eines immunologischen Gedächtnisses geführt worden war.

In den frühen fünfziger Jahren wurden Medawar und zwei Kollegen, Rupert Billingham und Leslie Brent, auf Burnets und Fenners kleines Buch über die immunologische Selbsterkennung aufmerksam. Auch sie hatten sich viele Gedanken über Owens Zwillingskälber gemacht, und Burnets Theorie führte sie zu einem entscheidenden Experiment. Der Versuch, über den sie 1953 berichteten, ist schematisch in *Abb. 9.1* dargestellt. Bei ihrem Experiment verwendeten sie verschiedene Stämme ingezüchteter Mäuse – es ist nämlich möglich, so viele Bruder-Schwester-Kreuzungen bei Mäusen durchzuführen, daß sie bald einander so ähnlich werden, als wären sie eineiige Zwillinge. Betrachten wir zwei solcher Mäusestämme, die wir mit A und B bezeichnen. Alle A-Mäuse akzeptieren Hauttransplantate von anderen A-Mäusen, weil sie durch die intensive Inzucht genetisch identisch gemacht worden sind. In gleicher Weise akzeptieren B-Mäuse Hauttransplantate von anderen B-Mäusen.

Wenn jedoch Haut von einer A- auf eine B-Maus oder umgekehrt übertragen wird, kommt es rasch zur Abstoßung. Medawar und seine Kollegen nahmen nun ingezüchtete weibliche A-Mäuse, die von männlichen A-Mäusen befruchtet worden waren, und injizierten den hochschwangeren

Abb. 9.1 Die Induktion immunologischer Toleranz gegen Transplantationsantigene.

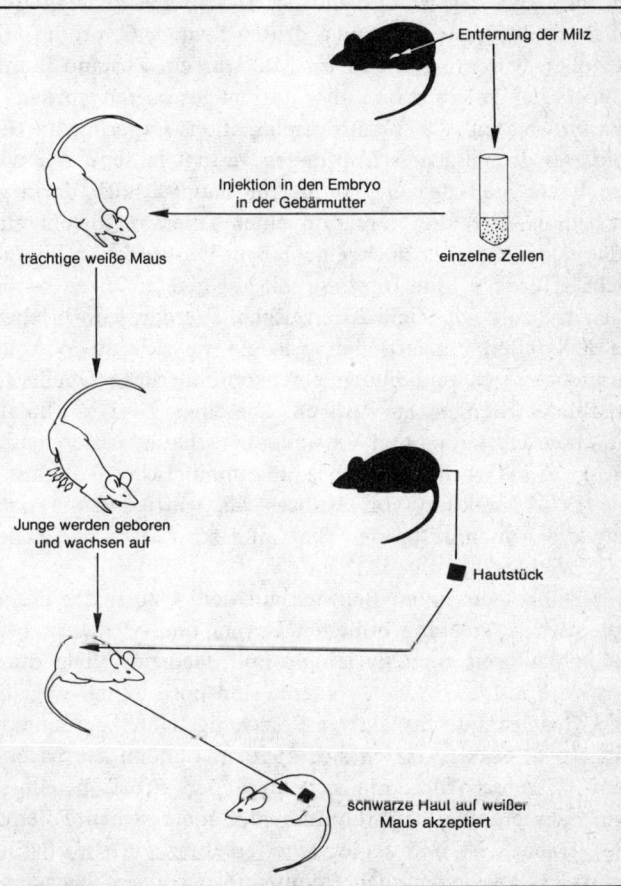

Entfernung der Milz

Injektion in den Embryo
in der Gebärmutter

trächtige weiße Maus

einzelne Zellen

Junge werden geboren
und wachsen auf

Hautstück

schwarze Haut auf weißer
Maus akzeptiert

Weibchen lebende Milzzellen aus einem B-Spendertier intranterien in den Embryo. Danach durfte die Mutter ihre Jungen werfen, die auch ganz normal aufwuchsen und erwachsen wurden. Als erwachsene Mäuse erhielten sie nun ein Hauttransplantat vom B-Stamm. Und siehe: Dieses wurde tatsächlich als »Selbst« anerkannt; das Transplantat wurde nicht abgestoßen. Die Mäuse waren spezifisch nicht in der Lage, gegen Antigene des B-Stammes zu reagieren, obgleich die Haut von einem dritten Stamm, C, prompt abgestoßen wurden. Zum ersten Mal war ein Zustand immunologischer Toleranz im Laboratorium geschaffen worden.

Warum hatten die Hauttransplantations-Experimente Erfolg, wo doch Burnets Impfungen versagt hatten? Wir wissen heute, daß der Grund hierfür hauptsächlich darin zu suchen ist, daß die Induktion einer Toleranz sowohl eine adäquate Dosis als auch eine lange Verweildauer im Gewebe erfordert. Eine Impfung mit abgetöteten Viren genügt eben kaum, beide Ziele zu erreichen. Werden jedoch lebende Milzzellen injiziert, dann siedeln sie sich im Wirt an, vermehren sich und bilden eine kontinuierliche Quelle für erhebliche Mengen an Antigen. Dieselben zwei Merkmale, adäquate Dosierung und Verweildauer, charakterisieren auch die zwei natürlichen Beispiele immunologischer Toleranz – die LCM-Infektion von Mäusen als winzige Embryonen und die Annahme brüderlicher oder schwesterlicher Zellen bei Zwillingskälbern.

Durch ihre getrennten Beiträge auf dem Gebiet der immunologischen Toleranz erhielten Burnet und Medawar 1960 den Nobelpreis für Physiologie und Medizin. Viele durch ihr Werk aufgeworfene Probleme sind noch immer ungelöst und Gegenstand sehr aktiver Forschung. Unter der Leitung der Royal Society trafen sich 1956 in London die wichtigsten Wissenschaftler, die sich an dieser Arbeit beteiligen, und nahmen eine Definition der immunologischen Toleranz vor. Danach ist immunologische Toleranz ein spezifisches, zentrales Ausbleiben der Immunantwort gegenüber einem

Antigen, das dann eintritt, wenn ein Tier diesem Antigen mit einem noch nicht ausgereiften Immunsystem ausgesetzt wurde.

Immunologische Unzulänglichkeiten eines neugeborenen Tieres

Nehmen wir Mäuse oder Ratten als Beispiel, so ist sicher, daß in diesen Tieren das Immunsystem sogar bei der Geburt noch äußerst unzulänglich ist. Tatsächlich wurde sehr bald klar, daß bei diesen Arten immunologische Toleranz sehr leicht induziert werden kann, wenn das Antigen kurz nach der Geburt gegeben wird. Die schwierigen und gefährlichen intrauterinen Operationen konnten so umgangen werden. Menschen allerdings sind bei der Geburt immunologisch sehr viel reifer als Ratten, Mäuse oder Kaninchen zu diesem Zeitpunkt. Im 5. bis 6. Monat der Schwangerschaft hat ein menschliches Embryo etwa die Immunkapazität einer neugeborenen Maus. Das Neugeborene hat wenigstens vier Mängel, die seine Fähigkeit, eine Immunantwort zu geben, hemmen: Erstens ist die Zahl von Lymphozyten in Lymphknoten, Milz und Payerschen Platten sehr niedrig – in der neugeborenen Ratte fast unbedeutend klein. Zweitens ist das System an Aufräumzellen noch nicht ausgereift, und obgleich das Neugeborene einige Makrophagen besitzt, ist deren Fähigkeit, Antigene richtig zu verarbeiten, noch nicht entwickelt. Drittens besitzt das Neugeborene keine Opsonine, d. h. natürliche Antikörper, die bei der richtigen Phagozytose und der Verarbeitung des Antigens helfen. Schließlich sind die besonderen anatomischen Wege, auf denen die Lymphozyten im Lymphsystem wandern, nämlich die postkapillaren Venen, noch nicht entwickelt. So ist es kein Wunder, daß neugeborene Kinder, insbesondere zu früh geborene Babys, anfällig für Infektionen sind.

Im Verlauf der ersten beiden Lebenswochen einer Maus reift das lymphatische System explosionsartig aus. In allen peripheren lymphatischen Organen erscheinen zahlreiche

Blastzellen; die Makrophagen und die retikulären Zellen der Lymphfollikel reifen, und bald können richtige Immunantworten gegeben werden. Die detaillierte Beobachtung dieser raschen Entwicklung ist faszinierend. In der Fachsprache bezeichnen wir die Ausreifung eines Systems vom Embryo bis zur Reife als *Ontogenie,* seine fortschreitende Entwicklung im Ablauf der Evolution jedoch *als Phylogenie.*

Die Erweiterung der Toleranz auf erwachsene Tiere

Wie viele schöne Theorien, erwies sich Burnets ursprüngliches Konzept der immunologischen Toleranz als zu starke Vereinfachung. Es dauerte nicht lange, bis man feststellte, daß eine spezifische Reaktionslosigkeit gegenüber einem Antigen auch in erwachsenen Tieren hervorgerufen werden konnte. Gewiß, das war nicht so leicht. Zunächst wurden von den Wissenschaftlern, die an der Möglichkeit interessiert waren, erwachsene Tiere tolerant zu machen, massive Dosen von Antigen gegeben. War dieses Verfahren erfolgreich, umschrieben sie diesen Zustand mit dem Wort immunologische Paralyse.

Als nächstes wurde gezeigt, daß Toleranz auch relativ leicht bei erwachsenen Tieren erzielt werden konnte, wenn das lymphatische System durch große Strahlendosen oder durch toxische Arzneimittel verschiedener Art schwer geschädigt wurde. Während der Erholungsphase von einem solchen Schock zeigt das lymphatische System viele Merkmale einer schnellen, für ein heranwachsendes Tierbaby so charakteristischen Lymphozytenbildung. Schließlich war es möglich, Toleranz in normalen, gesunden Erwachsenen dadurch zu erzeugen, daß man das Antigen in einer molekularen Form verabreichte, die nicht immunogen war. Wir haben in Kapitel 1 erfahren, daß, ganz allgemein gesprochen, ein Antigen um so eher eine gute Immunantwort auslöst, je größer es ist. Das Gegenteil hiervon kann nunmehr festgestellt werden: Je kleiner und je löslicher ein Antigen ist, um so größer seine Neigung, immunologische Toleranz und keine Antikörperbildung zu verursachen – eine Verallgemeinerung, die wir durch die Feststellung einschränken müssen, daß das Molekül seine gesamte immunologische Wirkung verliert, wenn das Molekulargewicht zu niedrig wird. Bei welchem Molekulargewicht sich dies tatsächlich ereignet, ist nicht genau bekannt.

Abb. 9.2 Bakterielle Antigene verschiedener Größe aus Flagellen.

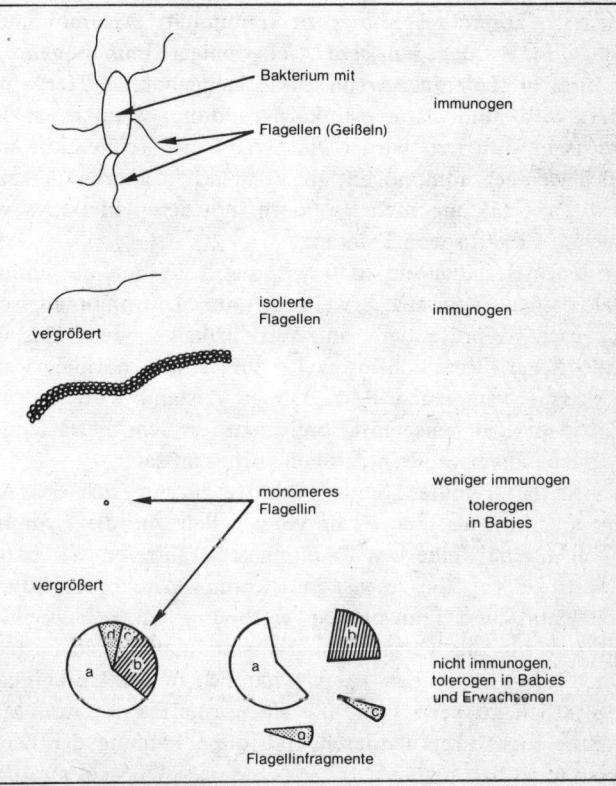

Abb. 9.2 veranschaulicht ein gutes Beispiel für diese allgemeine Regel. Die eiweißhaltigen Bestandteile der Bewegungsorgane, der Geißeln, eines Bakteriums ergeben ausgezeichnete Antigene. Jede Geißel (Flagellum) besteht aus Hunderten von Eiweißbausteinen. Es handelt sich um Protein, das in sehr reiner Form dargestellt werden kann und den Namen Flagellin trägt. Flagellin hat ein Molekulargewicht von ungefähr 38 000 und besteht aus etwas mehr als 300 Aminosäuren Es kann in vier kleinere Fragmente zerlegt werden, wie in *Abb. 9.2* unten gezeigt ist. Werden ganze Bakterien oder intakte Geißeln in Tiere injiziert, kommt es immer zu Immunität. Das monomere Flagellin ist dagegen sehr viel weniger immunogen. Es verursacht Toleranz, wenn es in neugeborene Tiere injiziert wird, und etwas Antikörperbildung, wenn es in Erwachsene injiziert wird. Die Fragmente schließlich sind noch weniger immunogen; sie verursachen überhaupt keine Antikörperbildung mehr, sondern induzieren in Babys wie auch in Erwachsenen Toleranz.

Es leuchtet daher ein, daß wir die Definition der immunologischen Toleranz erweitern müssen. Immunologische Toleranz repräsentiert in Wirklichkeit jeden Zustand spezifischer Reaktionslosigkeit auf einen normalerweise wirksamen antigenen Reiz. Dieser Zustand wird dadurch in einem Tier ausgelöst, daß man es dem betreffenden oder einem verwandten Antigen vorher aussetzt.

An diesem Punkte könnte es hilfreich sein, sich das Antigen einfach als eine Kraft vorzustellen, die die Lymphozyten in eine Reihe von Richtungen vorantreibt. Wir haben bereits gelernt, daß es sie in Richtung Antikörperbildung, Gedächtnis und Transplantat-Abstoßung lenken kann. Nun müssen wir die Tatsache anerkennen, daß es sie auch in eine Sackgasse treiben kann – nämlich in die Unfähigkeit, die Arbeit zu verrichten, die sie normalerweise tun. Man könnte sogar argumentieren, daß diese Planung der Natur recht töricht sei.

Aber es ist wesentlich, sich ins Gedächtnis zu rufen, daß der Forscher, der einen Zustand der Toleranz herbeiführt, in Wirklichkeit sich nur eines Mechanismus bemächtigt, den die Natur sorgfältig konstruiert hat: als Sicherheit gegen die Bildung von Antikörpern gegen »Selbst«. Toleranz gegenüber Impfsubstanzen oder fremden Zellen und insbesondere Toleranz bei erwachsenen Tieren ist in Wirklichkeit eine künstliche Kreation, eine Art Labor-Kuriosität. Und doch hat sie, wie wir sehen werden, für die Humanmedizin eine große Tragweite.

Dauer und Dosierung des Antigens bei der Induktion von Toleranz im Erwachsenen

Untersuchen wir den Mechanismus der Toleranz-Induktion ein bißchen näher in einem erwachsenen Organismus: Wählen wir ein Antigen mit mäßiger Immunogenität aus und injizieren große Mengen davon, so daß man eine Konzentration von einigen Millionen Molekülen um jeden Lymphozyten im Organismus erzielt, wird die Toleranz innerhalb weniger Tage erreicht. Wenn wir eine ungefähr hundertfach geringere als die paralysierende Dosis geben, induzieren wir Antikörperbildung. Wenn wir die Dosis erneut hundertfach verringern, so daß sie nicht mehr ausreicht, Antikörperbildung zu verursachen, und wenn wir gleichwohl damit fortfahren, sie über mehrere Wochen hinweg zu injizieren, so erzielen wir erstaunlicherweise schließlich doch immunologische Toleranz. Es gibt also zwei Zonen bei der antigenen Dosierung, innerhalb deren Toleranz beim Erwachsenen induziert werden kann: eine obere Zone, die man sich als eine Art von Paralysierung der Immunantwort vorstellen kann, und eine niedrige Zone, bei der subimmunogene Dosen über lange Zeiträume hinweg injiziert werden, gleichsam wie ein Tropfen, der einen Stein aushöhlt.
Auf den ersten Blick scheinen diese Beobachtungen außer-

gewöhnlich verwirrend. Dieser Eindruck vermindert sich jedoch, wenn wir drei grundlegende Postulate akzeptieren:
1. Das natürliche Ergebnis einer Begegnung zwischen einer antigensensitiven Zelle und dem Antigen, das keine Berührung mit einem Makrophagen oder einer retikulären Zelle hatte, ist Toleranz.
2. Das natürliche Ergebnis einer Begegnung zwischen antigensensitiven Lymphozyten und dem Antigen, das durch Makrophagen und retikuläre Zellen dargeboten wird, ist Immunität.
3. Man braucht sehr viel mehr Antigen, um eine Gedächtniszelle tolerant zu machen, als für einen ähnlichen Effekt bei einer ungeprägten Zelle notwendig ist.
Wenn diese drei Feststellungen wahr sind, dann beruht die Toleranz in der niedrigen Zone (low zone tolerance) auf der Tatsache, daß die Antigen-Konzentration im Makrophagen niemals ein adäquates Niveau erreicht. Es treffen immer nur das freizirkulierende Antigen und die Lymphozyten aufeinander. Da aber der Antigenspiegel niedrig ist, dauert es so lange, bis die meisten Lymphozyten verändert sind. Bei den dazwischenliegenden Dosen erreicht das Antigen Makrophagen in adäquater Menge. Es werden Antikörper wie auch Gedächtniszellen gebildet. Die Gedächtniszellen können sehr viel schwerer ausgeschaltet werden. Mit den benutzten Antigen-Dosen ist es überhaupt nicht möglich. Bei den hohen Dosierungen wird die Nachkommenschaft sehr schnell durch die sehr hohen Mengen zirkulierenden Antigens ausgeschaltet, trotz der Tatsache, daß einige Zellen über die Makrophagen in angemessener Weise stimuliert werden.
Dies alles ist nur eine Theorie, aber sie erklärt eine sehr verwirrende Beobachtung. Aufgrund dieser Annahme ist die Toleranz des Neugeborenen nur ein besonderes Beispiel eines allgemeinen Phänomens. Es ist besonders einfach, Toleranz im Neugeborenen-Zustand zu induzieren, da die Makrophagen nur ungenügend funktionieren und da noch

140

keine Antikörper vorhanden sind, um das Antigen in das System von Aufräumzellen hineinzufegen. Ein alternativer Standpunkt besagt, daß die Toleranz in der Neugeborenen-Periode deswegen so leicht induziert werden kann, weil die Lymphozyten in einem frühen Stadium ihres eigenen Lebenszyklus eher tolerant gemacht werden können. Im neugeborenen Tier sind die meisten Lymphozyten unreif, deshalb könnten sie besonders anfällig sein. Diese beiden Alternativen schließen sich nicht gegenseitig aus.

Wenn der Leser nun von dem vorhergehenden Abschnitt etwas unbefriedigt ist, dann darf er sich damit trösten, daß Fachleute diese Empfindung teilen. Über immunologische Toleranz bleibt eben noch sehr viel zu lernen. Zwei Schlüsselprobleme gilt es zu lösen: Erstens gibt es Moleküle, die viel eher Toleranz als Immunität verursachen. Zweitens kann Toleranz in Erwachsenen induziert werden, und gelegentlich mit sehr geringen Antigen-Dosen. Beide Punkte werden uns beschäftigen, wenn wir auf Transplantations-Probleme zu sprechen kommen.

Der Mechanismus der Toleranz auf dem Niveau der Einzelzelle

Was biochemisch geschieht, wenn eine Zelle tolerant wird, wissen wir noch nicht genau. Man erinnere sich, daß nur einer von 50 000 Lymphozyten eine antigensensitive Zelle gegenüber einem bestimmten Antigen ist. Eine Theorie zur Toleranz besagt, daß einfach alle antigensensitiven Zellen, die einem besonderen Antigen zugehören, zerstört werden. Von den 50 000 Lymphozyten wird der eine, der mit dem entsprechenden Antigen reagiert, zerstört, während die anderen 49 999 unberührt bleiben. Dies würde den Körper seiner Fähigkeit berauben, auf dieses eine Antigen zu antworten. Er bliebe aber in der Lage, gegenüber allen anderen Antigenen zu reagieren. Diese Theorie bleibt unbewiesen, und viele Fachleute bestehen darauf, daß die

Induktion der Toleranz eher eine Modifikation der Zelle als ihre Zerstörung ist und daß diese Veränderung reversibel sei.

Der Zusammenbruch der Toleranz

Man sollte sich die immunologische Toleranz nicht als ein Phänomen des »alles oder nichts« vorstellen. Obgleich sie zuweilen permanent ist, kann sie auch eine vorübergehende Erscheinung sein. Dies gilt insbesondere für den Fall der Toleranz im niedrigen Dosisbereich *(low zone tolerance)*. Der Zusammenbruch der Toleranz wird durch Umstände begünstigt, bei denen neue Zellen zu einem Zeitpunkt rasch gebildet werden, an dem die Antigen-Konzentration niedrig ist. Dies kann, wenn das Antigen nicht wiederholt gegeben wird, spontan eintreten. Natürlich kann dies nicht für lebende Bestandteile des Körpers selbst gelten, da das Antigen stets vorhanden ist. Es braucht nicht durch irgendeinen Forscher verabreicht zu werden; es ist in adäquater Konzentration verfügbar. Dies erklärt, warum die immunologische Toleranz gegenüber den eigenen potentiellen Antigenen in gesunden Personen oder Tieren nicht zusammenbricht.

Ist die Toleranz schädlich?

Wenn die Fähigkeit, tolerant zu werden, tatsächlich eine fundamentale Eigenschaft der Lymphozyten ist, könnte man sehr wohl fragen, ob dies nicht auch bei Infektionen eintreten könnte, und wenn das so wäre, könnte dies dann nicht sehr nachteilig für den Kampf gegen diese Infektion sein? In der Tat ist es sehr unwahrscheinlich, daß Toleranz als Ergebnis einer Infektion oder Vaccination auftritt. Erstens ist es nicht möglich, gegenüber partikulären Antigenen im Erwachsenen Toleranz zu erzielen. Diese sind für Makrophagen so schmackhaft, daß sie kaum im lymphatischen System frei zirkulieren können. Jede Infektion beginnt mit der Multiplikation von kleinen lebenden Partikeln oder Zellen. Zweitens schafft jede Bildung eines Antikörpers Gedächtniszellen, die sehr schwer ausgeschaltet werden können. Antigene aber aus infektiösen Erregern erreichen kaum jemals einen ausreichend hohen Spiegel im Wirt, um Toleranz im oberen Bereich *(high zone tolerance)* zu erzielen. Schließlich muß ein Antigen jede Nische des lymphatischen Systems erreichen und sich dort für einige Zeit aufhalten, um wirkliche Toleranz zu induzieren. Dies ist auch kaum bei Infektionen zu erwarten, ausgenommen denen, die den ganzen Organismus erfassen und überwältigen. Auch als Folge einer lokalen Injektion einer Vaccine an nur einer Stelle des Körpers ist sie sehr unwahrscheinlich. Unser Wissen von der »Selbst«-Erkennung hat seit Paul Ehrlichs kernigem Begriff des »horror autotoxicus« einen beträchtlichen Weg zurückgelegt. Die Frage rührt nicht nur bei Lymphozyten und Antikörpern an die fundamentalsten Sachverhalte, sondern hat auch Bezug auf die Natur zellulärer Wechselwirkungen im allgemeinen und auf die Aufrechterhaltung der Integrität des Körpers und seiner Gewebe. Dieses Kapitel sollte nur den Appetit auf ein Gebiet wecken, das stetig voranschreitet und in vielen Bereichen in der vordersten Reihe der Forschung steht, einschließlich der Forschung im Bereich der Organtransplantation, der Autoimmunität und des Krebses.

10 Theorien der Antikörperbildung

Während der einhundertjährigen Geschichte als unabhängige Disziplin hat es in der Immunologie immer wieder heftige Kontroversen gegeben. Heute bereitet es ziemlichen Spaß, sich in die Literatur des ausgehenden 19. Jahrhunderts zu vertiefen und Leidenschaftlichkeit und persönliches Engagement bei den Auseinandersetzungen zu verfolgen, für die die Theorien in der Immunologie sogar schon damals sorgten. Gelegentlich stach die Beschimpfung die wissenschaftlichen Ergebnisse sowohl nach ihrem Umfang als auch nach Qualität aus! In unserer Ära der Großforschung neigen wir heute dazu, mit unserer Kritik weniger direkt und vor allem höflicher zu sein, aber wo Immunologen sich treffen, kommt es immer wieder zu lebhaften Diskussionen über die Frage, wie die Zellen nun *wirklich Antikörper machen*. Obwohl diese Beobachtung die Tatsache unterstreicht, welch unvollständiges Bild wir von diesem Prozeß besitzen, weist sie dennoch darauf hin, wo der springende Punkt der Immunologie zu finden ist. Alle Forscher auf diesem Gebiet einigt gleichsam die Verpflichtung, die Mechanismen aufzuhellen, mit denen Tiere eine solch unermeßliche Vielfalt von unterschiedlichen Immunglobulinen bilden können.

Die erste zusammenhängende Theorie der Antikörperbildung war Ehrlichs »Seitenketten«-Theorie. Kern der Hypothese war die Aussage, daß Zellen chemische Gruppen oder Seitenketten besitzen, die rein zufällig zu den chemischen Gruppen des Antigens passen. Dies würde natürlich mit der normalen Funktion der Seitenkette in der Zelle, was auch immer das ist, in Konflikt geraten. Aus diesem Grunde würde die Zelle zum Ausgleich mehr Seitenketten bilden. Ehrlich behauptete, daß die Antitoxine nichts anderes darstellten als die Seitenketten, die während der Regeneration im Überfluß produziert wurden und die daher aus dem Protoplasma abgestoßen werden und somit in freiem Zustand existieren. Mit modernen Maßstäben gemessen, ist diese Theorie zu vage, aber immerhin enthält sie eine wesentliche, wichtige Vorstellung, die nicht nur bis heute überlebt hat, sondern sogar das moderne Denken beherrscht. Es ist die Vorstellung, daß Zellen Antikörper produzieren können, bevor das Antigen auf der Bildfläche erscheint.

Das Werk Karl Landsteiners drängte zeitweilig die Vorstellung Ehrlichs in den Hintergrund. Landsteiner widmete sich einer außergewöhnlich gründlichen methodischen Analyse der Antikörper, die gegen verschiedene kleine chemische Gruppierungen oder Haptene synthetisiert werden können, und es wurde sehr bald klar, daß die Erkennungs- bzw. Unterscheidungsfähigkeit der Antikörper immens war. Es schien nun nicht plausibel, daß irgendeine Zelle wohl oder übel eine solche unermeßliche Vielfalt von »Seitenketten« synthetisieren könnte. Man glaubte vielmehr, daß das Antigen irgendeine chemische Veränderung in der Synthesefabrik der Zelle herbeiführen könnte – ein Standpunkt, der allgemeine, wenn auch etwas vage Anerkennung fand. Durch Professor Felix Haurowitz, heute an der Universität von Indiana, erfuhr diese Annahme eine zusammenfassende Darstellung, indem er die heute so genannte *template theory* (Druckstocktheorie) der Antikörperbildung formulierte. Diese eindeutig chemisch orientierte Theorie behauptete, daß das Antigen in die antikörperbildenden Zellen eindringe und als Druckstock *(template)* wirke, anhand dem sich die Gammaglobuline selbst entsprechend falten. Naturgemäß würde das Globulin eine dem Antigen komplementäre Gestalt annehmen und dadurch ein spezifischer Antikörper werden.

Eine Reihe von Autoren und insbesondere Burnet bestritt diese Theorie, hauptsächlich aufgrund der Tatsache, daß sie viele biologische Phänomene der Immunität einschließ-

145

lich des Gedächtnisses und der Toleranz nicht zu erklären vermochte. Über lange Zeit jedoch tauchte keine wirklich zufriedenstellende Alternative auf, bis 1955, als der in Dänemark geborene Immunologe Nils K. Jerne seine Theorie der natürlichen Auslese für die Antikörperbildung formulierte. Zu diesem Zeitpunkt erschien sie recht unorthodox und ein wenig respektlos. Jerne hatte sich in seinen eigenen Experimenten ausführlich mit den natürlichen Antikörpern beschäftigt – Antikörpern, die im Serum von Tieren vorhanden sind und die, soweit man weiß, keinerlei vorherigen Kontakt mit dem dazugehörigen Antigen gehabt haben. Bei Verwendung außergewöhnlich sensitiver Methoden für den Nachweis von Antikörpern ist es nicht ungewöhnlich, daß in normalen, gesunden erwachsenen Tieren Antikörper gegen eine große Vielfalt von Bakterien und Viren nachgewiesen werden können. Natürlich ist die Konzentration solcher Antikörper im Serum sehr niedrig. Jerne argumentierte, daß alle denkbaren Antikörper im Kreislauf nachweisbar sein könnten, wenn wir nur Methoden von ausreichender Empfindlichkeit zur Verfügung hätten. Über 100 Trillionen Antikörpermoleküle gibt es im Blut eines Menschen. Nimmt man an, daß die Immunglobuline durch die lymphoiden Zellen auf Zufallsbasis synthetisiert werden, so würde dies eine unermeßliche Zahl von potentiellen Schlössern darstellen, in die sicherlich jeder denkbare antigene Schlüssel passen könnte. Ausgehend von diesem Grundsatz, postulierte Jerne, daß das injizierte Antigen im Körper bald auf ein entsprechendes natürliches Antikörper-Molekül treffen würde. Dieser Komplex würde dann durch eine phagozytierende Zelle aufgenommen werden. Von da an würde das Antigen aufhören, irgendeine nützliche Rolle zu spielen; vielmehr würde nun der Antikörper als Druckstock für seine eigene Reproduktion dienen. Das Endresultat wäre somit eine große Beschleunigung der Syntheserate der jeweiligen Variante des natürlichen Antikörpers, der zu dem kurze Zeit vorher injizierten Antigen paßt. Die erheblich vergrößerte Menge wäre nunmehr leicht mit konventionellen Techniken nachweisbar und würde alle Merkmale eines spezifischen neuen Moleküls aufweisen. Zurückblickend ist es leicht zu erkennen, daß Jernes Theorie, obgleich sie völlig unabhängig konzipiert worden war, viele Ähnlichkeiten zu der ursprünglichen Ansicht Ehrlichs aufweist. Sie ist heute in vielerlei Hinsicht veraltet, aber sie half ohne Zweifel das Denken in der Immunologie zu modernisieren, wie sie auch die Suche nach genauerer Erkenntnis beschleunigte.

Grundlagen der Proteinproduktion

Wir müssen unsere historische Analyse der Theorien zur Antikörperbildung hier unterbrechen und uns statt dessen einem nahverwandten, aber allgemeineren Thema zuwenden. Die fünfziger Jahre sahen eine gewaltige Zunahme unseres Wissens über die Grundlagen der Proteinbildung durch Zellen im allgemeinen, wobei offenbar wurde, daß die Druckstocktheorie mit schwerwiegenden Mängeln behaftet war. Wir erwähnten schon, daß das DNS-Molekül aus vier Basen (Adenin, Thymin, Guanin und Cytosin) aufgebaut ist, die durch Phospat- und Zuckerreste miteinander verbunden sind. Die DNS der Zelle enthält ihren genetischen Code. Die Kette von Symbolen, die für ein Protein codiert, wird Gen genannt. Man glaubt, daß Proteine dann synthetisiert werden, wenn ein Gen, das für ein bestimmtes Protein codiert, aktiviert bzw. entsichert wird. Das wirkliche Wesen dieser Genderepression, wie sie bezeichnet wird, ist kompliziert. Häufig ist an ihr irgendein Induktionsmolekül beteiligt, das in die Zelle eindringt. Wird ein Gen eingeschaltet, wird von ihm eine codierte Kopie in Form der Boten-RNS hergestellt. Zusammen mit anderen Nukleinsäuren und Enzymen in der Zelle beteiligt sich auch das Ribosom aktiv an der Entzifferung. Es produziert ein Protein, dessen Aminosäuresequenz unveränderlich durch die Sequenz der Basentripletts determiniert ist. Daher fließt die Information für die Proteinsynthese eindeutig von der DNS zur RNS zum Protein und nicht in der umgekehrten Richtung. Proteine, die in die Zelle eintreten, können die Proteinsyntheserate verändern, können Gene sichern oder entsichern und können alle Arten von regulatorischen Aufgaben durchführen. Das einzige, was sie nicht können, ist, die Reihenfolge der Aminosäuren in einem Protein, das synthetisiert wird, ändern. Wenn ein Antigen in eine Zelle eindränge und dieser Zelle die Bildung einer vollkommen neuen Proteinstruktur diktierte, würde dies allen bekannten Gesetzen der Proteinsynthese widersprechen.

Die klonale Selektionstheorie

1957 traten zwei führende Immunologen unabhängig voneinander mit einer Theorie an die Öffentlichkeit, die den oben beschriebenen wissenschaftlichen Tatsachen vollauf gerecht wurde und die noch immer weithin anerkannt wird. *Abb. 10.1* zeigt eine vereinfachte Darstellung dieser Theorie. Die beiden Forscher waren Sir McFarlane Burnet und David Talmage von der Universität Colorado. Auch sie vertraten den Standpunkt, daß die Information für die Synthese aller möglichen Immunglobine bereits in einem unstimulierten Tier vorhanden sein müsse. Sie stimmten ferner mit Jerne darin überein, daß laufend ein Grundspiegel aller Immunglobuline synthetisiert werde. Anstelle der Annahme jedoch, daß ein zurückkehrendes Globulin-Molekül die Synthese beschleunige, lag ihre Betonung auf den replizierenden Zellen. Ihre Theorie, die *Theorie der klonalen Selektion,* sagte voraus, daß Lymphozyten in einer riesigen Vielfalt unterschiedlicher Muster auftreten. Jeder Lymphozyt sei genetisch so ausgerüstet, *eine* Art von Antikörper zu synthetisieren. Käme es zu einem antigenen Reiz, hätte er keine Wirkung auf die Masse der

Lymphozyten, sondern würde nur die für die Stimulation auswählen, die ohnehin bereits den korrespondierenden Antikörper in geringem Maße produzieren. Solche Zellen hätten auf ihrer Oberfläche eine festhaftende Lage von Antikörpern, die einen geeigneten Rezeptor für das Antigen oder das verarbeitete Antigen darstellten. Ergebnis einer Stimulation der ausgewählten Zelle könnte morphologisch die Veränderung zum Blasten und die Schaffung einer Reihe von Nachkommen sein. Die Forscher nennen eine solche Nachkommenschaft, die sich aus einer einzigen Urzelle ableitet, *Klon.*

Abb. *10.1* Die Theorie der klonalen Selektion der Antikörperbildung.

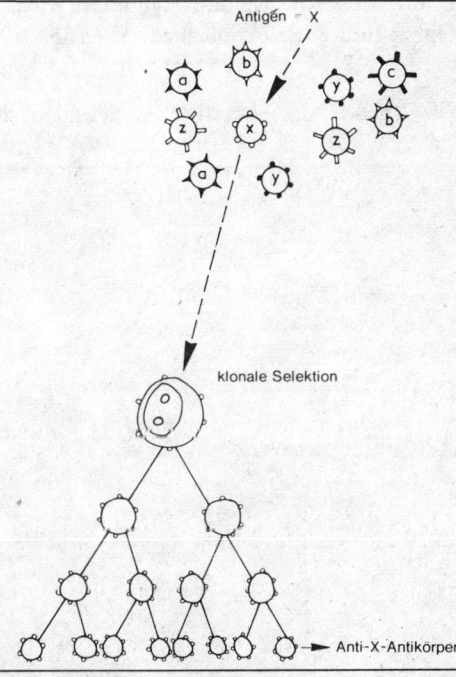

Zwei bereits erwähnte Phänomene würden durch die klonale Auswahltheorie vorhergesagt, nämlich einmal, daß nur ein sehr geringer Prozentsatz von Zellen in der Lage ist, auf ein bestimmtes Antigen zu reagieren, und weiterhin die Tatsache, daß eine Zelle nur einen Antikörper bilden kann, Auch die Toleranz läßt sich leicht erklären: durch den Verlust aller Zellen, die mit einem Antigen reagieren können. Und das Gedächtnis ergibt sich ganz natürlich aus der antigeninduzierten Erweiterung des Klons. Vor allem aber verletzt die Theorie nicht das Gesetz, daß Zellen nur Proteine bilden können, für die sie die richtigen Gene haben.

Den Gnadenstoß erhielt die Druckstocktheorie durch die Beobachtung, daß reife antikörperbildende Zellen keinerlei Antigen enthalten. So ist neben der klonalen Selektionstheorie nur noch eine weitere Hypothese ernst zu nehmen: die subzelluläre Selektionstheorie *(Abb. 10.2)*, die

Abb. 10.2 Die Theorie der subzellulären Selektion der Antikörperbildung.

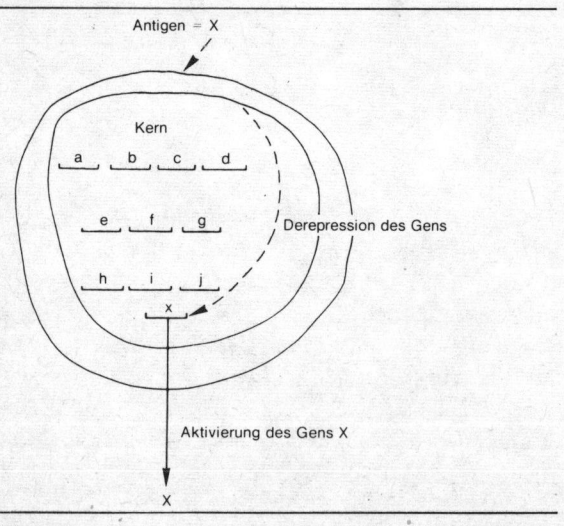

behauptet, daß jeder Lymphozyt jedes Gen für die Synthese irgendeines denkbaren Immunglobulins enthalte. Das Antigen wirke einfach als Induktionssubstanz. Es bewirke die Derepression des Gens für den entsprechenden Antikörper. Entsprechend dieser Theorie gleichen die Folgeereignisse denen, wie sie für die Selektionstheorie beschrieben worden sind. Diese Vorstellung liefert freilich keine so einleuchtende Erklärung für den kleinen Prozentsatz an Lymphozyten, die auf ein Antigen reagieren können, oder für den Befund, daß eine Zelle einen Antikörper produziert, aber sie kann gegenwärtig nicht zurückgewiesen werden.

Der Einfluß der Kenntnis der Globulinstruktur auf die Theorien der Antikörperbildung

Bis jetzt haben wir in diesem Kapitel über den Antikörper gesprochen, als wäre er ein einzelnes Molekül von unbekannter Struktur. Tatsächlich ist er ein hybridisiertes Molekül, das aus zwei Typen von Ketten, schwer und leicht, besteht, wobei die schweren Ketten in fünf unterschiedlichen Klassen auftreten. Darüber hinaus ist die Grundstruktur der leichten Kette gut bekannt. Die Daten zeigen eindeutig, daß Antikörper mit unterschiedlichen Bindungsstellen unterschiedliche Aminosäuresequenzen aufweisen. Sowohl bei den schweren wie auch bei den leichten Ketten ist die Variabilität auf einen umschriebenen Teil der Gesamtkette beschränkt.

Dieses Wissen hatte einen erheblichen Einfluß auf die verschiedenen schon erwähnten Theorien der Antikörperbildung. In bezug auf die Druckstocktheorie (die wir bereits aus anderen Gründen verworfen haben) schließt es die Möglichkeit aus, daß die Variation in den Antikörperbindungsstellen einfach aus der Faltung eines Moleküls an einem Druckstock eines Antigens resultiert. Ein solcher Faltungsprozeß könnte wohl die Gestalt des Moleküls verändern, aber nicht die chemische Zusammensetzung. Die Tatsache, daß Immunglobuline mehrere Ketten besitzen, ergibt auch Probleme für die subzellulären Selektionstheorien. Wenn jede Zelle jedes Gen für die Immunglobulin-Synthese besitzt, so sieht sich das Antigen bei der Selektion einer ziemlich schwierigen Aufgabe gegenüber, da es nicht nur das richtige Gen für die schwere Kette, sondern auch das richtige Gen für die leichte Kette herausfinden muß – eine Schwierigkeit, die vermieden wird, wenn jede Zelle nur eines oder eine sehr beschränkte Zahl von Genen besitzt.

1966 stellten Gerald Edelman und Joseph Gally von der Rockefeller-Universität in New York eine attraktive Variante der klonalen Selektionstheorie vor, die die Aufmerksamkeit auf die Tatsache konzentrierte, daß dieselben Gene nicht selten in Reihen hintereinander in einer Zelle vorkommen. Mit anderen Worten, es kann eine Dopplung des gesamten Nukleotidstranges, der für ein Protein codiert, geben, die sich zweimal oder mehrfach wiederholt, bevor die DNS darangeht, den Code für ein anderes Protein zu buchstabieren. Wenn sich dieser Vorgang sehr früh in der Evolution des Immunsystems ereignet hätte, könnten Mutationen aufgetreten sein, so daß in heutigen Arten der kurze Strang von – sagen wir – fünf vervielfältigten Genen nunmehr nicht mehr identisch, sondern nur noch ziemlich ähnlich ist. Die Existenz von verwandten, aber nicht identischen Genen in Reihe hintereinander bereitet die Bühne für einen Prozeß, den wir als *somatisches Crossingover* bezeichnen. Darunter verstehen wir einen komplizierten Prozeß, der zur Bildung einer Zelle mit einem Gen führt, das sich von dem seiner Eltern unterscheidet. Eine der Hauptschwierigkeiten bei der Burnetschen klonalen Selektionstheorie lag in der Tatsache, den Prozeß zu entdecken, durch den so viele unterschiedliche Typen von Lymphozyten gebildet werden konnten. Das somatische Crossingover könnte einen genetischen Mechanismus darstellen, der in der Lage wäre, eine große Vielfalt von Lymphozyten mit unterschiedlichen Genen für die Globulin-Synthese zu produzieren.

Es ist interessant festzustellen, daß die Arbeit an der Chemie der Antikörper, die am Anfang die Hauptbarriere für die Annahme der genetischen Selektionstheorie war, nunmehr in der Hauptsache dafür verantwortlich ist, daß sich unser Denken wieder zurück in diese Richtung bewegt. Auf einer historischen Konferenz in Cold Spring Harbor (USA) im Jahre 1967 sagte Professor Haurowitz selbst, daß ihm die Druckstocktheorie heute weniger attraktiv erscheine als einige Jahre zuvor. Es ist in der Tat äußerst schwierig, rein intuitiv zu akzeptieren, daß die unermeßliche Menge an Information, die benötigt wird, um für jeden möglichen Antikörper zu codieren, in einem Tier zu jeder Zeit vorhanden sein solle. Jeder Mensch hat jedoch Trillionen von Lymphozyten, und im Kern eines jeden von ihnen gibt es fünf Milliarden Nukleotide, die Information speichern. Es gibt also genügend Raum für das komplizierteste Informationsystem.

Ich habe mich ziemlich ausführlich mit den historischen Aspekten der Antikörpertheorien beschäftigt und etwas zu kurz mit den gegenwärtigen Gesichtspunkten. Dies ist mit Absicht geschehen. Das Wissen auf diesem Gebiet erweitert sich, insbesondere durch die aus strukturanalytischen Arbeiten gewonnenen Erkenntnisse, so schnell, daß jede Darstellung von Standpunkten notwendigerweise zu dem Zeitpunkt, an dem dieses Buch gedruckt wird, veraltet sein muß. So wie dieses Wissen sich vermehrt, wird es einige Theorien favorisieren, aber auch ihre rauhen Kanten aufzeigen. Zweifellos werden unsere Ideen Immunologen des 21. Jahrhunderts ebenso primitiv erscheinen wie die Ehrlichs und Landsteiners heute. Das ist jedenfalls meine Hoffnung, denn sobald ein Gebiet der Wissenschaft aufhört, sich zu verändern, wird es zu einer langweiligen, toten Angelegenheit. Der Hauptwert der verschiedenen Theorien im Laufe der Jahrzehnte lag darin, vorhandene Daten in einem folgerichtigen, übereinstimmenden Bild zur Kristallisation kommen zu lassen und schöpferisches Experimentieren zu katalysieren. Wenn sie fortfahren, dies zu tun, so ist es gleich, wie schnell sie aufeinander folgen!

Die Erkennnung von Fremdem und seine schließliche
Überwindung durch das Immunsystem ist, wenn man so
will, ein besonderes Beispiel von Kriegführung, und obgleich der Autor von Natur aus nicht besonders militant
ist, glaubt er, daß eine weitere Analogie aus dem mili-
tärischen Bereich für dieses Kapitel von Hilfe sein wird.
Wenn eine Armee einen Dschungelkrieg führen soll, werden die Soldaten ausgebildet, mit dem Feind auf sehr unterschiedliche Weisen fertig zu werden. Unter anderem werden die Soldaten sowohl zu guten Entfernungsschützen wie
auch zu guten Nahkämpfern ausgebildet. Dies ähnelt den
zwei grundlegenden Disziplinen, in denen die Lymphozyten
durch die Evolution »ausgebildet« werden, um gegen Eindringlinge zu reagieren, die den Körper angreifen. Bis jetzt
haben wir hauptsächlich das Gewehrfeuer erörtert – die
Bildung von Antikörper durch stimulierte Lymphozyten
und ihre Nachkommenschaft, die in der Blutbahn kreisen
und auf die Antigenpartikel oder -moleküle in einiger
Entfernung von ihrem Ursprung wie Geschosse wirken.
Diese allgemeine Seite des Abwehrsystems wird als *humorale Immunität* beschrieben, wobei eine humorale Substanz alles sein kann, was, an einer Stelle synthetisiert,
im Kreislauf zirkuliert und seine Wirkung an einer anderen Stelle im Körper ausübt.
Wir müssen unsere Aufmerksamkeit nunmehr der anderen
Hauptabteilung der Immunologie, nämlich der zellulären
Immunität, zuwenden. Bei diesem Prozeß nehmen immunologisch aktive Lymphozyten direkten Kontakt mit dem
fremden Antigen auf und üben lokal eine unmittelbar tödliche Wirkung aus.
Ein gutes Beispiel für ein zelluläres Immunphänomen ist
die Tuberkulinreaktion, die den meisten von uns bekannt

ist. Sie dient als Test, um festzustellen, ob eine Person jemals eine tuberkulöse Erkrankung durchgemacht hat. Der Test wird folgendermaßen durchgeführt: Gereinigtes Protein, das aus Tuberkelbakterien gewonnene Tuberkulin, wird unter die Haut des Oberarms injiziert. Bei einer Person, die niemals mit Tuberkulose in Berührung gekommen ist, ereignet sich nichts, und da das Tuberkulin selbst keine immunogene Form eines Antigens darstellt, wird die Person auch nicht immunisiert. Nun gibt es sehr viele Menschen in einer Gemeinschaft, die sich zwar eine Tuberkulose zuziehen, sie aber überwinden, bevor irgendeine Schädigung eingetreten ist. Gewöhnlich wissen sie überhaupt nicht, daß sie eine Tuberkulose hatten. Spritzt man einem solchen Menschen Tuberkulin in die Haut, kommt es zu einer charakteristischen Abfolge von Ereignissen. Zunächst ereignet sich für ungefähr vier Stunden nichts. Im Verlauf der darauffolgenden vier Stunden erscheint ein kleines hartes Knötchen in der Haut, das allmählich an Größe und Dicke zunimmt und sich deutlich rötet. Seine größte Ausdehnung erreicht es nach 24 bis 48 Stunden; dann wird es nach und nach kleiner und verschwindet völlig. Ein typisches Knötchen hat ungefähr einen Durchmesser von 1,5 cm und eine Erhebung von etwa 3-4 mm. Sehr starke positive Reaktionen können sehr viel größer und entzündeter sein. Eine Person mit einer solchen Reaktion auf die Injektion wird als tuberkulinpositiv bezeichnet. Normalerweise genügt eine tuberkulöse Attacke, wie mild und vorübergehend sie auch sein mag, um einen Menschen für sein Leben lang tuberkulinpositiv zu machen.

Naturgemäß kann man beim Menschen nur in sehr begrenztem Umfang zur Natur dieses kleinen Knötchens Experimente durchführen, aber glücklicherweise reagieren Meerschweinchen in grundsätzlich ähnlicher Weise, so daß wir ein detailliertes Bild von den Ereignissen haben. Die mikroskopische Untersuchung einer positiven Reaktion zeigt, daß die tieferen Lagen der Haut mit einer großen

Zahl von Lymphozyten und Monozyten infiltriert sind. Dieser Tatsache wegen entwickelt sich die Reaktion sehr viel langsamer als allergische Reaktionen. Die erworbene spezielle Sensibilisierung gegenüber Tuberkulin als Ergebnis einer vorherigen antigenen Stimulation durch lebende Tuberkelbazillen wird als Beispiel einer *verzögerten Überempfindlichkeit* angesehen.

Serumantikörper und verzögerte Überempfindlichkeit

Die verzögerte Überempfindlichkeit als Beispiel eines zellulären Immunphänomens wäre für uns nicht von . sehr großem Interesse, wenn sie lediglich als einfacher, gut zu handhabender diagnostischer Test diente. Es ist wichtig, sich daran zu erinnern, daß eine ähnliche Infiltration von Lymphozyten und Monozyten dort in der Lunge auftritt, wo sich lebende Tuberkelbakterien eines Kranken vermehren. Noch wesentlicher ist für uns, zu wissen, daß ein im Grunde ähnlicher Prozeß abläuft, wenn ein Organtransplantat abgestoßen wird. Beruht die verzögerte Überempfindlichkeit einfach auf irgendeiner Form eines Serumantikörpers? Um diese Frage zu beantworten, müssen wir uns auf das in *Abb. 11.1* dargestellte Experiment beziehen. Nimmt man ein tuberkulinpositives Meerschweinchen und spritzt große Mengen seines Serums, das irgendwelche Antikörper enthalten mag, einem normalen, tuberkulinnegativen Meerschweinchen ein, so zeigt ein nachfolgender Test am Empfänger, daß es immer noch tuberkulinnegativ ist. Wären zirkulierende Antikörper die Ursache der Rekation, wären diese im Empfänger-Meerschweinchen nachweisbar gewesen und hätten einen passiven Immunstatus übertragen. Wenn man, statt Serum zu übertragen, eine Lymphozyten-Suspension aus dem Blut oder aus einem lymphatischen Organ nimmt und diese einem Empfänger-Meerschweinchen injiziert, erhält man ein ganz anderes Ergebnis. Das Meerschweinchen zeigt nunmehr eine positive Reaktion. Es ist so lange tuberkulinpositiv, wie die fremden Lymphozyten in ihm überleben. Dies zeigt, daß die verzögerte Überempfindlichkeitsreaktion mehr auf der Aktivität der lymphozytären Zellen als auf der zirkulierender Antikörper beruht.

Durch Lymphozyten-Suspension einen Immunstatus von einem Tier auf ein anderes zu übertragen, ist in der Forschung oft benutzt worden. Man bezeichnet das als *adoptive Immunisation,* während man die Übertragung von Serumantikörpern *passive Immunisation* nennt.

Die verzögerte Überempfindlichkeit, die Fähigkeit, gegen Organtransplantate zu reagieren, und das immunologische Gedächtnis können durch adoptive, nicht aber durch passive Immunisation übertragen werden. Die antitoxische Immu-

Abb. 11.1 Die Übertragung der verzögerten Überempfindlichkeit.

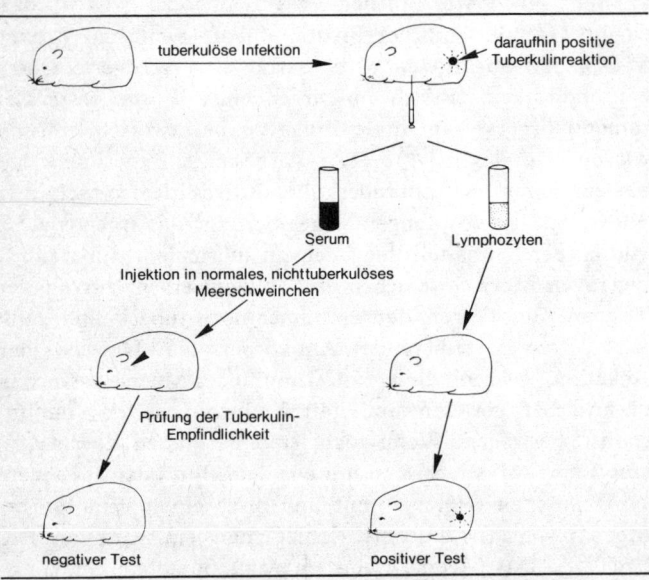

nität, die 1891 von Behring gezeigt wurde, kann dagegen durch passive Immunisation übertragen werden; dasselbe trifft, wie wir sehen werden, für die allergischen oder *sofortigen Überempfindlichkeitsreaktionen* zu.

Transplantatabstoßung als zelluläre Immunreaktion

Wenn man die Ereignisse verfolgt, die ablaufen, wenn ein Hauttransplantat von einem Menschen auf die Wunde eines anderen übertragen wird, so können wir deutliche Ähnlichkeiten zur Tuberkulinreaktion feststellen. Es tritt keine sofortige Reaktion auf; tatsächlich heilt das Transplantat genausogut ein, als hätte man es dem Körper des Empfängers entnommen. Bald nach der Heilung jedoch sickern Antigene aus dem Transplantat und führen im Wirt zu einem Zustand zellulärer Immunität. Als Ergebnis dringen Lymphozyten und Monozyten in das Transplantat ein. Es zeigt sehr bald Rötung und Schwellung, färbt sich dann schwarz und fällt innerhalb von 7 bis 10 Tagen nach der Operation ab. Fertigt man während der Abstoßungsphase mikroskopische Schnitte der Haut an, findet man eine massive Infiltration der tieferen Hautschichten durch Wirtszellen vor. Nach Abstoßung des Transplantats bleibt der Wirt für lange Zeit immun. Er zeigt wie der Patient, der von einer Tuberkulose genesen ist, einen Zustand zellulärer Immunität. Mit anderen Worten: Werden antigene Extrakte aus der Haut des ursprünglichen Spenders in das Immuntier injiziert, so entstehen wie bei einer Tuberkulinreaktion Knötchen. Darüber hinaus behält das einmal der Transplantation unterzogene Tier für den Rest seines Lebens die Fähigkeit, ein zweites Transplantat vom selben Spender beschleunigt abzustoßen.

Daß die Dinge in der Immunologie nur sehr selten ganz eindeutig sind, wird nun auch der völlig unvorbelastete Leser erkannt haben. Lange Zeit glaubte man, daß die

Abstoßung von Organtransplantaten ganz und gar zellulären Immunphänomenen zugeschrieben werden müßte.

Heute wissen wir, daß es Umstände gibt, bei denen Serumantikörper gegen Transplantat-Antigene zur Schädigung beitragen können. Wir werden dies näher untersuchen, wenn wir auf die Nierentransplantation beim Menschen zu sprechen kommen. Es gilt jedoch noch immer, daß der Hauptfaktor bei der immunologischen Transplantatabstoßung ein der verzögerten Überempfindlichkeit nahe verwandtes Phänomen ist. In der Folge wollen wir die verschiedenen Stufen dieser Reaktion gegen das Transplantat etwas näher betrachten.

Der zuführende Ast bei der Transplantatabstoßung

Bequemerweise teilt man die Schritte, die bei einer Transplantatabstoßung beteiligt sind, in drei Komponenten: zuführend, zentral und abführend. Der zuführende Ast beschreibt die Ereignisse, die die antigenen Substanzen aus dem Transplantat zu den Lymphozyten bringen, die bestimmt sind, dagegen zu reagieren. Die zentrale Komponente beschäftigt sich mit den Ereignissen im Lymphknoten und in der Milz, die zur Schaffung der aggressiven Zellen führt. Der abführende Ast beschäftigt sich mit den Details, wie die Lymphozyten nun wirklich die transplantierten Zellen abtöten. Bei der Besprechung des zuführenden Astes müssen wir drei grundlegende in Laboratorien und Kliniken durchgeführte Arten von Transplantationen unterscheiden. Das erste Beispiel ist das Hauttransplantat. Bei der Hautverpflanzung wird ein Bett für das Transplantat vorbereitet, aber es wird nicht versucht, die Blutgefäße miteinander zu verbinden. Die Ernährung des Transplantats hängt von winzigen Blutgefäßen ab, die aus dem Transplantationsbett aus- und in das Fremdgewebe einwachsen. Bei der zweiten Art von Transplantation stellt der Chirurg die sofortige Blutversorgung für das transplantierte

Organ dadurch sicher, daß er die Arterie, die das Blut zum Transplantat bringt, und die Vene, die das Blut vom Transplantat wegführt, mit einer Arterie und einer Vene der Empfängerperson bzw. des Empfängertiers verbindet. Ein gutes Beispiel hierfür ist die Nierentransplantation. Die dritte Transplantationsart besteht darin, daß eine Suspension von isolierten, frei schwimmenden Zellen direkt in den Blutkreislauf des Empfängers injiziert wird. Eine einfache Bluttransfusion ist ein Beispiel für diese Transplantationsart. Ein weiteres Beispiel ist die experimentelle Übertragung einer Lymphozyten-Suspension, z. B. bei der adoptiven Immunisierung.

In jedem dieser Fälle ist der zuführende Ast der Immunantwort anders. Für den Fall der Hautverpflanzung muß sich für eine effektive Immunisierung eine lymphatische Drainage ausgebildet haben. Während der Heilungsphase dringen feine Lymphkanälchen in den tiefen Teil des Transplantats ein. Diese transportieren Zellen und zelluläre Abbauprodukte aus dem Transplantat in den drainierenden Lymphknoten. Wenn das Transplantat von einer anderen Person oder einem anderen Tier und nicht von einem anderen Teil des Empfänger-Körpers stammt, sind diese Zellen und Zellbestandteile antigen. Sie verursachen eine Proliferation der antigensensitiven Lymphozyten und bedingen so einen zellulären Immunstatus. Bei einer Nierenverpflanzung ist die Situation ganz anders. Von dem Moment an, da sich das Transplantat an Ort und Stelle befindet, schießt das Blut aus dem Wirt durch die Hauptarterie der Niere in das Organ ein – Blut, das natürlich rote und weiße Zellen des Wirts einschließlich der Lymphozyten enthält. Sobald diese in die Nierensubstanz eindringen, wandern sie, bevor sie wieder aus den Venen hervorkommen und wieder in die Zirkulation des Wirts eintreten, durch immer feiner werdende Blutgefäße. Es besteht jede Möglichkeit, daß sie im Vorübergehen die die feinen Blutgefäße der Spender-Niere auskleidenden Zellen gestreift haben, wodurch

161

sie den Antigenen des Spenders ausgesetzt sind. Sie kehren dann zum Wirt zurück und tragen einige Moleküle des Spender-Antigens auf ihrer Oberfläche. Nach ihrer Rückkehr nisten sie in den Lymphknoten und in der Milz und gehen dazu über, neue Generationen von Lymphozyten zu schaffen, die dann in großen Zahlen in das Transplantat eindringen und es durch eine zelluläre Immunreaktion zerstören.

Untersuchen wir zum Schluß den Fall einer Transplantation von isolierten, suspendierten Zellen. Diese sind fremde Partikel, nicht viel größer als Bakterien. Sie treffen in der Milz und anderswo auf Freßzellen. Ihr Schicksal wird nicht so sehr durch die zelluläre Immunität als vielmehr durch den Prozeß der Antikörperbildung bestimmt. (Die für das Abfangen des Antigens notwendigen Schritte sind bereits vollständig in Kapitel 5 beschrieben worden.)

Es wäre irreführend, durchblicken zu lassen, daß die obigen Modelle drei voneinander verschiedene, gleichsam wasserdichte Kompartimente darstellen. Sicherlich trägt der Lymphfluß aus der Niere einiges Antigen zu den Lymphknoten des Wirts. Das Einwachsen der Blutgefäße in die Hauttransplantate läßt zu, daß einige Wirtszellen stimuliert werden. Reguläre Antikörperbildung spielt eine gewisse, wenn auch sekundäre Rolle bei der Abstoßung von Haut wie auch von Nierentransplantaten. Andererseits ruft die Transplantation suspendierter Zellen eine gewisse verzögerte Überempfindlichkeit hervor. Der wesentliche Vorteil, die Phänomene in drei Rubriken aufzuteilen, besteht darin, aufzuzeigen, daß für die Sensibilisierung eine Auswahl an Verfahren existiert und daß sie in den einzelnen, unterschiedlichen Situationen von unterschiedlicher Bedeutung sind.

Die zentrale Komponente bei der zellulären Immunität

Es ist eine allgemeine Regel im lymphatischen System, daß Lymphozyten sich gern in ihrer eigenen eigentlichen Heimat, im lymphatischen Organ, vermehren. Niemals findet man einen sich teilenden Lymphozyten in der Zirkulation. Enthält ein Blutausstrich tatsächlich einen sich teilenden Lymphozyten, so liegt wahrscheinlich eine Leukämie vor. Einige Teilungen von Lymphozyten finden sicherlich auch in Organen statt, die von den eindringenden Zellen infiltriert werden, aber dies ist, verglichen mit der Zellteilung die »daheim« in den Lymphknoten stattfindet, von geringerer Bedeutung. In allen Fällen, bei denen ein Transplantat aktiv zerstört wird, findet sich eine verstärkte, durch das Antigen stimulierte Teilung der Lymphozyten im lymphoiden Gewebe. Wenn das Transplantat einen guten lymphatischen Abfluß hat, ist die Teilung im ersten Lymphknoten der Kette, die das Transplantationsgebiet drainiert, am größten. Wird dagegen ein so kompaktes Organ wie die Niere verpflanzt, proliferieren die sensibilisierten Zellen recht diffus im gesamten lymphatischen System einschließlich der Milz. Die mikroskopische Untersuchung offenbart einige Unterschiede zum Proliferationsmuster, das bei der Antikörperbildung beobachtet wird.

Wenn wir zu unserem Schema eines Lymphknotens (*Abb. 5.2*) zurückkehren, so wird man sich erinnern, daß bei einer humoralen Immunantwort die Masse der Zellproliferation in zwei Gebieten stattfand: im Lymphfollikel, der schließlich ein Keimzentrum entwickelte, und in den Marksträngen, die sich mit fortschreitender Teilung der Plasmablasten und der Bildung von Klonen von Plasmazellen erheblich vergrößerten. Wenn dagegen der Zustand zellulärer Immunität eintritt – und dies gilt gleichermaßen für die Induktion einer verzögerten Überempfindlichkeit gegenüber bakteriellen oder anderen Antigenen und für die Induktion einer Transplantationsimmunität –, dann proliferieren die Zellen hauptsächlich in der unstrukturierten Rinde des Knotens. Dies ist der Teil der Rinde des Lymphknotens, der die Lymphfollikel voneinander trennt und in dem die postkapillaren Venülen gefunden werden. Das erste Anzeichen einer proliferativen Aktivität ist das Auftreten großer blastartiger Lymphozyten in unmittelbarer Umgebung. Unter dem Elektronenmikroskop sieht man, daß diese Zellen zahlreiche frei im Zytoplasma liegende Polysome, aber nur wenig endoplasmatisches Retikulum besitzen. Aus diesen großen Zellen entstehen die mittleren und schließlich die kleinen Lymphozyten. Die kleinen Lymphozyten sind diejenigen, die weithin für die Zerstörung verantwortlich sind. Sie sind sozusagen die Scharfrichter für das Transplantat. Hier bestehen klare Analogien zu der humoralen Immunantwort, die ebenfalls auf der Schaffung einer aus einer lymphoiden Vorläuferzelle entstehenden Armee von spezialisierten Vollzugszellen beruht. In der Milz folgt die zentrale Komponente im wesentlichen ähnlichen Regeln. Es gibt keine postkapillaren Venülen, und die großen Blastzellen treten in dem unstrukturierten lymphoiden Gewebe auf, das die Hauptarterie der weißen Pulpa umgibt. Aus ihnen entstehen auch die aggressiven kleinen Lymphozyten.

Die abführende Komponente der Transplantatabstoßung

Die neugebildeten lymphozytären Soldaten verlassen die Lymphknoten und die Milz sowohl auf dem Lymph- als auch auf dem Blutwege und dringen in das Transplantat ein, wo sie im begrenzten Umfang weiterproliferieren können. Autoradiographische Untersuchungen nach Injektion von tritiertem Thymidin haben bewiesen, daß nahezu alle kleinen Lymphozyten, die das Transplantat infiltrierten, jung sind. Sie haben seit der antigenen Stimulation eine oder mehrere Teilungen durchlaufen, sind jedoch die Vorfahren der langlebigen, rezirkulierenden kleinen Lymphozyten. Wie zerstören nun diese aggressiven Soldaten ihre Beute? Man hat viel Mühe darauf verwandt, nachzuweisen, daß dies durch einen Antikörper geschieht, der die eindringenden Lymphozyten als dichter Überzug bedeckt, ein eindeutiger Beweis aber konnte für diese Ansicht nicht gewonnen werden. Tatsächlich kennen wir die exakte biochemische Grundlage für den tödlichen Schlag nicht genau, den die Lymphozyten gegen die Zielzellen ausführen. Die Suche danach hat aber einige wichtige und neue biologische Prinzipien aufgedeckt.

Die allogeneische Hemmung und der Zielzellschaden

Wie auf vielen anderen Gebieten der Biologie ist das Studium der Transplantatabstoßung am Gesamtorganismus von Mensch und Tier ein viel zu komplizierter Prozeß, als daß er in allen Einzelheiten analysiert werden könnte. Der hauptsächlichste Ausweg, der von Forschern gewählt wurde, wenn sie sich einem solch komplizierten Dilemma gegenübersahen, bestand darin, einige der an einer solchen Reaktion beteiligten Zellen aus dem Organismus herauszunehmen und in die Gewebekultur zu verlegen. Auf diese Weise ist es möglich, viele Dinge direkt unter dem Mikroskop zu beobachten und viele experimentelle Bedingungen willkürlich zu ändern.

Im Falle einer zellulären Immunität gegen ein Transplantat kann ein typisches Gewebekultur-Experiment durchgeführt werden *(Abb. 11.2)*. Zunächst werden einige Zellen von einer Maus eines bestimmten Inzuchtstammes A über den Boden einer flachen, sauberen Glasschale verteilt. Jede Art von Zelle kann dafür benutzt werden; Makrophagen sind sehr geeignete Zielzellen. Diese Zellen werden mit einer Nährflüssigkeit bedeckt, welche die meisten Bestandteile enthält, die auch in der die Gewebezellen im Körper umgebenden Flüssigkeit vorhanden sind. Oft werden Glucose und andere Nährstoffe hinzugefügt und große Sorgfalt darauf verwandt, sicherzustellen, daß die Kulturflüssigkeit weder sauer noch alkalisch wird, um die neutrale Reaktion des Blutes zu gewährleisten. Die Glasschale wird bei Bluttemperatur inkubiert, und bald beginnen die Makrophagen sich auszubreiten und sich recht fest an das Glas zu heften, wobei sie eine zusammenfließende, unizelluläre Lage auf dem Boden der Schale bilden. Als nächstes macht man eine ingezüchtete Maus eines anderen Stammes B immun gegen A, indem man ein Stück A-Haut auf diese Maus transplantiert. Nach Abstoßung der Haut werden aus dem Lymphknoten, der dem Transplantationsbett am nächsten

Abb. 11.2 Zelluläre Immunität in der Gewebekultur.

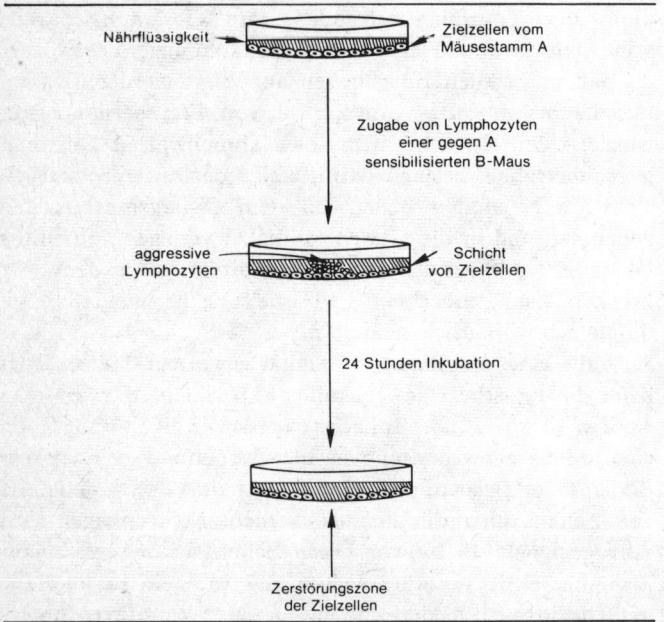

liegt, Lymphozyten gewonnen. Diese B-Lymphknoten sind jetzt reich an kleinen Lymphozyten mit der besonderen Neigung, A-Zellen anzugreifen. Sie können sorgfältig direkt in die Mitte der Makrophagenschicht gegeben werden. Die Lymphozyten heften sich fest an die Zielzellenschicht und führen in einem begrenzten Bereich zur Zerstörung, was man unter dem Mikroskop als durchsichtige Zone erkennen kann, da die toten Zellen von der Oberfläche des Glases abschwimmen, zerfallen und verschwinden.

Normalerweise könnten Lymphozyten aus einer nicht immunisierten B-Maus diesen Schaden an Zielzellen von A nicht hervorrufen. Fügt man jedoch spezielle Substanzen hinzu, die die B-Zellen gewissermaßen an das Ziel ankleben, so daß ein sehr enger Oberflächenkontakt zwischen der Zellmembran des Lymphozyten und der der Zielzelle entsteht, so können Zellen, die niemals zuvor A-Antigenen ausgesetzt waren, ebenfalls eine Zerstörungszone hervorrufen.

Eine unmittelbare Reaktion auf diesen Befund ist die Vermutung, daß eine primäre Immunantwort in der Schale stattgefunden habe. Seltsamerweise ist dies jedoch nicht die richtige Erklärung. Es lassen sich einige Experimente durchführen, die diese Möglichkeit ausschließen. Das überzeugendste Experiment besteht darin, daß man nachweisen kann, daß sogar Zellen, die überhaupt nichts mit dem Abwehrsystem zu tun haben, eine Schädigung der Zielzellen verursachen können, unter der einzigen Voraussetzung, daß sie in ausreichend nahen Kontakt mit den fremden Zellen gebracht werden.

Wie kann man ein solches Rätsel erklären?

Wir haben hier ein neues biologisches Prinzip vor uns, das im wesentlichen nicht immunologisch ist und das *allogeneische Hemmung (allogeneic inhibition)* genannt wird. »Allogeneisch« heißt »von unterschiedlicher genetischer Konstitution«. Das Prinzip besagt einfach, daß, wenn zwei Zellen von unterschiedlicher genetischer Konstitution in sehr nahen Kontakt zueinander gebracht werden, sie sich gegenseitig im Wachstum hemmen und schließlich zerstören. Solche Zellen können, müssen aber nicht, Lymphozyten sein. Welche biochemischen Prozesse hier am Werk sind, wissen wir nicht, aber ganz sicher sind Wechselwirkungen zwischen den Membranen mit im Spiel. Das Phänomen beruht nicht auf einem zellgebundenen Antikörper, noch erfordert es die Zellteilung. Im Gegenteil: Es kann gezeigt werden, daß viele Substanzen, die die Immunantwort hemmen, weil sie die Zellteilung blockieren, auf die allogeneische Hemmung keine Wirkung haben. Zur Beschädigung der Zielzelle braucht die aggressive Zelle kein neues Protein oder neue RNS herzustellen. Sie muß jedoch lebendig sein und atmen. Gifte, die die Enzyme der Mitochondrien schädigen, können die Schädigung der Zielzelle stoppen. Für den Augenblick erscheint als Erklärung für das, was vor sich geht, die Annahme am besten, daß Zellen, die sich in Kontakt mit anderen Zellen befinden, dann gesund bleiben, wenn, wie in einem normalen Organ, alle Zellen von ähnlicher antigener Konstitution sind. Werden dagegen die Zellmembranen von Zellen unterschiedlicher Antigenität zueinandergebracht, reiben sich die unterschiedlichen Oberflächen aneinander und führen zu gegenseitiger Beschädigung. Über diese vage Erklärung können wir nicht hinausgehen.

Wenn die allogeneische Hemmung eine allgemeine Eigenschaft der Zellen ist – was ist dann so Besonderes an den Lymphozyten, und warum zerstören immunisierte Lymphozyten Zielzellen, während nichtimmune Lymphozyten das nicht tun, es sei denn, ein besonderer »Klebstoff« würde hinzugefügt? Hier müssen wir uns einfach in den Bereich der Spekulation zurückziehen. Man glaubt, daß Lymphozyten besonders gut geeignet sind, den Schaden zuzufügen, den in einem geringeren Ausmaß alle Zellen zufügen können. Mit anderen Worten, die Lymphozyten sind besonders geeignet, die allogeneische Hemmung herbeizuführen. Der besondere Wert einer spezifischen Immunisation könnte darin bestehen, daß der immunisierte Lymphozyt tatsächlich einige Antikörpermoleküle an seiner Oberfläche hat. Obwohl diese die Zielzellen nicht töten, könnten sie als der natürliche »Klebstoff« wirken, der den engen Kontakt zwischen Lymphozyt und Ziel sicherstellt. Wenn wir auf dieses Zielzell-Phänomen die klonale Auswahltheorie anwenden, könnten wir einfach sagen, daß die normale, nichtimmunisierte B-Maus nur einen aus 50 000 kleinen Lymphozyten hat. Dieser ist mit einem natürlichen Anti-A-Antikörper überzogen, den er nur langsam bildet. Dieses Verhältnis würde nicht ausreichen, einen tödlichen Schlag gegen Zielzellen zu führen, es sei denn, eine riesige Zahl von Lymphozyten würde dafür benutzt. Alle B-Lymphozyten könnten eine allogeneische Hemmung auf die A-Zielzellen ausüben, wenn sie nahe genug herankämen, aber nur einer von 50 000 hat den Antikörper-»Klebstoff«. Wenn es zur Sensibilisierung kommt, vermehren sich die Lymphozyten, die in der Lage sind, gegen A zu reagieren, vielleicht hundertfach (wie wir in Kapitel 14 sehen werden, sind es aber nicht genau dieselben Zellen, die die humorale Immunität vermitteln). Dadurch hat nun einer von 500 Lymphozyten den geheimnisvollen »Klebstoff« an seiner Oberfläche, und die durch die allogeneische Hemmung vermittelte Zielzell-Zerstörung schreitet rasch genug voran.

Fairerweise muß darauf hingewiesen werden, daß diese Theorie zur Erklärung der Transplantatzerstörung nicht allgemein akzeptiert wird; einige spezielle experimentelle Ergebnisse passen nur mit äußerster Schwierigkeit in diese Vorstellung. Immerhin bietet sie jedoch ein zusammenhängendes Bild eines bis jetzt noch unvollständig verstandenen Gebietes der Immunologie. Mehr Arbeit auf diesem Sektor wird sicherlich eine bessere und genauere Erklärung für die entscheidenden Ereignisse liefern, die stattfinden, wenn ein Lymphozyt eine Zielzelle umbringt.

Die allogeneische Hemmung wirkt nicht nur einseitig. Es gibt viele Hinweise für die Annahme, daß die das Transplantat schädigenden Lymphozyten selbst geschädigt und dabei sogar getötet werden. Genügend viele von ihnen überleben jedoch die Schlacht und stehen bald wieder zum Kampf bereit. In einem intakten Tier, das ein Transplantat abgestoßen hat, sind sie sehr langlebig – sie leben Monate, ja sogar Jahre und sorgen dafür, den Zustand einer spezifischen Sensibilisierung zu verlängern, häufig für ein Leben lang.

Evolutionäre Aspekte der zellulären Immunität

Für das Wohl des modernen Menschen hat das Phänomen der zellulären Immunität eine sehr unerfreuliche Bedeutung. Die zelluläre Immunität ist in der Tat der eigentliche Grund, warum Chirurgen nicht bei jedem, der ein erkranktes Organ hat, Transplantationswunder vollbringen können. Außerdem ist stark umstritten, ob die verzögerte Überempfindlichkeit bei der Überwindung irgendeiner bakteriellen Erkrankung wirklich von Nutzen ist. Doch hat sich die Evolution sicherlich nicht nur deswegen die Mühe gemacht, eine zelluläre Immunantwort zu schaffen, um einige Chirurgen zu frustieren. Was also ist der wirkliche biologische Grund für die Existenz einer solchen Art von Immunität? Hätte die humorale Immunität nicht ausgereicht?

Um die Evolution des zellulären Immunphänomens zu erklären, sind zwei Theorien zur Diskussion gestellt worden, wobei jede ihre Vorzüge hat. Auf der einen Seite wird behauptet, daß die Lymphozyten eine Überwachungsfunktion im Körper ausüben und fremde und potentiell schädliche Zellen zerstören, sobald diese im Körper entstehen. Nehmen wir an, es kommt zu einer Mutation in einer Zelle des Körpers, und dies führt zur Veränderung eines wesentlichen Teils der DNS. Die meisten Mutationen sind schädlich, ja, man glaubt, daß einige Mutationen sogar zur Bildung von Krebszellen führen. Die Mutation verursacht eine gewisse Veränderung im Protein, das ja unter dem Diktat des mutierten Gens gebildet wird. Die Folge ist, daß von der Zelle eine neue Art von Protein gebildet wird. Die Zelle wäre, da sie sich vom Wirt unterscheidet, nunmehr *antigen*. Sie könnte leicht durch dieselben Prozesse zerstört werden, die bei der Transplantatabstoßung beteiligt sind. Tatsächlich könnte die allogeneische Hemmung ein sehr effektiver Überwachungsmechanismus sein, da viele der mutierten Zellen bereits in sehr engem Kontakt mit den umgebenden und nunmehr in ihrer Antigenität verschiedenen Zellmembranen wären.

Eine immune Überwachungsfunktion brauchte sich nicht nur auf die Zellen des Körpers selbst zu beschränken. Nehmen wir an, so etwas wie Transplantatabstoßung gäbe es gar nicht. Dann könnte, wenn irgendein Mensch mit einem Hautkrebs eine andere Person mit einem kleinen Kratzer auf der Haut streift, sich in diesen Kratzer eine Krebszelle einnisten und unangefochten proliferieren. Mit anderen Worten: Krebs wäre eine ansteckende Krankheit! Genau deswegen besitzen wir einen wirksamen Mechanismus, um ein Transplantat abzustoßen.

Die zweite Theorie mutet vielleicht nicht so unheimlich an und hat einige attraktive Aspekte. Alle Tiere haben sich in Gegenwart von Parasiten entwickelt. In diesem Buch haben wir uns bisher nur mit Infektionen durch Bakterien oder Viren beschäftigt, aber wir dürfen nicht vergessen, daß es noch eine völlig andere Art von Erkrankung gibt: verursacht von bedrohlichen Parasiten, die aus einer einzelnen Zelle (*Protozoa*), und anderen, die aus vielen Zellen bestehen, die sich in einem sehr primitiven Organismus (*Metazoa*) organisiert haben. Es sind dies Parasiten, die Krankheiten wie Malaria, Hakenwurmerkrankung, Amöbenruhr, Schlafkrankheit, Elefantiasis und eine große Vielzahl von anderen schwerwiegenden Erkrankungen verursachen. Bei keiner dieser Erkrankungen scheint die humorale Immunität eine Rolle zu spielen. Es gibt jedoch gute Beweise für die Annahme, daß sie durch die zelluläre Immunität zumindest teilweise unter Kontrolle gehalten werden. Einige dieser Parasiten sind einfach zu widerstandsfähig, um einem Gewehrfeuer aus der Entfernung zu erliegen. Ein im Nahkampf ausgebildeter Soldat könnte sie hingegen ernsthaft verwenden. Dies allein wäre eine ausgezeichnete Rechtfertigung für die Evolution der zellulären Immunität.

12 Genetische Grundlagen der Transplantation

Die meisten Menschen befällt beim Anblick eineiiger Zwillinge ein sonderbares Gefühl. Es ist beinahe etwas Unheimliches an zwei Menschen, die so gleich aussehen, daß selbst nahe Freunde Schwierigkeiten haben, sie zu unterscheiden. Eineiige Zwillinge hier und da sind zweifellos ein ganz reizender Anblick; würde jedoch die gesamte menschliche Spezies aus völlig gleich aussehenden Menschen bestehen, wäre wohl viel von der Würze des Lebens genommen. Obgleich es keine größeren Ähnlichkeiten zwischen Menschen gibt als die zwischen eineiigen Zwillingen, erkennen wir auch Familienähnlichkeiten noch recht leicht. Ein bißchen entfernter, aber nichtsdestoweniger real ist die Ähnlichkeit zwischen Menschen von bestimmter nationaler Herkunft. Schweden sehen eben anders aus als Italiener oder Iren. Und doch sind Europäer insgesamt in ihrem Aussehen wieder ähnlich genug, daß wir sie zusammenfassen und sie beispielsweise von Asiaten unterscheiden können. Schwierig ist es auch nicht, einen Menschen von einem Affen zu unterscheiden, selbst wenn es uns einige unserer Freunde gelegentlich recht schwermachen.

Man braucht keine umfassende Ausbildung, um diese Dinge zu begreifen, und doch ist der obige Abschnitt schon so etwas wie eine Kurzlektion in Vererbungslehre, in Genetik.

Genetische Mechanismen der Identität und Diversität

Genetik ist das Studium der Erbfaktoren eines Organismus und umfaßt alle Aspekte der Art und Weise, wie Vererbung wirksam wird. Eineiige Zwillinge sind deswegen so gleich, weil jeder von ihnen seine Entwicklung mit einem identischen Paket von DNS im Kern der Zelle begann.

Die Zusammensetzung der DNS eines Menschen wird zu dem Zeitpunkt festgelegt, da die Samenzelle des Vaters in die Eizelle der Mutter eindringt, bei der Befruchtung also. Die Kerne von Samen- und Eizelle verschmelzen, die vereinigte Zelle teilt sich viele, viele Male und bildet schließlich einen ausgewachsenen Menschen. Bei den eineiigen Zwillingen kommt es nach der ersten Teilung des befruchteten Eis sozusagen zu einem Unfall, bei dem sich jede der zwei Zellen zu einem vollkommenen, eigenständigen Individuum entwickelt. Warum sind sich eineiige Zwillinge so viel ähnlicher als gewöhnliche Brüder und Schwestern? Natürlich haben zwei Individuen, die von derselben Mutter und demselben Vater abstammen, viele Ähnlichkeiten. Die Natur hat jedoch einen sehr effektiven Mechanismus eingebaut, der sicherstellt, daß keine zwei Samen- bzw. Eizellen einer bestimmten Person genau gleich sind. Während der Bildung der Samenzellen kommt es zu einem sehr komplizierten Mischungsmechanismus, mit dem Resultat, daß jede Samenzelle eine etwas unterschiedliche »Mischung« der Merkmale von Vater und Mutter erhält. Das gleiche gilt für die Eizelle. Der Prozeß der Fortpflanzung bringt also eine unermeßliche Vielfalt hervor – eine weitaus wirksamere und schnellere Methode, zu gewährleisten, daß die menschliche Spezies nicht aus identischen Menschen besteht, als sich einfach auf die Mutation zu verlassen. Ein Bakterium hingegen hat keine andere Möglichkeit sich von ihm unterscheidende Nachkommen zu erzeugen, als auf einen dem Zufall unterworfenen Kopierfehler während der DNS-Verdopplung zu warten. Alle höheren, sich geschlechtlich vermehrenden Formen des Lebens haben für die elterlichen Bestandteile diesen speziellen Mischungsmechanismus. Die durch die geschlechtliche Fortpflanzung erreichte Diversität muß als eine Hauptkraft in der Evolution betrachtet werden; sie läßt zu, daß fortwährend neue Formen entstehen und für das Überleben ausgelesen werden.

Der Tendenz, Diversität zu schaffen, kann durch selektive Züchtung entgegengewirkt werden. Will ein Hundezüchter eine besondere Rasse von kleinen Hunden züchten, muß er zunächst zwei kleine Hunde verschiedenen Geschlechts auswählen, sie paaren, aus ihren Nachkommen wiederum die kleinsten für eine erneute Paarung auswählen usf. Wenn er außerdem sicherstellen will, daß die Nachkommenschaft nicht nur klein, sondern auch in anderen Eigenschaften, z. B. der Haarlänge, der Farbe des Fells, der Länge des Schwanzes, ähnlich ist, so besteht der schnellste Weg, das zu erreichen, darin, Bruder und Schwester zu paaren. Bei Versuchsmäusen wurde beobachtet, daß ungefähr zwanzig aufeinanderfolgende Generationen, bei denen nur Brüder und Schwestern gepaart werden, ausreichen, um Junge zu produzieren, die einander so ähnlich sind, daß sie Hauttransplantate akzeptieren, die untereinander ausgetauscht wurden. Alle Jungen sind einander so ähnlich wie eineiige Zwillinge.

Man kann nun nach solch intensiver Inzucht beginnen, die Nachkommenschaft eines solchen Inzuchtstammes wahllos miteinander zu paaren. Erst etwa nach acht Generationen, die aus solch wahllosen Paarungen hervorgegangen sind, haben sich genügend Mutationen gebildet, daß man von einer Diversität sprechen kann.

Offensichtlich ist dies jedoch nicht der Weg, den die Natur von sich aus beschritten hat. Bei Tieren in freier Wildbahn kommt es nicht zur Inzucht, und sogar die primitivsten Menschen haben Bruder-Schwester-Ehen streng tabuiert. Neben dem Vorteil der Diversität für die Evolution hat die Inzucht den Nachteil, daß häufig schädliche rezessive Gene zum Vorschein kommen, die in einem Individuum keinen Schaden anrichten, wenn es dieses Merkmal nur von einem seiner Eltern erbt, die aber schädigend in Erscheinung treten, wenn es von beiden Teilen ererbt wird.

Wie läßt sich nun das oben Gesagte auf die Transplantation anwenden? Die Gene determinieren die Proteinstruktur. Viele Proteine treffen wir auf der Oberfläche der Zelle an. Andere sind Enzyme, die die Oberfläche einer Zelle indirekt verändern können. Sind zwei Individuen genetisch verschieden, bestehen Oberflächenunterschiede zwischen ihren Zellen. Wenn man Zellen von einem Menschen in einen anderen überträgt oder injiziert, werden diese Unterschiede vom lymphatischen System erkannt. Die fremden Zellen verhalten sich wie Antigene. So wie es Abstufungen in der Verschiedenheit der Erscheinungen von Menschen oder Hunden gibt, so gibt es graduelle Schwankungen bei der Ungleichheit zwischen zellulären Antigenen. Mit anderen Worten: Einige Zellen rufen eine heftigere Abstoßreaktion hervor als andere. Um diese quantitativen Unterschiede zu analysieren, müssen wir einige neue Begriffe einführen.

Ein Gen ist ein in den Chromosomen der Zelle lokalisierter Erbfaktor, der ein spezielles, identifizierbares Merkmal definiert. Unter idealen Umständen ist das Genprodukt eine Polypeptidkette mit einer definierten Aminosäuresequenz, die einer definierten Sequenz von Nukleotidtripletts in der DNS des Gens entspricht. Häufig muß sich der Genetiker mit etwas weniger Genauigkeit zufriedengeben. Er begnügt sich vielleicht damit zu sagen, daß irgendein Merkmal, z. B. die Augenfarbe, die Fähigkeit, eine bestimmte Substanz zu schmecken, oder die Tendenz, eine ungewöhnliche Art von roten Blutzellen zu bilden, als einzelner Faktor vererbt wird. Das betreffende Merkmal wird durch ein Gen bestimmt, und dieses kann untersucht werden, ohne daß man unbedingt die Biochemie des Genprodukts kennt. Durch geeignete Paarungsexperimente kann der Genetiker auch eine sogenannte Genkarte mit den verschiedenen Bestandteilen des Kerns (Chromosomen) aufstellen und einem

Gen einen bestimmten Platz auf der Karte zuordnen. Die Lage eines Gens auf der Chromosomenkarte wird Genort genannt. Für einige Gene gibt es lediglich zwei Möglichkeiten. Nehmen wir z. B. die Eigenschaft einer Person, nach dem Essen von Spargel einen unangenehm riechenden Urin auszuscheiden. Diese Eigenschaft kann man nur haben oder nicht haben. Diese zwei Möglichkeiten auf dem Niveau des Gens werden als *Allele* bezeichnet. In diesem besonderen Falle existieren nur zwei Allele an dem betreffenden Genort. Es gibt jedoch andere Merkmale, wo mehr Alternativen auftreten können. Beispielsweise kann eine Maus weiß, schwarz, braun, grau usw. sein. In einem solchen Fall gibt es *multiple Allele,* d. h. eine ganze Anzahl von Möglichkeiten.

Kompliziert wird es, wenn wir daran denken, daß jede Zelle im Körper Bestandteile der Mutter und des Vaters enthält. Die DNS der menschlichen Zelle ist in 46 separate Stränge, Chromosomen, unterteilt. Das ergibt 23 Paare, und jedes dieser Paare leitet sich sowohl vom Vater als auch von der Mutter ab. Jeder Genort, mit Ausnahme bestimmter Örter an dem geschlechtsbestimmenden Chromosomenpaar, ist zweimal repräsentiert. Es besteht daher eine gute Chance, daß die zwei betreffenden Chromosomen *unterschiedliche* Allele für ein bestimmtes Gen besitzen. Das ist besonders der Fall für jene Genörter, die multiple Allele aufweisen. Wenn ein Mensch ein bestimmtes Allel auf beiden Chromosomen besitzt, so ist er in bezug auf das betreffende Gen *homozygot.* Wenn er jedoch, wie es sich recht häufig ereignet, ein verschiedenes Allel auf beiden Chromosomen besitzt, ist er an diesem Genort *heterozygot.* Für bestimmte Genörter kann ein Allel über das andere dominant werden, so daß nur das eine in der Zelle zum Ausdruck gelangt. Diese Komplikation braucht uns bei der Genetik der Transplantation nicht zu berühren, da die zwei Allele auf den Genörtern immer kodominant sind, d. h. jedes sich selbst zum Ausdruck bringt.

Bis jetzt haben wir nur von Merkmalen gesprochen, die durch einen einzelnen Genort bestimmt werden. In Wirklichkeit wirken aber auf die meisten Merkmale eines Menschen eine Reihe verschiedener Gene ein. Eigenschaften wie die Intelligenz, die Größe, das Gewicht, das Aussehen werden nicht durch ein einzelnes Gen determiniert, vielmehr trägt eine Reihe von recht unterschiedlichen Genen dazu bei. Dies trifft ebenso für die Gene zu, die mit der Transplantation zu tun haben. Es ist nicht nur *ein* Gen, das die auf der Oberfläche der Zelle erscheinenden Antigene festlegt. An der Maus kann man zeigen, daß 15 bis 20 Genörter für die Genetik der Transplantation in Frage kommen, und wahrscheinlich gilt für den Menschen eine ähnliche Zahl. Um diese Gene zu beschreiben, wird der Fachausdruck *Histokompatibilitätsgene* verwendet. Bei vielen dieser Genörter gibt es nicht nur zwei, sondern acht oder zehn Allele. Man sieht also, daß die Gesamtzahl der verschiedenen Permutationen und Kombinationen von Histokompatibilitätsgenen ins Astronomische geht, besonders wenn man berücksichtigt, daß die meisten Menschen ja an den meisten Genörtern heterozygot sind. Tatsächlich existieren keine zwei Menschen, die in bezug auf die Histokompatibilität absolut identisch sind, d. h. vollkommen übereinstimmen. Die einzige Ausnahme sind eineiige Zwillinge. So wie das Gesicht oder der Fingerabdruck eines Menschen einmalig ist, so ist auch der Histokompatibilitätsgenotyp einmalig.

Für einen Chirurgen, der eine Organtransplantation von einem Menschen zum anderen vornehmen will, klingt das alles schrecklich deprimierend. In Wirklichkeit ist das Bild nicht ganz so schwarz. Wir hatten ja, als wir die Antigene diskutierten, festgestellt, daß einige Antigene inhärent immunogener als andere seien. Genauso ist es mit den Histokompatibilitätsantigenen. Tatsächlich ist von all den Histokompatibilitätsantigenen eines ein sehr viel stärkeres Antigen als all die anderen. Bei der Maus wurde dieses Gen als H 2 bezeichnet (H steht für Histokompatibilität und 2, weil es der zweite Genort war, der entdeckt wurde). Beim Menschen wurde der entsprechende Genort als Hu/1 bezeichnet, um seine große Bedeutung zu unterstreichen. Wenn zwei Menschen genetisch im Hu/1-Ort übereinstimmen, überlebt ein Transplantat sehr viel länger, als wenn Spender und Empfänger sich in Hu/1 unterscheiden. Zugegebenermaßen bleiben an den anderen Histokompatibilitätsörtern viele Unähnlichkeiten, aber diese sind alle sehr viel weniger wichtig als der Hu/1-Ort.

Experimentelle Transplantation mit Inzuchtstämmen und Hybriden

Man mag sich, wenn man die immense Kompliziertheit des Sachverhalts berücksichtigt, wohl wundern, wie all dieses genetische Wissen über die Transplantation überhaupt erworben wurde. Aller Wahrscheinlichkeit nach wäre dieses Gebiet niemals erschlossen worden, wenn es nicht tierische Inzuchtstämme, besonders Mäusestämme, gegeben hätte. Um von Nutzen zu sein, müssen sie genügend ingezüchtet sein, so daß sie eineiigen Zwillingen ähneln. In diesem Stadium nimmt jede Maus nicht nur ein Hauttransplantat von jeder anderen Maus desselben Geschlechts innerhalb des Stammes an – sie ist auch an allen Histokompatibilitätsörtern homozygot. Es ist dann möglich, Hybride zu züchten, und diese haben uns sehr viel über die Grundregeln gelehrt, von denen die Transplantation beherrscht wird. Betrachten wir für einen Moment nur den H-2-Ort der Maus. Nehmen wir zwei Mäusestämme; der eine habe das Allel A am H-2-Ort, der zweite das Allel B. Da die Stämme homozygot sind, wissen wir, daß in jedem Fall beide Chromosomen das identische Allel besitzen. Um daher den ersten Stamm richtig zu beschreiben, wird er AA und der zweite BB genannt. Paaren wir nunmehr ein AA-Männchen mit einem BB-Weibchen, dann wird die ge-

samte Nachkommenschaft AB sein. Die erste Tochterge-
neration, die wir als F1 bezeichnen, akzeptiert Hauttransplantate von *jedem* anderen F1-Hybriden. Sie sind untereinander genauso histokompatibel, wie es die beiden elterlichen Stämme sind. Da alle Histokompatibilitätsgene aber
kodominant sind, bedeutet dies, daß sowohl das A- als
auch das B-Antigen auf der Oberfläche der AB-Zelle zum
Ausdruck kommt. Was passiert nun, wenn wir versuchen,
Haut von einem F1-Hybriden auf die Eltern zu transplantieren? Was passiert, wenn wir AB-Haut nehmen und sie
auf die A-Eltern verpflanzen? Die A-Antigene werden natürlich als »Selbst« erkannt und verursachen keine Immunisierung. Die B-Komponente ist jedoch eindeutig fremd,
wirkt als starkes Antigen, und die Eltern stoßen die Haut
ihres Kindes prompt ab. Was passiert aber, wenn wir elterliche Haut auf F1-Empfänger verpflanzen? Welchen Elternteil wir auch immer benutzen – die F1-Generation
enthält in ihrem Körper alle Antigene beider Elternteile.
Sie erkennt sowohl die A- als auch die B-Haut als »Selbst«,
und das Hauttransplantat wird akzeptiert. Haben die Eltern
und die F1-Tiere unterschiedliche Farbe, dann kann man
recht eindrucksvoll aussehende Transplantate erhalten, z. B.
wenn man weißhaarige Haut auf eine braune Maus verpflanzt (*Abb. 12.1*).
Der Sachverhalt wird etwas interessanter, wenn wir F1-
Tiere mit F1-Tieren paaren und dadurch eine zweite Tochter-
ter- bzw. F2-Generation schaffen. Lassen wir für einen
Moment alle Histokompatibilitätsgene, ausgenommen die
H2-Antigene, außer acht. Jede F1-Generation ist AB, und
wir produzieren jetzt eine AB $\times$ AB-F2-hybride Generation.
Man erhält dann drei Arten von Nachkommen: AA, AB
und BB. Führt man eine genügend große Zahl von Paa-
rungen durch, so wird sich AA:AB:BB wie 1:2:1 verhalten.
Wenn wir nun versuchen, Haut von der ursprünglichen
Elterngeneration auf die Hybriden zu transplantieren, so
gehen im Durchschnitt drei von vier Transplantaten an.

Wählen wir AA-Haut, so geht sie auf den AA- und den AB-Mäusen an, aber nicht auf den BB-Mäusen. Nimmt man dagegen F2-Haut und verpflanzt sie auf die Eltern, so geht nur eines von vier Transplantaten an. Die Haut von AA, aber nicht die von AB und BB würde auf AA angehen.

Wir werden bald sehen, welche Konsequenzen dies alles hat. Stellen wir uns einmal eine Situation vor, wie sie in Wirklichkeit ist, eine Situation, bei der mehr als ein Histokompatibilitätsgen unabhängig voneinander segregiert. Nehmen wir als einfachstes Beispiel an, daß es zwei Histokompatibilitätsgenörter, H2 und H1, gibt. Die Eltern sind AA und BB in bezug auf H2; XX und YY in bezug auf H1. Die F1-Generation ist AB in bezug auf H2 und XY in bezug auf H1. Aus Gründen der Bequemlichkeit wollen wir diesen Genotyp einfach als ABXY niederschreiben. Die F2-Generation teilt sich in neun unterschiedliche Arten von Mäusen, nämlich AAXX, AAXY, AAYY, ABXX, ABXY, ABYY, BBXX, BBXY und

Abb. 12.1 Das Verhalten von Hauttransplantaten zwischen Eltern und F1-Hybridgenerationen bei Inzuchtmäusen.

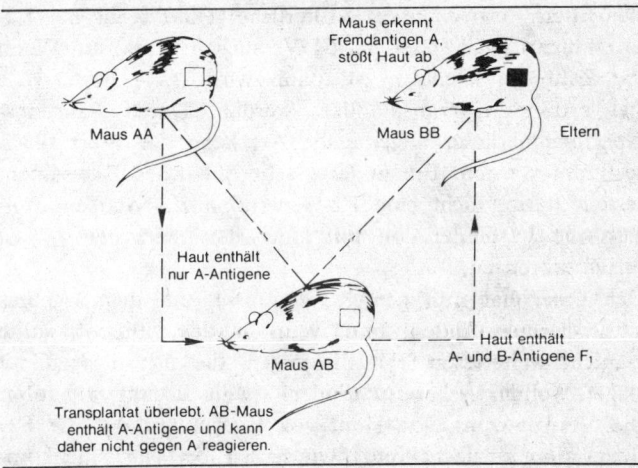

Maus erkennt Fremdantigen A, stößt Haut ab

Maus AA   Maus BB   Eltern

Haut enthält nur A-Antigene

Maus AB

Haut enthält A- und B-Antigene F₁

Transplantat überlebt. AB-Maus enthält A-Antigene und kann daher nicht gegen A reagieren.

BBYY. Man kann nun Bleistift und Papier zur Hand nehmen und schnell herausfinden, daß die Verteilung der Tiere auf die einzelnen Gruppen 1:2:1:2:4:2:1:2:1 sein wird. Wenn wir nun die Haut von einem F2-Tier auf den ursprünglichen Elternstamm verpflanzen, wird nur eines von 16 Transplantaten angehen. So werden zum Beispiel die AAXX-Eltern nur die erste unserer neun Alternativen akzeptieren, aber keine der anderen (die der Population ausmachen), da jede von ihnen etwas Antigen besitzt, das in den Eltern *nicht* vorhanden ist. Wenn wir die Haut von Eltern nehmen, die als Antigene A und X besitzen, dann wird das Transplantat auf allen Tieren der F2-Generation angehen, die sowohl das A- als auch das X-Allel besitzen. Mit anderen Worten, es wird bei AAXX-, AAXY-, ABXX- und ABXY-F2-Nachkommen angehen, also in 9 von 16 Fällen.

Man kann diese Art Überlegungen auf Situationen ausdehnen, wo drei, vier oder irgendeine Zahl von Histokompatibilitätsgenen segregieren. Wenn die Zahl der betreffenden Genörter 3 ist, dann wird die Haut von F2-Tieren nur $(1/4)^3$ oder einmal bei 64 Versuchen erfolgreich auf die Eltern transplantiert. Elterliche Haut geht bei F2-Empfängern $(3/4)^3$ oder bei 64 Versuchen 27mal an. Wenn die Zahl der Gene n ist, dann wird $(1/4)^n$ bzw. $(3/4)^n$ mal erfolgreich transplantiert werden. Durch Paarungsexperimente dieser allgemeinen Art kann der Wert für n bestimmt werden. Ein anderes sehr nützliches Experiment besteht darin, nicht eine F2-Generation zu schaffen, sondern die F1-Generation mit einer der elterlichen Linien zurückzukreuzen.

Der Leser hat nun genug Kenntnisse, um das Ergebnis selbst herauszufinden, und wenn er das wünscht, sollte er nicht weiterlesen. Für diejenigen, die sich nicht damit plagen wollen, es herauszufinden, ist die Lösung wie folgt: Die Verpflanzung von Haut von Eltern, mit der die F1-Generation zurückgekreuzt wurde, ist bei den Nachkommen der Rückkreuzung immer erfolgreich. Transplantation von Haut vom anderen Elternteil geht nur $(1/_2)^n$-mal an. Die Haut von einem Tier einer Rückkreuzungsgeneration ist $(1/_2)^n$-mal bei dem Elternteil erfolgreich, mit dem das F1-Tier rückgekreuzt worden war, geht aber niemals bei dem anderen Elternteil an. Aufgrund dieser Art von Experimenten konnte festgestellt werden, daß der Wert für n bei der Maus zwischen 15 und 20 liegt.

Die Transplantat-gegen-Wirt (graft-versus-host) -Reaktion

Wenn man ein Transplantat aus suspendierten Zellen, das Lymphozyten enthält, in ein anderes Tier injiziert, so sind diese antigen, und das Transplantat wird häufig durch eine Wirt-gegen-Transplantat-Reaktion (host-versus-graft-Reaktion) wieder abgestoßen. Dies ist die Art von Reaktion, mit der wir uns in den vergangenen zwei Kapiteln beschäftigt haben. Die Lymphozyten können jedoch, vorausgesetzt, daß sie lebend sind, auch die Antigene im Wirt erkennen und gegen sie reagieren. Das Ergebnis ist eine sogenannte graft-versus-host-Reaktion und stellt tatsächlich eine Art Bürgerkrieg im Körper dar. In den meisten Fällen wird der Wirt gewinnen, da ihm die Streitmacht des gesamten Systems zur Verfügung steht, um gegen die injizierten Zellen zu kämpfen. Es gibt jedoch Zustände, bei denen der Wirt sich nicht selbst verteidigen kann. Die eine besteht darin, daß er noch sehr unreif ist und ein Immunsystem besitzt, das noch in den Kinderschuhen steckt. In einem solchen Fall hat das Transplantat von Lymphozyten die Möglichkeit, sich so sehr auszutoben, daß der Wirt getötet wird. Ein anderer Zustand besteht darin, daß das Immunsystem durch irgendein Medikament oder irgendeine Behandlung geschädigt worden ist. Vom experimentellen Standpunkt aus ist vielleicht der interessanteste Zustand jener, der eintritt, wenn bei ingezüchteten Tieren elterliche

183

Lymphozyten in einen F1-Hybriden übertragen werden. Das F1-Tier enthält alle Antigene beider Elternteile. Es ist genetisch tolerant gegenüber dem elterlichen Transplantat und verteidigt sich nicht.

Die elterlichen Lymphozyten erkennen dagegen sofort die eine Hälfte der Antigene des F1-Wirtstieres, die vom anderen Elternteil stammen, und setzen eine heftige Transplantat-gegen-Wirt-Reaktion in Gang, die sehr häufig tödlich ausläuft.

In diesem Zusammenhang ist historisch vielleicht die Tatsache interessant, daß Sir Peter Medawar und seine Mitarbeiter die immunologische Toleranz (Kapitel 9) wahrscheinlich nie entdeckt hätten, wenn nicht ein glücklicher Umstand mitgespielt hätte. Sie induzierten Toleranz, indem sie lebende Milzzellen in embryonale Mäuse injizierten. Glücklicherweise verlief bei den von ihnen benutzten Stämmen die Transplantat-gegen-Wirt-Reaktion ziemlich mild. Hätten sie ein anderes Paar von Mäusestämmen benutzt, wären alle Embryos getötet worden, und die Experimente wären wahrscheinlich aufgegeben worden.

Bei diesen Transplantationen von Eltern auf F1-Tiere bleibt jedoch eine Tatsache ziemlich rätselhaft: daß die aggressiven Lymphozyten nicht dem Phänomen der allogeneischen Hemmung unterworfen zu sein scheinen. Dabei kommen sie mit Zellen, die die fremden Antigene besitzen, in engen Kontakt. Skeptiker haben dieses Fehlen der allogeneischen Hemmung zum Anlaß genommen, das gesamte Konzept zu verwerfen. Aber es gibt andere, eindeutige Beispiele, daß Tumor-Transplantate von einem elterlichen Tier einfach nicht gut in einem F1-Empfänger wachsen, obgleich dieser dieses Transplantat auf Grund strikter immunogenetischer Grundsätze hätte akzeptieren sollen. Ich habe keinen Zweifel, daß die allogeneische Hemmung ein reales Phänomen darstellt, daß ihre endgültige Rolle im Ablauf einer Transplantation aber noch nicht richtig bestimmt werden kann.

Die Natur der Histokompatibilitätsantigene

Bis jetzt haben wir die Antigenität der F1-Zellen in elterlichen Tieren in allgemeinen biologischen Begriffen erörtert. Glücklicherweise wissen wir inzwischen auch eine Menge von der Biochemie der Histokompatibilitätsantigene, besonders der H2-Antigene der Maus und der entsprechenden Hu-1-Antigene im Menschen. Diese Antigene sind Bestandteile aller Zellmembranen; sie finden sich sowohl an der äußeren Membran, die das Zytoplasma der Zelle umschließt, als auch an den inneren Zellmembranen, wie etwa dem endoplasmatischen Retikulum. Es ist möglich, H2-Antigene 10 000mal reiner zu erhalten, als sie in einem Extrakt ganzer Zellen vorliegen. Die chemische Untersuchung zeigt, daß es Glykopeptide sind, d. h. kleine, Zucker und Aminosäuren enthaltende Moleküle. Alle kernhaltigen Zellen im Körper besitzen H2-Antigene, aber die quantitative Verteilung variiert erheblich. Lymphozyten und Makrophagen sind besonders ergiebige Quellen für Histokompatibilitätsantigene. Die Fähigkeit zur Synthese dieser Antigene ist eine sehr konstante und grundlegende Funktion der Zelle. Zellen, die monatelang in Gewebekultur gehalten wurden und die schon seit langem die Fähigkeit zu vielen der spezialisierten Funktionen, die sie im Körper erfüllen, verloren haben, behalten stets ihre H2-Antigene und die Fähigkeit, sie zu synthetisieren.

Es ist sehr gut möglich, gereinigte, nicht lebende Histokompatibilitätsantigene zu benutzen, um Versuchstiere zu immunisieren. Sie ersetzen lebende Zellen, Hautverpflanzungen und ähnliche Transplantate, deren Benutzung zum Zustand der Immunität führt. Injektionen reiner H2-Antigene führen sowohl zur zellulären wie auch zur humoralen Immunität gegen die Spender, aus denen sie gewonnen worden sind. Man kann diese Antigene jedoch nicht benutzen, um den Zustand einer immunologischen Toleranz zu erzeugen. Um das zu erreichen, müssen ganze lebende Zellen in nicht ausgereifte Tiere injiziert werden. Injektionen von F1-Zellen ausgereifter Tiere in neugeborene Mäuse des elterlichen Stammes sind besonders wirksam. Da die F1-Tiere alle Antigene des elterlichen Stammes enthalten, kann es zu einer Transplantat-gegen-Wirt-Schädigung nicht kommen. Durch diese Manipulation wird das Neugeborene tolerant gegenüber den Antigenen des anderen Elternteils der F1-Generation. Wenn es erwachsen ist, akzeptiert es die Haut sowohl von Mäusen der F1-Generation als auch von denen des anderen elterlichen Stammes.

Die Fachsprache der Transplantationsverfahren

Mit diesen genetischen Grundkenntnissen sind wir nunmehr in der Lage, die Fachausdrücke einzuführen, die die verschiedenen Typen der Transplantationsverfahren beschreiben. Ein Transplantat aus Gewebe des eigenen Körpers wird als *Autotransplantat* bezeichnet. Eine Verpflanzung von einem Mitglied derselben Spezies (d. h. von Mensch zu Mensch oder von Maus zu Maus) wird *Homotransplantation* genannt. Wenn der Spender und der Empfänger identische genetische Konstitution haben, wie es z. B. bei ingezüchteten Mäusestämmen oder bei menschlichen eineiigen Zwillingen der Fall ist, so ist dies ein *syngeneisches Homotransplantat*. Wenn die zwei Mitglieder derselben Spezies genetisch verschieden sind, so spricht man vom *allogeneischen Homotransplantat*. Für den Fall, da Transplantationen von den Eltern auf F1-Tiere oder umgekehrt durchgeführt werden, wird der Ausdruck *semisyngeneische Homotransplantation* verwendet. Schließlich bezeichnet man eine Transplantation von einer Spezies auf eine andere, etwa von einer Ratte auf eine Maus oder von einem Schimpansen auf einen Menschen, als *Xenotransplantation*. Die entsprechenden Adjektive zu Auto- und Xenotransplantationen lauten *autochthon* und *xenogeneisch*. Beispiele: »Ich führte eine autochthone, spaltdicke Hauttransplantation an dem verbrannten Kind durch«; oder: »Dem Patienten mit dem xenogeneischen Nierentransplantat scheint es nicht sehr gut zu gehen.« Das Vertrautsein mit dieser Fachsprache wird für diejenigen Leser von Nutzen sein, die sich tiefer in die umfangreiche Fachliteratur zur Transplantation vertiefen wollen. Wir werden auf diesen Punkt zurückkommen und ihn ausführlich in Kapitel 16 diskutieren, aber es sollte schon hier erwähnt werden, daß in Säugetieren autochthone und syngeneische Transplantate stets angehen, es sei denn, sie sind technisch schlecht ausgeführt oder es kommt zu irgendeinem unvorhersehbaren Ereignis, z. B. einem Blutpfropf oder einer Infektion. Bei allogeneischen Homotransplantaten muß man mit der Immunattacke des Wirts rechnen, die unter bestimmten Umständen entweder durch Arzneimittel, durch Kreuzproben (siehe unten) oder durch Kombination beider Möglichkeiten überwunden wird. Xenotransplantate gehen nur unter außergewöhnlichen Umständen an.

Kreuzproben-Verfahren, insbesondere die Typisierung von Leukozyten

Die Histokompatibilitätsantigene können an jeder mit einem Kern besetzten Zelle im Körper auftreten. Wird also eine Maus des Stammes A durch Injektion von Milzzellen des Stammes B tolerant gemacht, so wird sie *jedes* Organ von B (Haut, Niere, Knochenmark usw.) akzeptieren, und nicht nur die für die Toleranzinduktion benutzten Milzzellen. Das bedeutet nicht, daß Zellen aus den verschiedenen Organen in ihren Atigenen identisch seien. Selbstverständlich wird sich eine Leberzelle in chemischer Hinsicht von einer Nierenzelle unterscheiden. Solche Unterschiede spielen allerdings bei der Transplantation keine Rolle. Man kann z. B. durch besondere Tricks organspezifische Antikörper herstellen, z. B. einen Antikörper, der spezifisch nur mit der Schleimhaut des Magens und nicht mit irgendeiner anderen Zelle des Körpers reagiert. Dieser Antikörper wird jedoch gleich gut mit den Magenzellen vieler verschiedener Tiere reagieren. Er kann gut mit Zellen des Magens aus verschiedenen Säugetierarten reagieren, er hat keine Individual- und nur wenig Artspezifität. So kann also derjenige, der Transplantationen durchführt, es sich leisten, organspezifische Antigene zu vergessen – ein großer Vorteil nicht nur für die Induktion der Toleranz, sondern auch für die Verfahren zur Überprüfung der Histokompatibilität. Wenn wir eine allogeneische Homotransplantation durchführen wollen, ist es ohne Frage sinnvoll, einen Spender zu wählen, der dem Empfänger, was die wichtigsten Histokompatibilitätsantigene angeht, so nahe wie möglich steht. Um dieses Ziel zu erreichen, sind einige Techniken zur Typisierung der Gewebe entwickelt worden, die bestimmen, wie stark sie sich vom künftigen Wirt unterscheiden. Alle diese Techniken beruhen auf der Tatsache, daß die zirkulierenden weißen Zellen eine erhebliche Menge von Histokompatibilitätsantigenen auf ihrer Oberfläche aufweisen, und sie vermitteln ein zuverlässiges Bild von den Histokompatibilitätsantigenen der Leber, des Herzens, der Niere oder irgendeines anderen Gewebes. Wenn die weißen Zellen des Spenders und des Empfängers gut zueinander passen, werden es auch die Nieren!

Eine ziemlich einfache, wenn auch nur approximative Methode, die Heftigkeit der Immunattacke eines Empfängers gegen ein Transplantat vor der eigentlichen Operation abzuschätzen, besteht darin, sie im Reagenzglas zu simulieren. Man mischt weiße Zellen von dem voraussichtlichen Spender in der Gewebekultur mit weißen Zellen aus dem Blut des voraussichtlichen Empfängers. Zwei Lymphozyten-Populationen beginnen dann einander anzugreifen. Einer der ersten Effekte einer antigenen Stimulation besteht darin, reaktive Lymphozyten zur Teilung zu veranlassen. Die Heftigkeit der Reaktion kann also quantifiziert werden, indem man das Ausmaß der Zellteilung in der gemischten

Kultur mißt. Wenn man will, kann man die Reaktion nur in »einer Richtung« ablaufen lassen. So wird man sich z. B. bei einer Nierentransplantation nicht für die Intensität einer Transplantat-gegen-Empfänger-Reaktion interessieren, da das Transplantat nahezu keine Lymphozyten enthält und so auch keine Attacke gegen den Wirt starten kann. Alles, was wir in diesem Fall wissen wollen, ist die Heftigkeit der Empfänger-gegen-Transplantat-Attacke. Man erhält dieses Wissen, indem man die weißen Zellen des voraussichtlichen Spenders einer großen Dosis von Röntgenstrahlen aussetzt, die die DNS schädigen und die Population an der Teilung hindern. Danach setzt man eine gemischte Kultur an, und jetzt ist jede Zellteilung, die man beobachtet, eine Teilung der Lymphozyten des voraussichtlichen Empfängers, da sie auf die Antigene des Spenders antworten. Dieser Test ist in der Theorie sehr schön, aber in der Praxis hat er sich nicht als so hilfreich erwiesen, wie man ursprünglich gehofft hatte.

Wissenschaftlicher und in der Tat auch nützlicher ist es, herauszufinden, welche Allele der künftige Spender und der künftige Empfänger an den verschiedenen Histokompatibilitätsörtern und insbesondere an dem wesentlichen Hu/1-Ort besitzen. Doch das ist leichter gesagt als getan. Die Schwierigkeit besteht darin, daß man für die Durchführung solcher sogenannten Kreuzproben Antikörper braucht, die absolut spezifisch für nur einen genetischen Faktor sind. Nehmen wir an, wir wollen ein Reagens herstellen, das das Antigen A am Genort H2 in der Maus erkennen oder typisieren kann. Um es zu erhalten, wird eine Maus des Stammes B mit Zellen von A injiziert, worauf nach einigen Tagen Anti-A-Antikörper auftreten. Es gibt jedoch eine Menge weiterer Unterschiede zwischen diesen beiden Stämmen. Der erste mag X am Ort H1 und M am Ort H3 besitzen; der zweite weist vielleicht die Allele Y und N an diesen beiden Örtern auf. Zieht man also nur diese drei Gene in Erwägung, wird die geimpfte Maus Anti-A-,

Anti-M- und Anti-X-Antikörper bilden. Um das Reagens sehr spezifisch für A zu machen, müssen Anti-M und Anti-X zunächst entfernt werden. Bei Mäusen hat man den Vorteil der Inzuchtstämme. Leider stehen den Transplantations-Chirurgen jedoch keine Inzuchtlinien von Menschen zur Verfügung! Die verschiedenen Antigene mit Hilfe reaktiver Antiseren im Menschen auszusortieren, ist daher eine recht schwierige Aufgabe, die indes mit immer größerem Erfolg angegangen wird. Glücklicherweise entwickeln viele Menschen, die entweder mehrfach Bluttransfusionen erhalten oder mehrere Schwangerschaften durchgemacht haben, Antikörper gegen die weißen Zellen des Blutspenders bzw. des Vaters. Diese Seren dienen zur Typisierung. Ein Forscher kann somit eine recht umfangreiche Bank von reagierenden Seren aufbauen, mit deren Hilfe er zumindest teilweise den Spender und den Empfänger typisieren kann. Häufig sind diese Reagenzien nicht absolut spezifisch für genau nur ein einziges Allel, aber sie haben sich nichtsdestoweniger als außergewöhnlich wertvoll erwiesen. Die Leukozyten-Typisierung ist ein Gebiet aktiver Forschung und hat eine vielversprechende Zukunft.

Als die Wissenschaftler Anfang des 20. Jahrhunderts Mäuse inzuzüchten begannen, haben sie kaum erkannt, daß sie im Begriff waren, den Weg für eine größere Revolution in der medizinischen und chirurgischen Praxis vorzubereiten. Erst in den fünfziger Jahren begannen sich anhand der Arbeit mit ingezüchteten Mäusen die Umrisse der Vererbungsgesetze abzuzeichnen, die die Transplantation bestimmen. Erst in den sechziger Jahren wurden diese Grundregeln auf den Menschen angewandt, und der spektakuläre Erfolg der Organtransplantationen von Mensch zu Mensch, der in diesem Jahrzehnt begann, ist sicherlich von keinem vorausgesagt worden. Das Gebiet der Transplantation zeigt sehr deutlich die Verbindung zwischen reiner und angewandter Forschung und den Wert, den jede für die andere hat.

13 Der wandernde Lymphozyt

Wir haben nun die meisten immunologischen Grundtatsachen dargestellt, die wir wissen müssen, bevor wir die
direkten medizinischen Implikationen des zweiten goldenen
Zeitalters in der Immunitätsforschung untersuchen können.
Es gibt jedoch zwei wiederholt erwähnte Sachverhalte, für
die eine Rekapitulation des eben erst erworbenen Wissens
von Hilfe ist. Diese Themen, der wandernde Lymphozyt
und der Thymus, bilden die Grundlage der nächsten beiden
Kapitel.

Der Lymphozyt ist das zentrale Studienobjekt eines sehr
großen Teils der immunologischen Forschung. Man sollte
erwarten, daß er durch eine Beschreibung seiner Erscheinung unter dem Mikroskop, besonders unter dem Elektronenmikroskop, besser begriffen werden könnte. Seltsamerweise ist das aber nicht der Fall. Der Lymphozyt
ist bemerkenswert für das, was er nicht ist. Im wesentlichen
stellt er einen Kern dar, der ein erhebliches Potential,
aber keine umfangreiche zytoplasmatische Fabrik, besitzt.
Aus diesem Grunde ist der kleine Lymphozyt, der 95 bis
98% jeder Lymphozyten-Population bildet, eine Zelle mit
einem relativ kleinen, zusammengezogenen Kern, der nur
von einer dünnen Randzone aus ziemlich merkmallosem
Zytoplasma umgeben ist. Das Zytoplasma enthält einige
Mitochondrien und nur eine kleine Zahl von Ribosomen.
Bei vielen Lymphozyten ist das Zytoplasma so spärlich,
daß die Zelle unter dem Lichtmikroskop wie ein nackter
Kern aussieht.

Die Wanderungsströme des Lymphozyten

Wenn wir uns in den embryonalen Ursprung des lymphatischen Systems vertiefen, stellen wir fest, daß die allerer-

sten Vorfahren aller Lymphozyten große undifferenzierte
Zellen sind, die aus einem als *Mesoderm* bezeichneten Gewebe des primitiven Embryos stammen und die im Blut
zirkulieren. Diese Zellen beginnen etwa nach der Hälfte
der embryonalen Entwicklung des Säugetieres die Leber
des Embryos zu infiltrieren. Obgleich es nicht sicher ist,
scheint es doch sehr wahrscheinlich, daß die Vorläuferzellen
ursprünglich unspezialisiert sind und daß aus ihnen die
verschiedenen Arten von Zellen hervorgehen können, die
im Blut vorhanden sind, wie die rote Zelle, der Granulo
zyt, der Monozyt oder der Lymphozyt. Welchem Weg der
Differenzierung eine bestimmte Zelle folgt, scheint in hohem Maße davon abzuhängen, wo sie sich niederläßt. Beim
Embryo dringen einige dieser großen, multipotenten
Stammzellen in den primitiven Thymus ein – ein Ereignis,
das etwa auf der Hälfte der fötalen Entwicklung, bei der
Maus am 11 bis zum 12. Tag der Schwangerschaft in
einer 21tägigen Entwicklungsperiode, stattfindet. Daß sie
sich im Thymus niederlassen, scheint unwiderruflich das
Schicksal dieser eindringenden großen Zellen zu bestimmen.
Sie entwickeln sich nunmehr zu Lymphozyten.
Der Thymus ist das einzige Organ im Körper, das während
des Embryonalstadiums eine große Zahl von Lymphozyten
aufweist. Etwa nach drei Vierteln der Schwangerschaftszeit
lassen sich die primitiven großen Stammzellen im Knochenmark nieder. Mit ihrem allmählichen Eindringen in das
Knochenmark wird die Leber als ursprüngliche Heimat immer unwichtiger. Bald nach der Geburt hört die Leber
auf, eine signifikante Zahl von Stammzellen des Blutes
zu besitzen. Das Knochenmark und in geringerem Ausmaß
auch die Milz haben das vollkommen übernommen. Es
gibt sogar gute Gründe für die Annahme, daß selbst nach
der Geburt die Stammzellen in der Lage sind, irgendeinen
der verschiedenen Wege der Differenzierung einzuschlagen.
Die zellulären Wanderungsströme im Tier nach der Geburt
sind sehr komplexer Natur. Es gibt keinen Zweifel, daß

eine beträchtliche Zahl von kleinen Lymphozyten kurz nach der Geburt den Thymus verläßt und sich im Lymphknoten und in der Milz ansiedelt. Darüber hinaus hält dieser Zufluß, wenn auch mit abnehmender Rate, das ganze Leben hindurch an. Es ist jedoch ebenso klar, daß einige Knochenmarkszellen in den Kreislauf auswandern und sich in der Milz und in den Lymphknoten niederlassen können, um sich in mittlere und schließlich kleine Lymphozyten zu entwickeln, ohne daß sie den Weg über den Thymus genommen haben. Allgemein kann man sagen, daß die Lymphozyten im unstrukturierten Rindengewebe eher aus dem Thymus stammen, während die, die sich in den Lymphfollikeln finden, aus dem Knochenmark kommen. Man muß sich jedoch daran erinnern, daß die thymusabhängigen Zellen selbst Nachkommen von Knochenmarkszellen sind. Nicht nur haben die primitiven Stammzellen den Thymus überhaupt erst ursprünglich besiedelt, sondern ein beständiger Strom von Knochenmarks-Vorläuferzellen dringt das ganze Leben hindurch in den Thymus ein, füllt ihn fortlaufend wieder auf und ergänzt den Pool von sich teilenden Zellen.

Zusammenfassend kann gesagt werden, daß die echten, sich selbst perpetuierenden Stammzellen des lymphatischen Systems undifferenzierte Zellen sind, die im Embryo entstehen und sich hauptsächlich in seiner Leber teilen. Solche Zellen lassen sich im Knochenmark nieder und sind äußerst beweglich. Sie können den Thymus und auch das periphere lymphatische System besiedeln. Auch der Thymus kann Zellen an das periphere lymphatische System abgeben; in entgegengesetzter Richtung findet jedoch keine Aussaat statt. Die Hierarchie dieser Ereignisse ist in *Abb. 13.1* skizziert.

Nicht nur die Stammzellen sind Wandervögel. Auch der reife kleine Lymphozyt hat eine unstillbare Wanderlust, beschränkt seine Ausflüge allerdings auf den peripheren lymphatischen Bezirk, womit wir die Lymphknoten, die Milz, die Payerschen Platten und den Lymphkreislauf meinen. Innerhalb dieser Grenzen legt er während seiner Lebenszeit viele Meilen zurück. Folgen wir einmal einem einzelnen kleinen Lymphozyten, wie er im Lymphknoten entstanden ist. Er wird sich dort für einige Tage aufhalten, sich aber früher oder später dazu entschließen, auf die Reise zu gehen. Er verläßt den Lymphknoten auf den efferenten lymphatischen Bahnen und hält sich für eine

Abb. 13.1 Wanderungswege lymphoider Zellen.

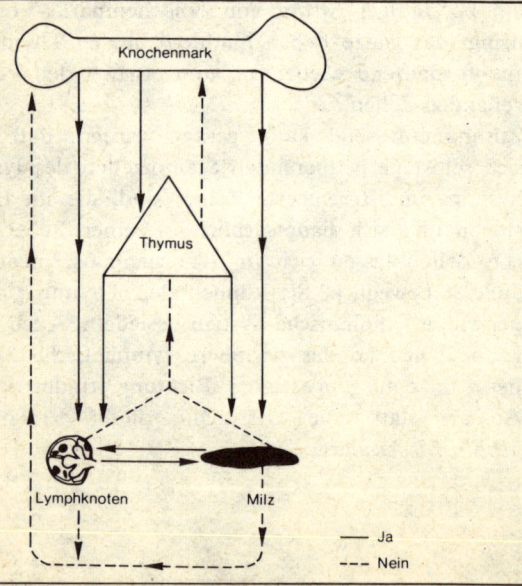

194

Weile in den Lymphknoten weiter oben in der Kette auf. Schließlich tritt er in eines der lymphatischen Hauptgefäße ein und bald auch in den Blutkreislauf. Für die roten Zellen und die polymorphkernigen Leukozyten läge hier mehr oder weniger das Ende der Reise. Die roten Zellen leben ungefähr 100 Tage im Blut, sind dann gealtert und erfahren in der Milz eine würdelose Beerdigung, indem sie von den dortigen Makrophagen gefressen werden. Die polymorphkernigen Leukozyten erfreuen sich eines kürzeren, wenn auch abwechslungsreicheren Lebens. Sie können an irgendeinen entzündlichen Gefahrenherd gelockt werden oder in ein Gewebe einwandern – in jedem Fall aber leben sie nur zwei oder drei Tage lang. Ganz anders die Lymphozyten. Hat es ein kleiner Lymphozyt einmal »satt«, im Kreislauf herumtransportiert zu werden (und dies kann Stunden oder Tage nach seinem ersten Auftreten im Blutstrom sein), so hat er die Möglichkeit, die Zirkulation auf einer sehr speziellen Route wieder zu verlassen und zu einem Lymphknoten heimzukehren. Er tut dies, indem er, wie in *Abb. 13.2* dargestellt, die post-

Abb. 13.2 Der Weg kleiner Lymphozyten aus dem Blut in den Lymphknoten durch eine postkapillare Venüle. (Nicht maßstabsgetreu)

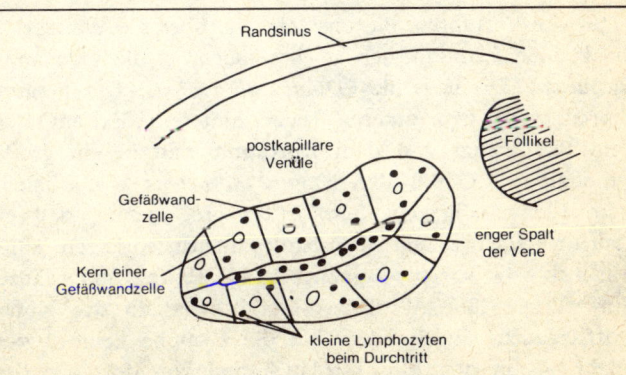

Randsinus

postkapillare
Venüle

Follikel

Gefäßwand-
zelle

enger Spalt
der Vene

Kern einer
Gefäßwandzelle

kleine Lymphozyten
beim Durchtritt

kapillaren Venülen der Lymphknotenrinde penetriert. Diese außergewöhnlichen Venen werden von sehr großen, würfelförmigen Zellen ausgekleidet, die praktisch das Innere der Vene verschließen, was natürlich den Blutstrom verlangsamt. Lymphozyten verlassen die Vene nicht dadurch, daß sie sich zwischen den auskleidenden Zellen hindurchzwängen, sondern indem sie in das Zytoplasma der Gefäßwandzelle eindringen und sie auf der anderen Seite wieder verlassen. Dieses außergewöhnliche Verhalten schädigt die Gefäßwandzelle nicht; sie sieht, sobald der in sie eingedrungene Besucher sie wieder verlassen hat, völlig normal und gesund aus. Ein solcher Transit ist nur für Lymphozyten möglich. Monozyten und polymorphkernige Zellen müssen sich ihren Weg zwischen den auskleidenden Zellen bahnen, indem sie sie beim Durchgang durch die Wand zur Seite schieben. In der Milz gibt es keine postkapillaren Venülen. Die Lymphozyten haben jedoch keine Schwierigkeiten, aus dem Kreislauf in die weiße Pulpa einzudringen, und man glaubt, daß sie durch bestimmte besondere Blutkapillaren am äußersten Rand der weißen Pulpa eintreten.

Die chronische Drainage des Ductus thoracicus

Eines der Verfahren, die uns sehr viel über die Wanderlust des kleinen Lymphozyten gelehrt haben, ist die sogenannte chronische Drainage des *Ductus thoracicus.* Die gesamte Lymphe aus den unteren (oder hinteren) Extremitäten, dem Bauchraum und dem Brustraum tritt in ein großes lymphatisches Gefäß, den *Ductus thoracicus,* ein. Obgleich sehr dünnwandig und fein, ist er groß genug, daß ein Chirurg einen feinen Kunststoffschlauch einsetzen kann, was sich jetzt sogar routinemäßig bei Ratten und Mäusen durchführen läßt. Wird das Gefäß oberhalb des Kunststoffschlauchs abgebunden, hat die Lymphe keine andere Wahl, als in den Plastikschlauch und von dort aus dem

Körper des Tieres in ein Reagenzglas zu fließen. Natürlich enthält die Flüssigkeit zahlreiche Lymphozyten. Was passiert, wenn wir alle Lymphozyten aus dem *Ductus thoracicus* für einen Zeitraum von – sagen wir – fünf Tagen aus einer Ratte oder Maus abfließen lassen? Das erste, was sich ereignet, wird uns nicht überraschen: Die Zahl der Lymphozyten im Kreislauf vermindert sich. Als nächstes beginnt die Zahl der durch den Kunststoffschlauch wegfließenden Zellen abzunehmen. Würde man den Verlust von roten Blutzellen aus dem Körper beobachten, so wäre die Geschichte hier zu Ende. Wir würden keine Entleerung des die roten Zellen bildenden Knochenmarks beobachten, sondern feststellen, daß die Stammzellen des Knochenmarks vermehrt proliferieren, da sie versuchen, den ständigen Verlust an roten Zellen auszugleichen. Bei den Lymphozyten jedoch bewirkt die fünftägige chronische Drainage des *Ductus thoracicus* eine gründliche Gewichtsabnahme der lymphatischen Organe – ein Vorgang, der den schweren Verlust an Lymphozyten widerspiegelt. Mit anderen Worten: Die Lymphknoten, die der ständigen Wiederbesiedlung durch die Zellen aus der Zirkulation beraubt sind, können den Nachschub nicht aufrechterhalten und schwinden dahin. Erst wenn der beständige Verlust an kleinen Lymphozyten gestoppt wird, beginnen sie langsam ihre ursprüngliche Größe und ihren ursprünglichen Zustand wieder anzunehmen, da sie langsam aus dem Knochenmark und dem Thymus regeneriert werden. Dieses Experiment zeigt klar und eindeutig die Wichtigkeit der Rezirkulation von Lymphozyten für die Integrität des gesamten peripheren lymphatischen Bezirks.

Eine Erweiterung dieses Experiments liefert sogar noch einen direkteren Beweis für die Rezirkulierung kleiner Lymphozyten. Man kann einen Schlauch in den *Ductus thoracicus* einführen, ihn dort für einen Tag belassen und die Lymphozyten sammeln. Diese können nunmehr mit einem radioaktiven Isotop markiert und dann langsam und vorsichtig in dieselbe Ratte zurückinjiziert werden. Fertigt man nun während der folgenden Stunden reihenweise Autoradiographien an, gewinnt man ein ungefähres Bild von dem sehr dynamischen Verhalten dieser Zellen. Am Anfang finden sich alle Zellen im Kreislauf. Innerhalb einer halben Stunde beobachtet man, wie sich einige in den engen postkapillaren Venülen drängeln. Sie bahnen sich ihren Weg hindurch, und nach ungefähr vier Stunden ist eine Höchstzahl an Zellen in die Milz und etwas später in die Lymphknoten übergetreten. Wenn man nun die Flüssigkeit des *Ductus thoracicus* erneut auffängt, kann man einige markierte Zellen auffangen. Diese beständige Rezirkulation aus dem Lymphknoten zur Lymphe, zum Blut und zurück zum Lymphknoten oder zur Milz kann buchstäblich Jahre andauern.

Beim Menschen ergeben sich mannigfache Probleme, die Drainage des *Ductus thoracicus* so lange aufrechtzuerhalten, bis eine beträchtliche Verminderung der Lymphozytenzahl erreicht ist. Bei der Drainage gehen dem Körper auch Flüssigkeit und Proteine verloren, und diese müssen ersetzt werden. Sehr viele von diesen Schwierigkeiten können jedoch vermieden werden, wenn man die Lymphe nicht in ein Reagenzglas oder in eine Flasche fließen läßt, sondern in die Speiseröhre, den Oesophagus, des Patienten. Diese als Anlegen einer *Ductus-thoracicus-Oesophagus*-Fistel bezeichnete Operation ist technisch durchführbar und führt zu einem beträchtlichen Verlust an Lymphozyten. Die Lymphozyten gelangen in Magen und Darm und werden bald durch die Enzyme und Säuren der Verdauungsflüssigkeiten abgebaut. Die Flüssigkeit wird wieder absorbiert, die Proteine werden zu Bausteinen abgebaut, die ihrerseits wieder als Nahrung dienen und aufgenommen werden, so daß man sich sehr viel weniger um den Ersatz dieser Substanzen sorgen muß. Diese Art von Operation erfreute sich einer kurzen Beliebtheit als ein Mittel, die Immunantwort solcher Menschen abzuschwächen, die ein Nierentransplantat erhalten hatten. Sie wurde ziemlich schnell durch einfachere und weniger gefährliche Behandlungen ersetzt.

Die Wiedergeburt der kleinen Lymphozyten

Was ist der Zweck dieser ganzen Rezirkulation von Lymphozyten? Sie scheint der Weg zu sein, auf dem der Körper alle seine Organe und Systeme gegenüber Fremdartigem überwacht – sowohl in Hinsicht auf die Invasion aus der mikrobiellen Welt als auch hinsichtlich schädlicher Mutationen, die in ihm selbst entstehen. Wenn der rezirkulierende Lymphozyt ein Antigen trifft, mit dem er reagieren kann, macht er eine Art Wiedergeburt durch. Man erinnere sich, daß die kleinen Lymphozyten die Nachkommen von mittleren Lymphozyten, die ihrerseits die Nachkommen von großen, sich teilenden Blastzellen sind. Wir wollen untersuchen, was passiert, wenn wir markierte kleine *Ductus-thoracicus*-Lymphozyten von einer Maus des Stammes A in die Vene eines F1-hybriden Tieres von den Stämmen A und B injizieren. Auch hier gibt uns wieder die Autoradiographie Auskunft. Die A-Zellen treten in die Lymphknoten und in die Milz des Wirts ein. Der Empfänger kann, da er alle A-Antigene besitzt und daher tolerant ist, nicht reagieren. Die A-Lymphozyten aber erkennen die B-Antigene, mit denen sie plötzlich in ganz nahem Kontakt stehen. Jetzt verwandelt sich ein beträchtlicher Teil der kleinen Lymphozyten in große, sich teilende Blasten zurück. Aus ihnen wiederum entsteht eine große Zahl von Nachkommen mittlerer und kleiner Lymphozyten, die destruktiv auf die AB-Zielzellen wirken.

Unser Experiment offenbart eines der Geheimnisse des kleinen Lymphozyten. Alles andere als eine Endzelle, ist er bereit, augenblicklich die Geschichte seines Lebens umzukehren, Größe und Gestalt zu verändern und sich zu einer kleinen Armee von aggressiven Zellen zu vermehren.

Die heterogene Natur der Lymphozyten-Population

Obgleich die meisten Lymphozyten und insbesondere die kleinen Lymphozyten sich sehr ähnlich sehen, ist eine Lymphozyten-Population in Wirklichkeit ein rechtes Gemisch von Zellen. Wissenschaftlicher ausgedrückt: Die Lymphozyten sind in vielerlei Hinsicht *heterogen,* einmal in bezug auf die Größe, da ihr Durchmesser von 5 bis 15μ variiert. Sie sind sehr heterogen in ihrer Lebensdauer, die sich von einigen Tagen bis auf Jahre erstreckt. Sie sind sehr heterogen in ihrem spezifischen Gewicht, wodurch es Wissenschaftlern möglich ist, sie für Versuchszwecke voneinander zu trennen. Das Wichtigste aber ist, daß sie in bezug auf ihre Funktion heterogen sind. Einige sind Vorläufer von antikörperbildenden Zellen – eine Zellpopulation, die sich sehr deutlich von den Vorläufern von Zellen zu unterscheiden scheint, die die zelluläre Immunität vermitteln. Eine dritte Klasse besteht aus den Gedächtniszellen, die auch wiederum nachweisbar verschieden sind. Einige sind antikörperbildende Zellen, die sich erst kurz zuvor aus Blasten entwickelt haben. Andere sind die Wirkzellen bei der verzögerten Überempfindlichkeit. Einige sehen genau wie kleine Lymphozyten aus, können aber in Wirklichkeit Stammzellen des Knochenmarks in der Ruhephase sein. Die kleinen Lymphozyten im Thymus sehen wie zirkulierende kleine Lymphozyten aus, verhalten sich aber sehr unterschiedlich. Schließlich gibt es sicherlich noch funktionelle Klassen von kleinen Lymphozyten, die wir noch gar nicht erkannt haben. Eines der großen ungelösten Probleme der Immunologie besteht darin, wie alle diese verschiedenen funktionellen Klassen von Zellen voneinander unterschieden werden können, damit man ihre Eigenschaften genauer analysieren kann. In einem sehr realen Sinn ist der Lymphozyt die Radnabe der Immunologie, und die verschiedenen Probleme, die wir erwogen haben, gehen von ihm aus wie die Speichen eines Rades.

14 Der Thymus

Die sechziger Jahre waren Zeuge einer gewaltigen Erweiterung unseres Wissens über den Thymus. Als ich mich 1950 als Medizinstudent mit Physiologie beschäftigte, war so wenig über dieses Organ bekannt, daß in den meisten Lehrbüchern nur eine magere halbe Seite dafür vorgesehen war. Diese Situation änderte sich während der nächsten Jahre nicht wesentlich. Um die Mitte der sechziger Jahre jedoch hatte sich so viel neue Information angesammelt, daß in den folgenden Jahren drei große internationale wissenschaftliche Symposien über den Thymus abgehalten wurden. Außerdem erschienen einige umfangreiche Bücher zu diesem Thema. Die Geschichte dieser Wissensexplosion sagt einiges über den Weg aus, auf dem die Wissenschaft voranschreitet, und da sie sehr eng mit dem Walter-and-Eliza-Hall-Institut verbunden ist (dem australischen Forschungsinstitut, an dem ich arbeite), schlage ich vor, daß ich die Abfolge der Ereignisse etwas detaillierter darstelle.

Der Thymus, manchmal auch als Bries bezeichnet, ist ein Organ von beträchtlicher Größe vorn im Brustkorb unmittelbar hinter dem Brustbein. Die mikroskopische Untersuchung zeigt, daß es aus der Rinde (*Cortex*) und dem inneren Mark (*Medulla)* besteht. Beide enthalten sehr zahlreiche Lymphozyten, die in dem Cortex sehr viel dichter gepackt sind als in der Medulla. Tatsächlich besteht die Rinde zu mehr als 98 % aus Lymphozyten. Einen Rest bilden einige wenige spezialisierte retikuläre Zellen und ein fibröses Netzwerk. Das Mark enthält neben den Lymphozyten eine beträchtliche Zahl von spezialisierten Zellen, die als epitheliale Zellen des Thymusmarks bezeichnet werden. Seit langem ist bekannt, daß sich die Größe des Thymus mit dem Alter erheblich verändert; eine genaue Untersuchung dieses Sachverhaltes am Menschen wurde in

Deutschland in den dreißiger Jahren durchgeführt. Tatsächlich ist der Thymus bei der Geburt ein großes und gutentwickeltes Organ, das wächst und seine maximale Größe etwa zur Pubertät erreicht. Danach wird der Thymus allmählich wieder kleiner und kann in hohem Alter ausgesprochen winzig sein. Interessant ist, daß der Thymus in *jedem* Lebensalter, dann nämlich, wenn eine Person entweder schwer erkrankt oder einem großen physischen Streß unterworfen ist, sehr schnell zusammenschrumpfen kann. Bei jeder längeren entkräftenden Krankheit besteht die Tendenz, daß die Rinde des Thymus sehr klein wird. Diese Eigenart des Thymus, die noch immer nicht recht verstanden wird, führte am Anfang dieses Jahrhunderts zu einigen schwerwiegenden Mißverständnissen. Die Pathologen, deren Aufgabe es ist, erkrankte Organe und Gewebe zu untersuchen, waren nur durch Autopsienuntersuchungen mit dem Thymus wirklich vertraut. Naturgemäß haben die meisten Menschen, bevor sie sterben, vorher irgendeine Krankheit durchgemacht, häufig eine von langer Dauer, so daß man bei den meisten, die zur Autopsie gelangten, kleine, zusammengeschrumpfte Thymen fand. Das veranlaßte viele Ärzte zu glauben, solche kleinen Thymen seien normal. Wenn Menschen plötzlich infolge eines Unfalls oder aus unbekanntem Grund verstarben und man einen sehr viel größeren Thymus fand als normalerweise bei der Autopsie *post mortem*, so hielt man dies häufig für unnormal. Es kam zum Begriff des »Status thymus lymphaticus«, der im wesentlichen eine nicht existierende Krankheit bezeichnete. Bei der Maus war über den Thymus ein bißchen mehr als beim Menschen bekannt. Einige ingezüchtete Mäusestämme neigten sehr zu Leukämien, und es ist möglich, einige Leukämieformen am Ausbruch zu hindern, wenn der Thymus früh im Leben entfernt wird.

Die moderne Ära der Thymus-Forschung begann im Jahre 1956 mit der Arbeit von Donald Metcalf am Walter-und-Eliza-Hall-Institut, der sich bemühte, mehr über die Leukämie der Lymphozyten in Mäusen herauszufinden. Er beobachtete, daß das Serum leukämischer Mäuse und auch das von Menschen, die an Leukämie litten, etwas enthielt, das die Zahl der Lymphozyten im Blutstrom erhöhte, wenn es in neugeborene Mäuse injiziert wurde – ein Faktor, der »lymphozytose-stimulierender Faktor« oder LSF genannt wurde. Eine genauere Untersuchung zeigte, daß LSF auch bei normalen Mäusen vorhanden war, wenn auch in sehr viel kleineren Mengen, und daß es vom Thymus gebildet wurde. LSF wurde für einen Regulator der Bildungsrate von Lymphozyten gehalten. Erhöhte Konzentration könnte einer der zur Leukämie führenden Faktoren sein.

Der nächste größere Schritt voran wurde 1961 durch J. F. A. P. Miller getan, der am Chester Beatty Research Institute in London arbeitete. Miller war ebenfalls an der Leukämie der Mäuse interessiert. Für einen Teil seiner Untersuchungen über die Wirkungen des Thymus auf die Leukämie mußte er eine chirurgische Methode entwickeln, die es erlaubte, aus einer neugeborenen Maus am ersten Lebenstag den Thymus zu entfernen. Wer jemals eine neugeborene Maus gesehen hat, mit einer Länge von weniger als drei Zentimeter und einem Gewicht von nur etwa einem Gramm, der wird zu würdigen wissen, welch heikles chirurgisches Kunststück dies war! Die Operation, bei der der Thymus herausgenommen wird, bezeichnet man als Thymektomie, bei einem neugeborenen Tier als neonatale Thymektomie. Die lange Erfahrung mit der Thymektomie bei erwachsenen Tieren hatte gezeigt, daß diese Operation keine offenkundigen oder dramatischen krankmachenden Wirkungen zur Folge hatte. Falls die Mäuse den anfänglichen Schock der Operation überstanden, lebten sie für viele Monate recht gesund. Die Ergebnisse bei den neonatal thymektomierten Mäusen waren jedoch eine ziemliche Überraschung. Diese Tiere wuchsen sehr schlecht, waren zwergenhaft und krank und starben gewöhnlich im Alter von zwei bis drei Monaten. Diese *wasting disease* (Verfallskrankheit), wie man sie nannte, konnte verhindert werden, wenn ein syngeneischer Thymus in das Tier zurückverpflanzt wurde. Also hatte der Thymus eindeutig irgendeine Funktion, und zwar eine, die wesentlich für eine gesunde Frühentwicklung des Tieres war. Als Miller einige der Mäuse bei der Autopsie untersuchte, fand er, daß Lymphknoten und Milz sehr zusammengeschrumpft waren. Dieser Befund weckte in ihm den Gedanken, daß diese Mäuse möglicherweise ein schlecht funktionierendes Immunsystem besitzen könnten. Deshalb führte er Hautverpflanzungstests durch. Allogeneische Hauttransplantate gingen sehr gut an, ja sogar Xenotransplantate von Ratten blieben gelegentlich erhalten, ohne daß sie abgestoßen wurden. Dies deutete tatsächlich auf einen sehr schwerwiegenden Mangel in der zellulären Immunantwort hin. Antikörperuntersuchungen zeigten bald, daß auch der humorale Immunmechanismus beeinträchtigt war, wenn auch nicht in so starkem Maße.

Als Millers Entdeckung 1961 auf einer Konferenz in Italien berichtet wurde, wirkte sie auf die Fachwelt wie eine Sensation; denn bis zu diesem Zeitpunkt hatte es keinen Hinweis darauf gegeben, daß der Thymus den Antikörpermechanismus beeinflussen könnte. Die Forschungsarbeiten des Engländers hatten nun gezeigt, daß der Thymus, wenn er auch nicht selbst Antikörper bildet, eine entscheidende Rolle bei der Entwicklung des Immunsystems spielt. Wir haben hier ein klares Beispiel für die Wechselwirkung zwischen Zufallsbeobachtung und darauf vorbereitetem Verstand, die so häufig Keimzelle entscheidender Fortschritte in der Wissenschaft ist. Miller hätte ebensogut sagen können: »Schau dir diese armseligen, zwergenhaften Mäuse an, die sind zu überhaupt nichts nütze« und hätte seine Gedanken anderen Experimenten zuwenden können. Statt dessen erkannte er, daß das am wenigsten erwartete Versuchsresultat das sensationellste sein kann und daß es logisch weiterverfolgt werden sollte.

Ein weiterer interessanter Aspekt der Wissenschaft wird

durch diese Phase der Thymus-Forschung veranschaulicht. Irgendwie werden große Entdeckungen häufig nahezu gleichzeitig und fast unabhängig in zwei oder drei Laboratorien in verschiedenen Teilen der Welt gemacht. Es gab nichts in Millers Experiment zur neonatalen Thymektomie, für das eine teure Ausrüstung erforderlich gewesen wäre, und man kann keinen wirklichen Grund nennen, warum es nicht schon Jahre früher hätte durchgeführt werden können, doch niemand hatte es versucht. 1961 aber ging, unabhängig und aus völlig anderen Gründen, eine andere Gruppe, diesmal in Amerika, ebenfalls an die Untersuchung der neonatalen Thymektomie. Sowohl auf Grund klinischer Untersuchungen als auch durch Studien auf dem Gebiet der vergleichenden Physiologie hatte R. A. Good von der Universität von Minnesota am Thymus Interesse gewonnen. Er ermunterte seine Mitarbeiter O. K. Archer und J. C. Pierce, eine Methode der neonatalen Thymektomie beim Kaninchen zu entwickeln, mit der ausdrücklichen Absicht, die Folgen einer neonatalen Thymektomie auf die Entwicklung der immunologischen Leistungsfähigkeit zu überprüfen. Archer und Pierce publizierten 1961 fast gleichzeitig mit Miller ihre Ergebnisse. Leider erwies es sich als nicht angezeigt, die Operation durchzuführen, bevor die Kaninchen fünf Tage alt waren, so daß der Immundefekt nicht sehr ausgeprägt war. Innerhalb von Monaten nach der Publikation dieser beiden Untersuchungen konnten zahlreiche Wissenschaftler den grundlegenden Befund bei einer Reihe von Tierarten und mit unterschiedlichen Testsystemen bestätigen.

Der Mechanismus der wasting disease nach neonataler Thymektomie

Welche Aufgabe hat nun der Thymus, daß er so wichtig für die richtige Entwicklung des Immunsystems ist? Anfangs schien es zwei Möglichkeiten zu geben: Entweder er bildet irgendeine Substanz wie das LSF, die von besonders großer Wichtigkeit im frühen Lebensstadium, weniger entscheidend jedoch im Erwachsenenstadium ist; oder er ist eine große Exportfabrik für Lymphozyten, die danach im peripheren lymphatischen System proliferieren. Es stellte sich heraus, daß in beiden Ideen Wahrheit steckte. Ein Thymus-Transplantat von einer syngeneischen, neugeborenen Ratte kann die Verfallskrankheit, die sich auf eine neonatale Thymektomie entwickelt, heilen, vorausgesetzt, der Thymus wird kurze Zeit nach der Geburt verpflanzt.

Dieser Befund kann sowohl mit der Zellaussaat als auch mit der Bildung irgendeines humoralen stimulierenden Faktors in Einklang gebracht werden. Es ist möglich, in den Körper einer Säuglingsmaus ein Thymus-Transplantat einzusetzen, das sich völlig abgeschlossen in einer kleinen Spezialkammer befindet. Die Wände dieser Kammer sind aus einem Material hergestellt, das den freien Durchgang von Nährstoffen und allen löslichen Molekülen, nicht jedoch von Zellen erlaubt. Auf diese Weise werden Lymphozyten, wenn sie im Thymus-Transplantat vorhanden sind, eingeschlossen. Selbst wenn sie es wollten, könnten sie nicht hinaus und Lymphknoten und Milz besiedeln. Wenn diese in Kammern eingeschlossenen Transplantate in neonatal thymektomierte Mäuse eingesetzt wurden, stellten sie zwar die immunologische Leistungsfähigkeit der Tiere nicht vollständig wieder her, aber sie verbesserten die Lage doch ganz erheblich. Dies zeigte, daß irgend etwas anderes als Zellen aus der Kammer herausgesickert sein mußte. Heute wissen wir, daß eine Zellaussaat aus dem Thymus tatsächlich stattfindet und daß sie kurz nach der Geburt ihre größte Geschwindigkeit erreicht. Wir wissen aber auch, daß der Thymus einen oder mehrere humorale Faktoren bildet, die für die richtige Ausreifung der Stammzellen zu Lymphozyten notwendig sind. Leider sind die Chemie und die genaue Wirkungsweise des humoralen Faktors des Thymus noch nicht bekannt.

Selbst wenn eine Folge der neonatalen Thymektomie die schlechte Entwicklung der Lymphknoten, der Milz und der Payerschen Platten ist, warum bleiben die Mäuse Zwerge und sterben? Man hat klar zeigen können, daß dies auf Infektionen durch Bakterien und Viren beruht, gegen die diese Mäuse keine Abwehrwaffen haben. Wir können Kaiserschnitte an Mäusen durchführen und die Jungen in einer völlig keimfreien Umgebung aufziehen. Solche Mäuse sind vollkommen geschützt vor allen bakteriellen Infektionen, sie besitzen nicht einmal die normalen und harmlosen Organismen, die im Darm leben. Sie ziehen sich während ihres Lebens nach der Geburt keine Viruserkrankung zu, aber die Möglichkeit, daß irgendein Virus von der Mutter übertragen worden ist, während das Baby noch in der Gebärmutter war, kann nicht ausgeschlossen werden. Wenn solche Mäuse neonatal innerhalb ihrer sterilen Isolierkammern thymektomiert werden, entwickeln auch sie keine angemessene immunologische Leistungsfähigkeit. Sie werden jedoch nicht zwergenhaft, verfallen und sterben auch nicht, sondern erfreuen sich, solange sie von der normalen, von Mikroorganismen nur so strotzenden Welt abgeschirmt sind, guter Gesundheit. Dies unterstreicht die wertvolle Rolle, die das lymphatische System spielt, um uns vor Mikroben zu schützen. Ohne dieses System können die Granulozyten, Makrophagen und anderen Abwehrzellen nicht täglich aufs neue das Problem bewältigen, die Gewebe sauberzuhalten.

Die Rolle des Thymus im Erwachsenen

Bis jetzt haben wir ziemlich ausführlich die Rolle des Thymus im frühen Lebensstadium erörtert. Wir haben festgestellt, daß er das Organ ist, das im Embryo Lymphozyten enthält, und daß er kurz nach der Geburt recht lebhaft Zellen in das periphere lymphatische System exportiert. Wir haben auch gesehen, daß der Thymus einen humoralen

Faktor bildet, der hilft, daß die Stammzellen des Knochenmarks sich zu immunkompetenten Lymphozyten differenzieren. Diese Zwillingsrolle ist während der ersten Lebenswochen unentbehrlich. Wir wissen jedoch, daß der Thymus nach der Geburt weiterhin wächst. Beim Menschen erreicht er seine maximale Größe nicht vor etwa dem 15. Lebensjahr. Bei der Maus hält sein Wachstum bis etwa acht Wochen nach der Geburt an. Danach bildet er sich nur sehr langsam zurück.

Was ist also die Funktion des Thymus, sobald sich ein reifes Immunsystem entwickelt hat? Viele Jahre der Forschung auf dem Gebiet der Leukämie haben gezeigt, daß ein erwachsenes Tier sehr gut ohne seinen Thymus leben kann; zwar fällt die Zahl der zirkulierenden Lymphozyten wie auch das Gewicht der Lymphknoten etwas ab, aber es kommt zu keiner offensichtlichen Erkrankung. Die Antwort auf dieses Rätsel enthält die Tatsache, daß die Entfernung des Thymus, nachdem sich das lymphatische System vollständig mit antigensensitiven Lymphozyten ausgerüstet hat, ähnlich »sinnvoll« ist wie die Schließung der Stalltür, nachdem das Pferd durchgegangen ist. Die lymphozytären Polizisten sind bereits unterwegs, und wie wir im letzten Kapitel gelernt haben, sind sie unermüdlich. Sie können für Monate umherwandern. Nachdem sie mit Hilfe des Thymus voll ausgereift sind, bedürfen diese etablierten, rezirkulierenden Lymphozyten nicht mehr des Einflusses des Thymus, um auf Antigene zu antworten. Solange sie leben, liefern sie einen Schutz für den Körper.

Zwei Experimente zeigen jedoch eindeutig, daß auch bei der erwachsenen Maus der Thymus noch von Nutzen ist. Das erste Experiment besteht darin, daß man Geduld hat und nach einer Thymektomie viele Monate vergehen läßt. Setzt man dann eine Maus Antigenen aus, mit denen sie niemals zuvor Bekanntschaft gemacht hat, so kann man feststellen, daß die Immunantwort auf ein neues Antigen sehr schwach ausfällt. Obgleich langlebig, leben die antigensensitiven Lymphozyten keine Ewigkeit. Abnutzungserscheinungen treten auf, und die Zahl sinkt allmählich, da bei *Abwesenheit* des Thymus die Stammzellen des Knochenmarks nicht mehr den notwendigen Instruktionsreiz erhalten, der ihr Ausreifen zuläßt. Die langsame, allmähliche Erneuerung des Pools an zirkulierenden Lymphozyten, die das ganze Leben über in gesunden, intakten Tieren stattfindet, kann ohne Thymus nicht vor sich gehen. Deshalb sind die Ergebnisse einer Thymektomie beim Erwachsenen nicht so schnell sichtbar und so dramatisch wie die einer neonatalen Thymektomie. Am Ende können sie dennoch von erheblicher Bedeutung sein. Wenn es überhaupt vernünftig ist, von der Maus auf den Menschen zu extrapolieren, so könnte man vermuten, daß zwanzig Jahre nach einer Thymektomie ein solcher Mensch gegenüber einem neuen Typ von Influenzavirus empfänglicher wäre als eine Durchschnittsperson. Man muß sich aber dabei vor Augen halten, daß die Aktivität der Keimzentren und das etablierte immunologische Gedächtnis von einer Thymektomie beim Erwachsenen nicht betroffen werden. Da ein Mensch (oder ein Tier) zu dem Zeitpunkt, da er erwachsen ist, zahlreichen und verschiedenen Antigenen ausgesetzt gewesen ist, gibt es auch ein Gedächtnis für eine große Zahl und Vielfalt von Mikroben. Obwohl der Erreger einer Infektion häufig nicht mit irgend etwas identisch ist, dem der Mensch schon einmal ausgesetzt war, enthält er doch antigene Determinanten, die irgendeinem antigenen Reiz in der Vergangenheit des Menschen verwandt sind. In einem solchen Fall hätte die Thymektomie beim Erwachsenen wenig oder gar keinen Effekt auf das, was dann ja im wesentlichen eine Auffrischantwort ist.

Ein zweites Experiment kehrt die Wichtigkeit des Thymus beim erwachsenen Lebewesen in etwas dramatischerer Weise hervor. Es ist möglich, einen großen Teil der Lymphozyten eines Tieres durch Röntgenstrahlen zu zerstören. Wird die Dosis an Röntgenstrahlen so gewählt, daß sie das Tier gerade nicht töten, kommt es zu einem plötzlichen, ausgeprägten Abfall der Lymphozytenzahl im Blut und in allen lymphatischen Organen und zu einer schweren Beeinträchtigung der immunologischen Leistungsfähigkeit. Doch innerhalb einer Woche oder noch schneller beginnt die Regeneration, und innerhalb von zwei bis drei Wochen sind die Tiere wieder in der Lage, eine kräftige Immunantwort zu geben. Wird jedoch ein erwachsenes Tier thymektomiert und *dann* bestrahlt, ist es unfähig geworden, sein immunologisches Potential zu regenerieren. Es verhält sich in vielerlei Hinsicht wie ein neonatal thymektomiertes Tier, wobei es häufig an Gewicht verliert und stirbt. Im normalen Tier kommt es trotz der Zerstörung so vieler Lymphozyten zu einer Periode intensiver Aktivität der Stammzellen des Knochenmarks, und wenn der Thymus intakt ist, hilft sein humoraler Faktor, daß die Knochenmarkszellen reifen. In Abwesenheit des Thymus ist die korrekte Ausreifung des Lymphozyten jedoch blockiert, und das Tier erholt sich niemals mehr von dem Bestrahlungsschaden.

Es ist durchaus nicht ungewöhnlich, daß Menschen einem Streß ausgesetzt sind, der einer nahezu tödlichen Röntgenbestrahlung fast entspricht. Andererseits gibt es während des Lebens viele Gelegenheiten, bei denen das lymphatische System weniger intensiven Schocks exponiert ist. Möglicherweise spielt hier der Thymus eine Rolle, in dem er dem lymphatischen System hilft, sich rasch davon zu erholen. Dieser Aspekt der Thymusfunktion, wie er sich aus den Thymektomie-Untersuchungen ergeben hat, ist in *Abb. 14.1* zusammengefaßt.

Der Thymus und die Bursa Fabricius

Wir haben bereits erwähnt, daß sich die Thymektomie mehr auf die zelluläre denn auf die humorale Immunität auswirkt. Noch deutlicher wird das, wenn man das Immun-

210

system der Vögel untersucht. Ein guter Teil immunologischer Untersuchungen ist an Hühnern durchgeführt worden. Es waren die an der Universität von Wisconsin durchgeführten Versuche mit Hühnern, die das Interesse des amerikanischen Wissenschaftlers Good auf die immunologische Rolle des Thymus lenkten. Ein wichtiger Aspekt der Rolle des Thymus in Vögeln war 1962 durch N. L. Warner und A. Szenberg an unserem Institut entdeckt worden. Es hatte sich herausgestellt, daß die Vögel neben einem Thymus ein weiteres, ganz ähnliches lymphatisches Organ in der Nähe der Eierlegeöffnung besitzen: die *Bursa Fabricius*. Warner und Szenberg entdeckten, daß die Entfernung des Thymus in einem frühen Lebensabschnitt die zelluläre Immunität beträchtlich verminderte, insbesondere die Fähigkeit zur Transplantatabstoßung. Auf der anderen Seite schränkte die Entfernung der Bursa die Fähigkeit zur Antikörperbildung ein. Es bestand also eine klare Trennung dieser beiden Funktionen. Man erkannte, daß die Bursa die Ausbildungsstelle für Zellen ist, die auf Antigene mit Antikörperbildung reagieren. Der Thy-

Abb. 14.1 Die drei Hauptabteilungen des lymphatischen Systems.

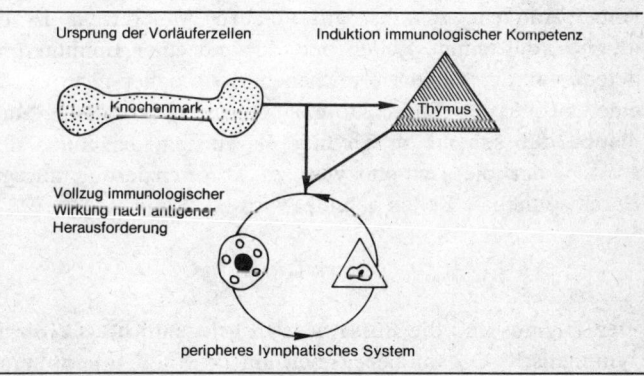

Ursprung der Vorläuferzellen

Induktion immunologischer Kompetenz

Knochenmark

Thymus

Vollzug immunologischer Wirkung nach antigener Herausforderung

peripheres lymphatisches System

mus dient derselben Funktion für Zellen, die auf Transplantate antworten. Dies ist das eindeutigste Beispiel dafür, daß diese zwei großen Äste der Immunantwort getrennt sind.

Untersuchungen im Laufe der folgenden Jahre haben immer wieder die Befunde von Warner und Szenberg bestätigt. Sie gaben den Anreiz zur umfangreichen Suche nach irgendeinem Gewebe im Säugetier, das eine analoge Funktion wie die der Bursa in den Vögeln haben könnte. Alle Arten von Organen, z. B. die Mandeln, der Blinddarm und die Payerschen Platten, erfreuten sich abwechselnd eine ganze Zeit lang intensiver Überprüfung, aber man fand keines, das der Bursa wirklich ähnlich gewesen wäre. Es scheint so, als sei es in den verschiedenen Ästen der Evolution, die von den Reptilien zu den Vögeln und zu den Säugetieren führen, diesbezüglich zu einer Divergenz gekommen. Die Vögel entwickelten zwei unterschiedliche thymusähnliche Organe. Bei den Säugetieren übernahm der Thymus etwas von der Funktion, die die Bursa bei den Vögeln hat. Ein anderer Teil davon mag sich über das gesamte lymphatische System verteilt haben. Vielleicht existiert ein Restteil einer bursaähnlichen Funktion in vielen verschiedenen Organen, der es ermöglicht, daß in neonatal thymektomierten Mäusen die Antikörperbildung gegen einige Antigene ziemlich gut abläuft. Andererseits ist es möglich, daß einige Zellen den Zustand einer Immunkompetenz vor der Geburt erreichen und sie daher nicht durch eine neonatale Thymektomie betroffen werden. Man glaubt, daß sowohl im Thymus als auch in der Bursa der Faktor, der die Lymphozyten zu Differenzierung anregt, durch epitheliale Zellen gebildet wird.

Innere Uhren

Der Thymus und die Bursa werden gelegentlich als *zentrale* lymphatische Organe bezeichnet, um sie von den peripheren lymphatischen Organen, wo die Antigene abgefangen und Antikörper gebildet werden, zu unterscheiden. Die zentralen Organe haben eine Anzahl gemeinsamer Merkmale. Sie bilden weder Antikörper, noch können ihre Zellen nach der Entfernung und Transplantation in ein anderes Tier oder in die Gewebekultur ein Homotransplantat zerstören. Beides sind Organe mit einer sehr intensiven Teilung der Lymphozyten, und in völligem Gegensatz zu den Lymphknoten und der Milz beruht das Vorantreiben der Teilung nicht auf dem Antigen. Im Gegenteil, die Teilung ist vom Antigen vollständig unabhängig. Die Antigene dringen im übrigen nur unter außergewöhnlichen Umständen in den Thymus ein, und es gibt weder im Thymus noch in der Bursa ein organisiertes System, das Antigene abfangen könnte. Schließlich kann man beliebig viele Thymen in ein Tier verpflanzen, wobei alle weiterleben, gedeihen und eine intensive Teilung der Lymphozyten stattfindet. Es gibt keine gegenseitige Regulation. Es ist so, als hätte der Thymus seine eigene innere Uhr, und diese triebe die Zellen unabhängig von der Außenwelt zur Teilung und zur Differenzierung. Möglicherweise sitzt diese Uhr in dem fibrösen epithelialen Teil des Organs, und nicht in den Lymphozyten selbst.

Der Thymus und die Toleranz

Wenn ein Zustand der Toleranz nicht durch ständige Anwesenheit des Antigens aufrechterhalten wird, neigt er dazu zusammenzubrechen. Man glaubt, daß das auf dem Abbau des Antigens und dem allmählichen Auftreten neuer antigensensitiver Zellen in einem antigenfreien Tier beruht. Eine Untersuchung über die Wirkung der Thymektomie am erwachsenen Tier auf die Toleranz hat die Meinungen, die in diesem Kapitel zur Funktion des Thymus vertreten worden sind, bestätigen können. Hat man einen toleranten Zustand erzielt und entfernt dann den Thymus, so ist der Zusammenbruch der Toleranz erheblich verlangsamt, was eindeutig darauf beruht, daß es unter dem Einfluß des Thymus nicht mehr zum Auftreten neuer antigensensitiver Zellen kommt.

Das Problem der Lymphozyten in der Thymusrinde

Die Zellproliferation im Thymus ist so rasch und intensiv, daß schätzungsweise etwa zwei Drittel aller jeden Tag im Körper entstehenden Lymphozyten im Thymus gebildet werden. Obgleich der Thymus einige Lymphozyten exportiert, die sich dann den zirkulierenden Lymphozyten anschließen, beträgt diese Aussaat höchstens 5 % der Lymphozyten, die in der Rinde des Thymus gebildet werden. Die meisten anderen im Thymus entstehenden Zellen sterben dort innerhalb von drei bis vier Tagen, was uns vor ein gewisses Dilemma stellt. Der Thymus bildet keine Antikörper, er zerstört keine Transplantate – was tun dann alle diese Lymphozyten, und warum sterben sie, ohne daß sie jemals in die Außenwelt gelangt sind? Wir können im Augenblick darauf nur spekulativ antworten. Es ist möglich, daß einige der Thymus-Lymphozyten lokal sterben, da sie zur Immunkompetenz innerhalb des Thymus ausreifen und sich dann sofort von »Selbst«-Antigenen umgeben finden. Wäre eine Zufallsmutation entstanden und hätte die Zelle die Möglichkeit erhalten, gegen »Selbst« zu reagieren, könnte der Thymus eine wertvolle Überwachungsfunktion ausüben, indem er diese Zelle im Entstehen auslöscht. Möglicherweise besteht die rasche Teilung im Thymus deshalb, um die Möglichkeit für eine maximale Zahl an Mutation und Rekombination in Lymphozyten zu sichern, die eine maximale Vielfalt an antigensensitiven Zellen bereitstellen würde. Der Thymus könnte der Ort sein, wo die potentiell harmlosen und nutzlosen Varianten eliminiert werden.

Solche Vorstellungen sind jedoch vage und unbegründet.

Vielleicht ist es beruhigend, daß immer einige Probleme bei der Funktion des Thymus existieren, die weitere Forschung notwendig machen. Es bestehen noch keine Anzeichen, daß das Interesse nachläßt, und viele unserer Spekulationen werden bald durch fundiertes Wissen ersetzt werden.

15 Immunität und klinische Medizin

Auf dem Gebiet der Biologie und der Medizin wird immer dann ziemlich viel Unsinn geredet, wenn man von reiner im Gegensatz zu angewandter Forschung spricht. Man kann tatsächlich sogar recht ernsten Schaden anrichten. Es gibt immer einige Menschen an den Universitäten, die jedes Experiment, dessen Motivation außerhalb des »Wissens um des Wissens willen« liegt, für irgendwie minderwertig halten. Im Gegensatz dazu treffen wir in kommerziellen und politischen Kreisen bestimmte antiintellektuelle Elemente, die jede nicht garantiert in absehbarer Zeit zu praktischen Resultaten führende Anstrengung für Mumpitz halten. Solche Zwietracht säenden Stimmen sind zwar in der Minderheit, aber sie helfen falsche Vorstellungen am Leben erhalten und Spannungen schaffen, die der Wissenschaft und dem Fortschritt der Menschheit abträglich sind. Jeder, der sich selbst näher mit Fragestellungen moderner Wissenschaft beschäftigt hat, weiß, daß ein Kontinuum besteht von den Grundlagenuntersuchungen, die reine, oft schwerverständliche Theorie erzeugen, bis zu Forschungen, die so eindeutig angewandt sind wie etwa Arbeiten zur Entwicklung eines neuen Arzneimittels. Und es gibt Zwischenstadien, die alle gleich wichtig und nützlich sind; alle streben sie den Fortschritt an.

Ein anderer sehr klarer Punkt ist die Tatsache, daß sich Grundlagen- und angewandte Forschung in einem ständigen gegenseitigen, zunehmend wichtiger werdenden Austausch befinden. Einer der größten Nutzen, die das Wettrennen im Weltraum – ein Beispiel angewandter Wissenschaft – brachte, war die Entwicklung einer großen Vielfalt von Werkstoffen, von Instrumenten und von anderen Erfindungen von großem Wert an Universitäten und in mancherlei abgelegenen Forschungsgebieten. Aus der Revolution in der molekularen Biologie, dem Höhepunkt biologischer Grundlagenforschung in dieser Hälfte des Jahrhunderts, werden eines Tages vielleicht die Behandlungen für angeborene Defekte, ja sogar für den Krebs resultieren. In keinem dieser Beispiele wird der fundamentale Wert der Arbeit, sei sie nun in der angewandten oder in der Grundlagenforschung, nach dem Ausmaß der »Brauchbarkeit« auch in der entgegengesetzten Arena beurteilt. In beiden Fällen entwickelt sich der Zusammenhang in einer freien Gesellschaft spontan und wirkungsvoll.

Die Immunologie war von Anfang an ein hervorragendes Beispiel für die Verwobenheit von sogenannter reiner und angewandter Wissenschaft. Louis Pasteur hatte nie einen Hehl aus seinem Wunsch gemacht, wichtige praktische Ziele zu verwirklichen, aber seine Arbeit über das Wesen der Fäulnis und der Infektion, die die Theorie der »spontanen Urzeugung« des mikrobiellen Lebens zerstörte, muß man doch wohl als wissenschaftliche Grundlagenforschung höchsten Ranges einordnen.

Die anderen herausragenden frühen Wissenschaftler auf diesem Gebiet – Bordet, Gengue, von Behring, Koch, Ehrlich und Metschnikoff – repräsentierten ein Spektrum von Interessen und Disziplinen, und jeder von ihnen hätte sich dagegen gewehrt, entweder einer theoretischen oder einer praktischen Kategorie zugeordnet zu werden. Landsteiner war es wohl, der Wissenschaft am »reinsten« betrieb. Und doch kam es gerade durch seine Arbeiten zur Einführung der Bluttransfusion, einer der frühesten und bedeutendsten Triumphe der medizinischen Forschung. Dieser allgemeine Trend hat sich bis auf den heutigen Tag fortgesetzt. Sicherlich gehören zu den Immunologen auch Chemiker und Physikochemiker, die sich auf einer Krankenhausstation sehr verloren vorkämen. Andererseits gibt es Ärzte und Chirurgen, die vor Schreck erblassen würden, wenn man sie aufforderte, eine Hochgeschwindigkeitsultrazentrifuge zu bedienen oder eine Aminosäurensequenz sinnvoll zu erklären. Es gibt jedoch eine große Mehrheit von Menschen, die ein wenig von den meisten Dingen des gesamten Spektrums verstehen und sehr viel von einem speziellen Teilgebiet. Hauptsache ist, die Disziplin durchläuft die gesamte Distanz und wirkt auf ihrem Weg immer wieder als erhellende, befruchtende und vereinigende Kraft.

Bis jetzt haben wir uns hauptsächlich mit der Antikörperbildung und der zellulären Immunität in gesunden Tieren und Menschen beschäftigt. In den folgenden Kapiteln werden wir die Rolle untersuchen, die die Immunologie bei Krankheiten spielt. Damit betreten wir ein weites Gebiet, in dem wir nur die herausragenden Beispiele berücksichtigen können.

Wir können das Thema grob in drei Abschnitte einteilen: 1. in Erkrankungen, die fundamental auf unerwünschten, schädlichen Immunantworten beruhen; 2. in Fälle, wo offensichtlich kein Fehler von seiten des Immunsystems vorliegt, wo wir es aber, um eine nichtimmunologische Erkrankung zu verhindern oder zu heilen, in irgendeiner Weise manipulieren wollen; 3. in Fälle, wo die Immunologie zwar nicht an der Behandlung, wohl aber an der Diagnose der Erkrankung beteiligt ist.

Zur ersten Gruppe gehören die Allergien, die Überempfindlichkeiten und die Autoimmunerkrankungen. Sie werden in den Kapiteln 17 und 18 dargestellt. Die zweite Gruppe umfaßt alle Versuche, durch spezifische Immunisierung Infektionskrankheiten zu verhindern. Weiterhin gehören hierzu alle die Zustände, wo wir die Immunantwort »dämpfen« wollen, z. B. bei der Organtransplantation, oder wo wir sie verstärken wollen, wie es der Fall ist, wenn man das Krebsproblem immunologisch angehen will. Die verschiedenen Gesichtspunkte, die mit der zweiten Gruppe zu tun haben, werden in den Kapiteln 16, 19 und 20 dargestellt werden. Im Verlauf dieses Kapitels verbleibt nur noch die Aufgabe, kurz andere Aspekte der zweiten Gruppe und das dritte Problem abzuhandeln.

Noch nicht durch Impfung verhütbare
Infektionskrankheiten

Es gibt zwei Typen von Infektionskrankheiten, bei denen die Immunisierung spektakuläre Erfolge erzielt hat. Beim ersten Typus verhindert die Immunisierung, daß sich das Virus über den ganzen Körper ausbreitet. Dazu gehören Pocken, Gelbfieber, Kinderlähmung und Mumps. Die Vaccination gegen diese Krankheiten ist sicher und praktisch zu 100 % erfolgreich. Beim zweiten Typus verhindert und behandelt die Immunisierung bakterielle Erkrankungen, bei denen die eindringende Mikrobe eine stark giftige Substanz bildet, die im Blutstrom wandert und eine zerstörerische Wirkung an irgendeiner vom tatsächlichen Infektionsherd entfernten Stelle im Körper ausübt. Gute Beispiele hierfür sind der Tetanus und die Diphtherie. Beim Tetanus vermehren sich die Bakterien in einer Wunde, schicken aber ihr Gift in oft recht entfernte Muskeln, in denen dann Krämpfe ausgelöst werden. Bei der Diphtherie wachsen die Mikroben, indem sie eine dicke Membran bilden, die die Mandeln und das Rachengebiet überzieht. Das Gift wandert zum Herzen, dessen Tätigkeit dadurch beeinträchtigt wird. Beide Zustände können durch regelmäßige Injektion von »entschärften« Giften (Toxoide), die zwar noch die notwendigen antigenen Gruppierungen enthalten, aber nicht mehr giftig sind, verhütet werden. Diese Toxoide werden gewöhnlich einige Male früh im Leben injiziert und danach in Abständen, um den Immunstatus aufrechtzuerhalten. Hin und wieder tritt ein Fall von Tetanus oder Diphtherie auch bei einer immunisierten Person auf, wenngleich das sehr selten vorkommt und die Krankheit dann gewöhnlich einen sehr milden Verlauf nimmt. Wird ein solcher Krankheitsfall bei einer nichtimmunisierten Person diagnostiziert, so kann man Antikörper von einem anderen Menschen oder, wenn der nicht zur Verfügung steht, von einem Pferd injizieren. Die Wirksamkeit hängt dann freilich von dem Ausmaß des Schadens ab, der bereits eingetreten ist, bevor die Behandlung aufgenommen wurde. Hat ein Toxin einen Nerv oder eine Muskelzelle bereits vergiftet, wird sich ein passiv gegebener Antikörper gewöhnlich nicht mehr positiv auf die Funktion dieser Zelle auswirken. Alles, was man erhoffen kann, ist, zu verhindern, daß das Gift andere, noch nicht geschädigte Zellen erreicht. Daher beruht alles auf einer frühen Diagnose und Behandlung. Die passive Immunisierung kann, wenn sie zu spät durchgeführt wird, zu einer bitteren Enttäuschung führen, wie die noch immer hohe Mortalität bei Tetanusfällen beweist. Einige Immunisierungsverfahren bedienen sich ganzer abgetöteter Bakterien als Immunogene und sind weit verbreitet. Dazu gehören die Impfungen gegen Keuchhusten, Typhus, Paratyphus, Cholera und Pest. Im allgemeinen kann man sagen, daß diese Impfstoffe nicht so zufriedenstellend sind wie die zu den beiden obenerwähnten Kategorien gehörenden. Die Erkrankungshäufigkeit ist zwar signifikant vermindert, aber nicht aufgehoben, wenn es zur Exposition kommt.

Man hat das Gefühl, daß mehr Forschung bei den wichtigsten Antigenen notwendig ist und daß dann größere Anstrengungen unternommen werden sollten, die Antigene in reinerer Form zu extrahieren. Viele Menschen kennen den schmerzenden Arm, den eine Typhusimpfung hinterläßt. Der Arm würde sehr viel weniger schmerzen, die Impfstoffe wären sehr viel effektiver, wenn gereinigte Antigene benutzt würden, vorausgesetzt, es wäre bewiesen, daß die Antikörper, die gegen das betreffende Antigen gebildet werden, die Infektion auch wirklich verhüten können. Zum Teil ist es nicht einmal der Impfstoff, der an diesen Nachteilen schuld ist, sondern das natürliche Habitat, das der Organismus bereitstellt. Wenn eine Mikrobe im Darm oder in der Wand des Rachens und der Luftröhre lebt, ist sie nicht einer solch hohen und beständigen Konzentration von Antikörpern ausgesetzt, wie wenn sie eine lange Reise durch den Blutstrom zu absolvieren hat. Dieser Gesichtspunkt trifft sogar auf Viruserkrankungen wie die Influenza zu, bei der das Virus im großen und ganzen in den Oberflächenzellen der Schleimhaut lebt. Impfstoffe gegen die Influenza können zwar sehr gute Antikörperspiegel im Blut erzeugen, aber die im Rachen vorhandene Menge wird nicht ausreichen, um eine Infektion zu verhindern. Ein anderes Problem bei der Grippe besteht darin, daß es so viele antigene Varianten gibt; Immunität gegen einen Stamm verleiht keinen Schutz gegen einen anderen.

Man wird oft gefragt: »Wie wäre es eigentlich mit einem Impfstoff gegen die Erkältung?« Auch hier ist die Antwort, daß es derart viele verschiedene Viren gibt, die in der Lage sind, Husten und triefende Nasen zu erzeugen, daß eine Impfung gegen all diese in einer Gemeinschaft zu einem bestimmten Zeitpunkt vorhandenen Arten einfach nicht praktikabel ist. Außerdem: Wenn es sie gäbe, wäre die Immunität von sehr kurzer Wirkdauer, so daß die Impfungen häufig wiederholt werden müßten. Dennoch besteht kein Zweifel, daß Immunität auch gegen diese Arten von Viren keine bloße Traumvorstellung ist. Ein Beispiel: Eine Gruppe von Männern geht für ein Jahr in die Antarktis. Man sollte nun denken, daß sie ständig von Erkältungen und Grippe heimgesucht werden. Die Erfahrung lehrt jedoch, daß die Männer die gesamte Zeit, die sie dort verbringen, sehr gesund sind. Sie werden nämlich sehr schnell immun gegen jedes Virus, das andere Gruppenmitglieder eingeschleppt hatten, so daß alle schädlichen Organismen aus Mangel an nichtimmunisierten Wirten aussterben. Kehren sie dann aber nach Hause zurück, kann selbst das schönste Sonnenwetter eine Welle kleinerer Erkältungen nicht verhindern. Der Grund dafür: Die »Heimkehrer« haben keine Immunität gegen jene Varianten von Viren, die in einer größeren Lebensgemeinschaft vorhanden sind.

Ein weiteres für die Präventivmedizin dringliches Problem

221

besteht in einer Gruppe von Erkrankungen, von denen wir wissen, daß ein Virus die Ursache ist, wo wir aber entweder das Virus noch niemals haben züchten können oder noch nicht in ausreichend reiner Form zur Verfügung haben, um einen vollständig zufriedenstellenden Impfstoff zu produzieren. Die infektiöse Hepatitis (Gelbsucht) gehört in die erste Kategorie. Rabies oder Tollwut in die letztere, obgleich die heutigen Tollwutimpfstoffe sicherlich weit weniger gefährlich sind als die zu Pasteurs Zeiten verwendeten. Ein außerordentlich schwieriges Problem besteht auch bei sehr schwer zu züchtenden Bakterien, z. B. bei den Erregern der Lepra. Das Fehlen eines vollständig zufriedenstellenden Tuberkuloseimpfstoffes und das Fehlen jeder Art von Vaccine gegen Gonorrhoe oder Syphilis sind weitere Herausforderungen für Experten auf dem Gebiet der Bakteriologie.

Man hat manchmal das Gefühl, daß diese höchst bedeutsamen Probleme nicht die Aufmerksamkeit erhalten, die sie verdienen. Richtig ist, daß die meisten derartigen Erkrankungen durch moderne Arzneimittel heilbar sind, aber ein immunologischer Zugang zu diesem Problem hätte wichtige Vorteile. Es könnte dadurch z. B. möglich sein, einen so hohen Grad von Resistenz in der Bevölkerung zu schaffen, daß die Mikrobe keinen Wirt mehr vorfindet und ausstirbt. Dieser Zustand ist als »Herdimmunität« bekannt, und er beginnt dann ein wichtiger Faktor zu werden, wenn ungefähr drei Viertel einer Gemeinschaft immun sind. Da außerdem immer mehr antibiotikaresistente Stämme auftreten, könnte sich das Denken in der öffentlichen Gesundheitsfürsorge ruhig wieder mehr auf Immunisierungsprogramme konzentrieren.

Der immunologische Zugang zu den von Parasiten verursachten Erkrankungen liegt in noch weiterer Ferne. Auch hier würden Routinemaßnahmen der öffentlichen Gesundheitsfürsorge mit vielen dieser Probleme fertig werden. Fachleute glauben, daß Parasiten-Impfstoffe niemals eine

Bedeutung gewinnen werden, da die Wirt-Parasit-Beziehung jeweils ganz unterschiedlicher Natur ist. Und doch sollte im Tierversuch geklärt werden, ob auch bei diesen Erkrankungen die zelluläre Immunität verstärkt werden könnte.

Immunologische Methoden in der Diagnose

Ein bedeutender Aspekt der Immunologie mit direkten klinischen Implikationen ist die Verwendung immunologischer Methoden in der Diagnose. Häufig ist es wichtig, eine vergangene oder gegenwärtige Infektion als Grund einer Erkrankung auszuschließen. Hier kann ein Antikörper, der gegen ein besonderes Bakterium im Serum vorhanden ist, Hinweise auf die Diagnose geben. Verfahren wie der Tuberkulintest auf verzögerte Überempfindlichkeit lassen Ausschnitte aus der infektiösen Vergangenheit eines Menschen sichtbar werden. Ein vollständig anderer Aspekt dieses Problems zeigt sich dort, wo empfindliche immunologische Techniken direkt dazu verwandt werden, Substanzen zu messen, die in nur sehr geringen Konzentrationen im Serum vorliegen. So können z. B. viele nur in sehr kleinen Mengen vorhandene Hormone leicht durch ihre Fähigkeit nachgewiesen werden, sich mit einem Antiserum zu verbinden. Kunstgriffe verschiedener Art einschließlich der Verwendung radioaktiver Nachweissubstanzen werden hierbei angewandt. Die Diagnose eines Hormonmangels wird dadurch möglich.

Antikörpertests sind sehr wichtig, um die genetische Konstitution eines Menschen zu beschreiben, und schließlich können durch die Benutzung von Antikörpern spezifische Blutgruppen und Transplantationsantigene nachgewiesen werden.

Wieder andere Teilaspekte der Immunologie greifen auf die Klinik über. Mit jedem Jahr ergeben sich mehr Anwendungen für die praktische Medizin. Sie alle sind wichtig, aber keine hat so sehr die Öffentlichkeit in ihren Bann geschlagen wie die im nächsten Kapitel besprochene. Organtransplantationen haben heute einen Hauch von »schöner neuer Welt«, der ihnen fast etwas zuviel Berühmtheit verschafft hat. Wir wollen uns nun dieser Frage und anderen äußerst wichtigen medizinischen Fortschritten in der Immunologie zuwenden.

16 Organverpflanzungen

Mögen manche Menschen auch von Unsterblichkeit träumen – der Plan der Natur auf dieser Erde beruhte von Anfang an auf dem unausweichlichen Kreislauf von Geburt, Wachstum, Fortpflanzung, Alter und Tod. Vielleicht ist dies aber kein *sine qua non* aller biologischen Systeme. Wer kann denn sagen, ob es nicht Formen des Lebens in anderen Teilen des Universums gibt, wo die Evolution nicht auf dem Überleben des Passendsten beruht, sondern eine geeignete Umwelt die Entwicklung von Lebensformen zugelassen hat, die wachsen, ohne sich zu teilen, oder die Zeiten überdauern, ohne sich zu ändern? Sicherlich ist das nicht auf dieser Erde möglich. Der Blickwinkel, unter dem wir die Biologie des 20. Jahrhunderts betrachten, ist durch die Theorien von Charles Darwin bestimmt. Wir akzeptieren nahezu intuitiv, daß Zeit und beständiger Wandel Parameter des Lebens sind, und nachdem uns das gelehrt wurde, akzeptieren wir auch, daß im wesentlichen Zufallskopierfehler bei der Replikation von DNS-Molekülen die Wurzeln der Mannigfalt der Arten und des Fortschritts in ihrer Entwicklung sind. Kopierfehler können sich nur dann ereignen und zum Vorschein kommen, wenn sich Zellen und Lebewesen vermehren. Darüber hinaus kann der gelegentlich Bessere nur in einer Welt des Wettstreits die Vorherrschaft gewinnen. Gäbe es keinen Kampf ums Überleben, würde die vereinzelte vorteilhafte Mutation von einer Menge neutraler und schädlicher Mutationen erstickt werden. Evolution in dem Sinn, wie wir sie kennen, würde dann unmöglich sein. Daher kam vermutlich in einem sehr frühen Stadium in der Evolution der Arten auf diesem Planeten der Tod in die Welt, als die einzige unausweichliche Konsequenz des Lebens.

Wenn der Tod nicht verhütet werden kann, was ist dann

der zentrale Zweck medizinischer Wissenschaft? Nicht Menschen das ewige Leben zu bescheren, sondern zu gewährleisten, daß die größtmögliche Zahl von Menschen, die auf dieser Welt geboren werden, ein hohes Alter mit einem Minimum an Krankheiten erreicht. Im Alter verlagert sich der Zweck auf eine vernünftige Lebensverlängerung, Erleichterung im Leiden, Hilfe bei nachlassenden Kräften und auf die Erhaltung menschlicher Würde. Es ist nicht die Aufgabe der medizinischen Wissenschaft, die – biologisch unmögliche – Unsterblichkeit zu verleihen. Wenn wir das im Auge behalten, können wir ohne Illusion und verantwortungsbewußt die Rolle betrachten, die die Organtransplantation für die menschliche Gesundheit spielt und spielen wird.

Viele Todesfälle bei Menschen über 70 Jahre sind die Folge von Erkrankungen, die sich über den ganzen Körper ausgebreitet haben. Verhärtung der Arterien, die Arteriosklerose, und wuchernder Krebs sind die beiden bekanntesten Beispiele, aber es gibt noch sehr viele andere. Auch bei jüngeren Menschen sind Erkrankungen häufig, die mehrere Organe gleichzeitig angreifen, aber es gibt noch eine große Gruppe von ernsten Erkrankungen, bei denen im wesentlichen nur ein einziges Organ ausgefallen ist. So ist z. B. der Herzinfarkt die häufigste Todesursache bei Männern im mittleren Alter. Er beruht auf dem Verschluß eines Blutgefäßes, das den Sauerstoff zum Herzmuskel transportiert. Manchmal ist die Krankheit, die zur Blockade führt, über den ganzen Körper verbreitet, aber oft ist sie praktisch nur auf die kleinen, das Herz versorgenden Arterien beschränkt. Die gesamte Person stirbt, weil ein Teil schlecht funktioniert.

Es gibt andere häufige Erkrankungen, die nicht schnell zum Tode führen, aber die Gesundheit beeinträchtigen und das Leben verkürzen. Dazu zählt die Zuckerkrankheit, der Diabetes, der auf einer schlechten Funktion bestimmter Zellen in der Bauchspeicheldrüse beruht. Es gibt eine Reihe von dazwischenliegenden Situationen, wo eine Krankheit zunächst nur einige Symptome verursacht, aber wenn mehr und mehr von dem betreffenden Organ in Mitleidenschaft gezogen wird, es zu ernsthaften Störungen kommt und der Tod sehr schnell eintreten kann. Die Leberzirrhose und verschiedene Formen der chronischen Nephritis (Nierenentzündung) sind dafür gute Beispiele.

Bei zu den obigen Gruppen gehörenden Krankheiten hat die Organtransplantation die größte Bedeutung: Ein gesundes Organ aus einem gerade erst verstorbenen Menschen ersetzt ein erkranktes, funktionsschwach gewordenes in einem Lebenden. Wenn es möglich wäre, alle gesunden Organe aus allen Menschen, die aus irgendeinem Grund gestorben sind, zu verwenden, um die erkrankten Organe kranker Menschen zu ersetzen, wäre nicht abzuschätzen, wieviel menschliches Leben gerettet und wieviel Leid erspart werden könnte. Wir sind zwar noch ein ganzes Stück von diesem Ziel entfernt, aber ihm immerhin doch näher, als sich jemand 1960 hätte erträumen können.

Die Immunsuppression bei der menschlichen Organtransplantation

Wir haben in Kapitel 12 erfahren, daß außer eineiigen Zwillingen keine zwei Menschen in ihren Histokompatibilitätsgenen gleich sind. Daher ist jedes Organtransplantat von einer Person auf eine andere einem immunologischen zellulären Angriff des Empfängers ausgesetzt – eine Attacke, die in ihrer Intensität variiert, je nachdem welche Unterschiede in der antigenen Konstitution zwischen Spender und Wirt im einzelnen bestehen. Vorhanden ist der Angriff jedoch in jedem Fall. Dies ist der Hauptfaktor, der den Fortschritt der Organtransplantation als Behandlung unzähliger menschlicher Krankheiten begrenzt.

Es gibt zwei allgemeine Möglichkeiten, mit denen wir die Intensität der Immunabstoßung eines Transplantats in erträglichen Grenzen halten können. Die erste besteht in einer künstlichen Unterdrückung der Immunreaktion durch Arzneimittel. Die zweite besteht in dem Versuch, die Histoinkompatibilität des Spenders und Empfängers durch genetische Austestungsverfahren auf ein Minimum zu reduzieren. Die Immunattacke gegen ein Antigen zu unterdrücken, wird als Immunsuppression bezeichnet. Die für diesen Zweck verwendeten Medikamente fallen in zwei Gruppen: Hormone, die in ihrer Wirkung einem Produkt der Nebenniere, dem Cortison, ähneln, und Gifte, die die eigentliche, die Induktion jeder Immunantwort begleitende Zellteilung verhindern. Die Wirkung des Cortisons ist nicht völlig geklärt. Zuviel Cortison im Blut vermindert die Zahl der zirkulierenden Lymphozyten und führt außerdem zur Zerstörung von Lymphozyten im Thymus und im peripheren lymphatischen Bezirk. Da aber diese Wirkung von Cortison nicht einfach dadurch nachgeahmt werden kann, daß man Lymphozyten in der Gewebekultur dem Cortison aussetzt, bleibt unser Verständnis des Wirkungsmechanismus begrenzt. Die Lymphozyten-Toxizität ist jedoch sicherlich ein wichtiger Teil der immunsuppressiven Rolle des Cortisons bei der Transplantatabstoßung. Cortison hat außerdem eine Wirkung auf viele destruktive Phänomene, die durch Antikörper ausgelöst werden. Es hat eine allgemeine antientzündliche Wirkung, die die Intensität vieler Immunantworten dämpft. Es gibt eine Reihe von Verbindungen, die in ihrer Wirkung dem Cortison ähneln, aber noch besser sind. In der Transplantation haben Prednison und Prednisolon die weiteste Verbreitung gefunden. Die Cortisongruppe von Arzneimitteln ist sicherlich von unschätzbarem Wert für die menschliche Transplantation und, wie wir noch sehen werden, auch für die Behandlung von Autoimmunerkrankungen. Sie ist jedoch wie die meisten stark wirksamen Arzneimittel nicht frei von Nebenwirkungen. Ein Effekt längerer Anwendung von Cortison ist allgemeiner Natur: Der damit Behandelte entwickelt eine charakteristische Verdickung der Wangen und des Gewebes über dem Kiefer, was dem ganzen Gesicht ein breiteres, runderes Aussehen verleiht. Dieses »Mondgesicht« ist besonders für weibliche Patienten sehr belastend. Andere Nebenwirkungen des Cortisons sind glücklicherweise weniger häufig, z. B. das Weichwerden von Knochen, das zu Rückenschmerzen führt, und das Entstehen von Magengeschwüren. Aus diesen Gründen ist es wünschenswert, die Dosis von cortisonähnlichen Arzneimitteln so niedrig wie möglich zu halten.

Als noch ausschließlich Cortison bei menschlichen Organtransplantationen verwendet wurde, war die Erfolgsquote relativ niedrig. Sie wurde jedoch erheblich verbessert, als ein Arzneimittel mit dem Namen Azothioprin entwickelt worden war. Es wurde beim Menschen zum ersten Male im Jahre 1962 angewendet und ist typisch für eine Arzneimittelgruppe, die zunächst für die Krebstherapie entwickelt worden war. Hauptzweck dieser Arzneimittel ist, in Prozesse einzugreifen, die für die Zellteilung wesentlich sind. Natürlich würde ein Lebewesen sterben, wenn jede Zellteilung im Körper aufhörte. Viele Systeme des Körpers beruhen auf einer ständigen Zellerneuerung. Die Haut, die Haarfollikel, die Schleimhäute, das Blut mit all seinen Zellen sind davon abhängig, daß durch den Vorgang der Teilung ständig Zellen nachgeliefert werden. Daß hier ein Arzneimittel wie Azothioprin eingreifen kann, basiert auf zwei Tatsachen: Erstens teilen sich nicht alle Zellen mit derselben Geschwindigkeit, und die auf sich schnell teilenden Zellen beruhenden Systeme werden durch eine Behandlung mit diesen Arzneimitteln schwerer betroffen als solche, bei denen die Zellteilung langsamer vonstatten geht. Das ist die rationale Begründung für die Anwendung solcher Zellteilungsgifte, der Zytostatika, in der Krebsbehandlung, da sich im allgemeinen Krebszellen rascher als normale Zellen teilen. Von den verschiedenen Funktionen des Körpers hängt keine enger mit einer schnellen

Zellteilung zusammen als die Immunantwort. Immunantworten können daher durch Zytostatika erheblich reduziert werden, allerdings mit Dosierungen, die erheblich unter denen liegen, die die Unversehrtheit der Haut oder der Darmwand beeinträchtigen würden.

Die zweite Überlegung geht davon aus, daß nicht alle Zellen, die sich teilen, in genau demselben Grad durch irgendein Arzneimittel beeinflußt werden. Einige Arzneimittel beeinflussen z. B. die Haarfollikel mehr als andere. Einige haben eine besondere Neigung, die Funktion des Knochenmarks einzuschränken. Azothioprin wurde für die Immunsuppression ausgewählt, weil es dazu tendiert, die Zellen des lymphatischen Systems stärker als jede andere Art einer sich teilenden Zelle anzugreifen. Bei sorgfältig gewählter Dosierung kann es die Immunantwort unterdrücken und dabei gleichzeitig eine adäquate, wenn auch leicht verminderte Bildung von roten Zellen und Granulozyten zulassen. Glücklicherweise kann es die zelluläre Immunität blockieren, ohne den Haarwuchs oder die Darmfunktion zu stören. Die besten Ergebnisse bei der klinischen Immunsuppression wurden erreicht, wenn cortisonähnliche Arzneimittel und das Azothioprin in Kombination und nicht einzeln angewandt wurden. Da die Wirkungsweisen verschieden sind, addieren sich nicht die toxischen, wohl aber die immunsuppressiven Wirkungen. Die kombinierte Dosierung ist die Standardbehandlung in allen Nierentransplantationszentren der Welt. Der verantwortliche Arzt muß die Dosierung jedes Arzneimittels in jedem Fall aufs neue abstimmen. Gewöhnlich beginnt man in der unmittelbaren postoperativen Periode mit recht hohen Dosen und reduziert sie dann allmählich. In Zeitabständen scheinen sich die Lymphozyten von der Niederlage zu erholen und starten dann einen plötzlichen Gegenangriff. Diese Truppenbewegung, die »Abstoßungskrise«, kann von einem aufmerksamen Arzt jedoch früh genug erkannt werden. Die Behandlung besteht in der sofortigen

Verwendung von sehr viel größeren Dosen an immunsuppressiven Arzneimitteln. Sie werden für einige Tage in Dosen gegeben, die, würde man sie für lange Zeit aufrechterhalten, sehr toxisch wären, die aber relativ ungefährlich sind, wenn sie für kurze Zeit unter strikter ärztlicher Überwachung im Krankenhaus appliziert werden. So gelingt es oft, die Abstoßungskrise schnell zu überwinden. Abstoßungskrisen treten am häufigsten in den ersten sechs Monaten nach einer Transplantation und relativ selten nach einem Jahr auf. Einige Arbeitsgruppen glauben, daß eine weitere, zusätzliche Hilfsmaßnahme zur Immunsuppression darin besteht, in den ersten Tagen nach der Transplantation die Lymphozytenteilung in dem verpflanzten Organ selbst durch lokale Röntgenbestrahlung zu verhindern. Dabei werden in den ersten Wochen nach der Verpflanzung ziemlich geringe Dosen an Röntgenstrahlen auf das Transplantationsgebiet gegeben – eine Maßnahme, die, da die Gefahr besteht, daß es zu verzögerten, schädlichen Wirkungen auf das Transplantat kommt, noch umstritten ist. Einige Fachleute bleiben jedoch dabei, daß sie sehr wirksam sei, Lymphozyten in der kritischen, frühen Phase an Ort und Stelle im Zaum zu halten.

1965 wurde ein anderer Wirkstoff für die klinische Verwendung bei Transplantationen eingeführt, der als zusätzliche Maßnahme zu den obigen zwei Gruppen von Arzneimitteln sehr vielversprechend ist: das Antilymphozytenserum, kurz: ALS. Die ALS-Therapie beruht auf folgendem Prinzip: Wenn die Immunantwort auf Lymphozyten beruht, ist es dann nicht sehr viel sinnvoller, die Lymphozyten direkt zu hemmen, als die Zellteilung im allgemeinen zu begrenzen? ALS wird produziert, indem man menschliche Lymphozyten einem Pferd oder einem anderen geeigneten Tier injiziert. Das Pferd bildet dann Anti-Humanlymphozyten-Antikörper. Leider bildet es aber auch gegen andere menschliche Antigene, die in Spuren in der Lymphozytensuspension vorhanden sind, Antikörper. Diese müssen größtenteils durch einen als Adsorption bezeichneten Vorgang entfernt werden, bevor das ALS benutzt wird. Es ist jedoch im allgemeinen nicht möglich, die Antikörper völlig zu eliminieren, so daß das ALS etwas toxische Nebenwirkungen haben kann. Seine Hauptwirkung richtet sich jedoch gegen die Lymphozyten. Hohe Dosierung zerstört sie völlig; in kleineren Dosen vermag es sie nur einfach abzudecken und somit ihre Fähigkeit zu vermindern, gegen Antigene zu reagieren. Da es Pferde-Eiweiße enthält, kann das ALS an der Injektionsstelle eine recht unangenehme Reaktion auslösen. Gegenwärtig ist es nicht gereinigt genug, um als ideales Immunsuppressivum betrachtet werden zu können. Es ist jedoch sehr wirksam und wird während der nächsten Jahre sicherlich verbessert werden. Auch hier wieder unterscheiden sich die Nebenwirkungen von denen der anderen beiden Substanzgruppen, so daß eine kombinierte Behandlung wünschenswert ist. Man fand heraus, daß die wiederholte Anwendung von ALS während der ersten Monate nach der Transplantation die Zahl der Abstoßungskrisen vermindern kann und daß die Dosen der anderen Immunsuppressiva, die nötig sind, um eine Immunattacke aufzuhalten, reduziert werden können. Die moderne Erforschung des ALS wird mit Sicherheit zu seiner weiteren Entwicklung und weitgehenden Anwendung führen.

Immunologische Toleranz und Transplantation

Ganz offenbar haben alle oben geschilderten Behandlungen einen gemeinsamen schwerwiegenden Nachteil. Nicht nur die Immunattacke des Patienten gegen das Transplantat ist verringert, sondern in einem gleichen Ausmaß auch seine Fähigkeit, irgendeine Art von Immunattacke zu führen. Deshalb sind Transplantations-Patienten besonders in den postoperativen Monaten, wenn die Dosierung der immunsuppressiven Substanzen am höchsten ist, sehr anfällig für Infektionen. Infektionen stehen dann auch als einzelne Todesursache bei Nierentransplantat-Empfängern an der Spitze. Es wäre sehr vorteilhaft, wenn es Methoden gäbe, mit denen die Immunantwort gegen die Antigene des Transplantats aufgehoben werden könnte, während die Immunantworten gegen alle anderen Antigene einschließlich der der Mikroorganismen in gutem Zustand belassen werden könnte. Dies könnte erreicht werden, wenn im Empfänger ein stabiler Zustand immunologischer Toleranz (Kapitel 9) gegen die Histokompatibilitätsantigene des Transplantats induziert werden könnte. Bei Versuchstieren wird dieser Zustand bereits erzielt, nicht jedoch beim Menschen. So wie unser Wissen von den gereinigten Transplantations-Antigenen zunimmt, könnte es auch möglich sein, Fraktionen oder Antigenfragmente herzustellen, die Toleranz anstelle einer Immunantwort verursachen. Dies ist eines der großen Ziele gegenwärtiger Transplantationsforschung.

Tatsächlich kommt es, solange die Transplantate in Empfängern überleben und die lymphozytären Angreifer durch Immunsuppression in Schach gehalten werden, zu einer Form von Anpassung zwischen Transplantat und Empfänger, die sich darin zeigt, daß die Abstoßungskrisen allmählich abnehmen und geringere Dosen von Arzneimitteln benutzt werden können. Das ist keine immunologische Toleranz im strikten Sinn. Wenn z. B. ein Nierentransplantat für ein Jahr an seinem Platz ist und es möglich ist, den menschlichen oder tierischen Patienten nunmehr auf relativ niedrigen Dosen von Immunsuppressiva zu halten, kann z. B. ein Hauttransplantat von demselben Spender trotzdem abgestoßen werden. Der genaue Mechanismus liegt ziemlich im dunkeln, aber die praktischen Ergebnisse lassen hoffen, daß es möglich wird, daß Transplantate ohne exzessive Therapie überleben.

Die Erfahrung hat bis auf den heutigen Tag gezeigt, daß, je mehr sich Individuen genetisch ähneln, um so mehr Chancen bestehen, daß der eine für den anderen ein Transplantat zur Verfügung stellen kann. Da es weniger wünschenswert ist, lebende Freiwillige zu Organspenden zu benutzen, sondern Verstorbene, wird es wichtig zu versuchen, genetisch nicht Verwandte durch Labortests gegeneinander auszutesten. Wie wir in Kapitel 12 gesehen haben, liegt in der Typisierung der weißen Zelle die vielversprechendste Möglichkeit, den Histokompatibilitätsgenotypus des Spenders und des Empfängers zu bestimmen. Es ist außerdem wesentlich, sicherzustellen, daß die Hauptblutgruppen der beiden miteinander verträglich sind. So würde man niemals eine Niere von einem Spender mit Blutgruppe A in einen Empfänger mit Blutgruppe B transplantieren. In den meisten klinischen Transplantationszentren werden Arbeitsgruppen zur Austestung der weißen Zellen aufgestellt. Eine internationale Zusammenarbeit beschleunigt den Fortschritt auf einem Gebiet, das besonders durch die große Vielfalt von Genotypen schwierig ist. Der United States Health Service stellt qualifizierten Forschern weltweit Typisierungsreagenzien zur Verfügung, und es liegt schon heute klar auf der Hand, daß die klinischen Resultate ganz erheblich verbessert werden, wenn die Transplantationen auf die am wenigsten inkompatiblen Spender-Empfängerpaare beschränkt werden.

Die Nierentransplantation

Der weitaus größte Fortschritt wurde bei der Transplantation eines bestimmten Organs – der Niere – erzielt. Zur Zeit des 1. internationalen Kongresses der Transplantation Society Mitte 1967 in Paris waren 1400 Fälle von Nierenverpflanzungen beim Menschen der in Boston eingerichteten Nierentransplantationsregistratur gemeldet worden. Um gerade die Niere zum nächstliegenden Objekt der einleitenden Erforschung der Möglichkeiten einer Organtransplantation beim Menschen zu machen, bedurfte es einer Reihe von Faktoren. Die Entwicklung einer künstlichen Niere, die in sehr ähnlicher Weise wie eine natürliche Niere das Blut von unerwünschtem Abfallmaterial reinigt, spielte eine wichtige Rolle. Das Blut des Patienten muß für eine Zeit von 8 bis 12 Stunden durch die Maschine zirkulieren, das bedeutet, daß das Blut, das all die während der Zeit des Nierenversagens akkumulierten Abfallprodukte enthält, aus einer Armarterie des Patienten mit Hilfe eines Schlauches, der während des ganzen Reinigungsprozesses an Ort und Stelle bleibt, abgenommen wird. Ein besonderes Antigerinnungsmittel wird verwendet, um ein Verstopfen zu verhindern. Mit Hilfe einer zusätzlichen Pumpe wird das Blut über eine Reihe von Membranen geführt, wo es gereinigt wird. Es kehrt zu einer Vene im Arm der Patienten zurück und von dort zum Herzen.

Dieser Vorgang wird Hämodialyse genannt und war zunächst entwickelt worden, um Patienten zu behandeln, deren eigene Nieren irgendeinen akuten Schock erlitten und zeitweise versagt hatten, deren Schädigung aber reversibel war. Es gibt aber auch viele krankhafte Zustände, bei denen beide Nieren durch eine fortschreitende Erkrankung unwiderruflich zerstört werden. Die künstliche Niere spielt eine entscheidende Rolle, um sie für die Operation in gute Verfassung zu bringen. Menschen mit fortgeschrittenen Nierenerkrankungen sind häufig abgezehrt, anämisch und in einem sehr schlechten Allgemeinzustand. Wiederholte Hämodialyse und gute Krankenhauspflege versetzen sie wieder in einen für einen größeren chirurgischen Eingriff notwendigen Gesundheitszustand. Häufig kann ein Patient für viele Monate vor der Transplantation mit einer künstlichen Niere am Leben erhalten werden, was zwei Hämodialysen pro Woche erfordert.

Ein zweiter Grund, warum die Niere für die Transplantation ausgewählt wurde, sind die ausgezeichneten Techniken, die entwickelt wurden, um diesen schwierigen chirurgischen Eingriff durchzuführen. Ähnlich wie bei anderen höchstspezialisierten Operationen ist die Verpflanzung einer Niere ein relativ einfacher Vorgang. Pioniere auf diesem Gebiet in den frühen fünfziger Jahren waren Joseph Murray, John Merrill und David Hume vom Peter-Brigham-Hospital in Boston. Seit dieser Zeit sind einige technische Fortschritte erzielt worden, und Hunderte von Chirurgen in allen fortgeschrittenen Ländern sind zu Experten dieser Methode geworden.

Die Operation ist in *Abb. 16.1* dargestellt. Zwei chirurgische Teams sind erforderlich, wobei das eine am Spender und das andere am Empfänger operiert. selbst wenn der Spender ein Verstorbener und nicht ein Lebender ist, muß für volle chirurgische Asepsis gesorgt sein. Die Spenderniere wird zusammen mit ihrer Vene und ihrer Arterie entfernt, die sorgfältig freigelegt und intakt sein müssen. Auch der abführende Harnleiter von der Niere zur Blase (der Ureter) muß erhalten bleiben. Danach wird die Niere in den Bauchraum des Empfängers, gewöhnlich in die rechte untere Ecke, gelegt. Die Arterie wird mit einem der Hauptäste der Schlagader, die Niere mit einer großen Vene im hinteren Bauchraum verbunden. Der Ureter wird in die Blase eingepflanzt. Man bemüht sich, den Zeitraum, während dem die Spenderniere nicht von Blut durchflossen ist, so klein wie möglich zu halten, da jede fehlende Sauerstoffversorgung über länger als ein oder zwei Stunden die Spenderniere schädigt. Häufig werden die nicht mehr intakten Nieren des Patienten entfernt. Sie haben ja keine nützliche Funktion mehr und führen oft zu hohem Blutdruck. Der Patient ist besser dran, wenn er sie los ist.

Es gibt noch einige andere Gründe, die wir für die hervorragende Rolle, die die Nierenverpflanzungen als Schrittmacher bei der Transplantationsrevolution gespielt haben, anführen können: Chronische Nierenerkrankungen sind nur allzu häufig und haben oft tödlichen Verlauf; es ist sinnvoller, das Wissen über *eine* Operationsmethode zu vervollständigen, als die Anstrengungen chirurgischer Forschung in zu viele Gebiete aufzuspalten. Die Niere ist ein paariges Organ, und ein Mensch kann sehr wohl mit nur einer auskommen, eine Überlegung, die es möglich macht, gelegentlich auch gesunde freiwillige Spender heranzu-

Abb. 16.1 Vorgehen bei der Nierentransplantation.

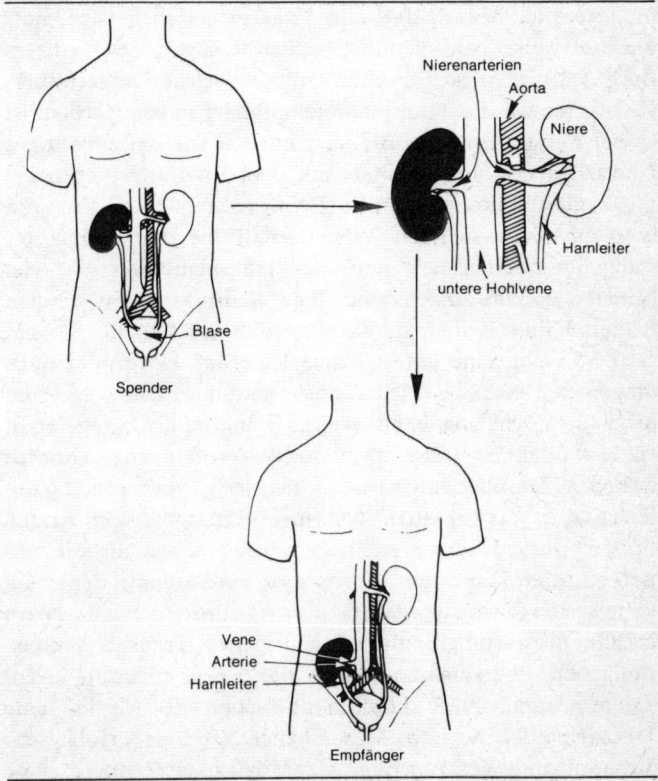

ziehen. Nierenkranke sind oft jung, und ihre anderen Organe sind gesund. All dies sind vernünftige Gründe, aber wir dürfen auch nicht die Bedeutung von Vorbild und Nachahmung bei der medizinischen Ausbildung vergessen. Das überragende Beispiel, das einige Gruppen von Chirurgen bei den Nierentransplantationen gegeben haben, hat die Aufmerksamkeit der ganzen Welt erregt.

Ergebnisse der Nierentransplantation

Das Gebiet der Nierenverpflanzung ist so jung und schreitet so schnell voran, daß alles, was geschrieben wird, notwendigerweise bald veraltet, vielleicht sogar, bevor dieses Buch gedruckt wird. Für eine Aussage, welche Langzeitüberlebenschancen die Transplantatempfänger haben werden, ist es bei weitem zu früh. Bis jetzt müssen wir ein einjähriges Überleben des Transplantats mit dem Empfänger noch bei guter Gesundheit als einen Erfolg akzeptieren. Wir tun dies mit dem sicheren Wissen, daß die Abstoßungsepisoden im zweiten Jahr nach der Transplantation sehr viel seltener als im ersten sind. Die Statistiken von einigen frühen Fällen deuten darauf hin, daß ein Patient, der ein Jahr überlebt, eine gute Chance hat, fünf Jahre oder noch länger zu leben. Es wird noch geraume Zeit vergehen, bis man abschätzen kann, welche Langzeitaussichten, z. B. für 10 oder 20 Jahre nach einer Verpflanzung, wirklich bestehen. Darüber hinaus ist es schwierig, vorliegende Zahlenangaben auszuweiten, da einige Gruppen von Ärzten und Chirurgen soviel mehr Erfahrung haben als die anderen. Man kann nur sagen, daß ein Patient, der 1968 vom besten Team der Welt operiert wurde, der eine Niere erhielt, die recht gut mit seinen eigenen Transplantationsantigenen übereinstimmt, und der mit Prednison, Azothioprin und ALS kombiniert behandelt wurde, eine 90 %ige oder noch bessere Chance für eine erfolgreiche Verpflanzung besitzt. Ehe die Möglichkeit bestand, eine

Verpflanzung auszutesten, erzielten selbst die besten Gruppen nur eine Erfolgsrate von 80 %; die Durchschnittsquote lag bei etwa 60 %. Die Statistiken zeigen jedoch eine beständige Verbesserung. Würde eine Gruppe von Patients statistisch auf den Erfolg von 1965 durchgeführten Operationen hin ausgewertet, so würde diese eine sehr viel geringere Überlebensrate zeigen.

Die gegenwärtigen Resultate sind sehr ermutigend, die zukünftigen werden noch besser sein. In Zentren, wo Austestungen nicht möglich sind, haben Operationen, bei denen Blutsverwandte als Freiwillige verwendet wurden, häufiger Erfolg gehabt als Transplantationen, bei denen Organe Verstorbener benutzt wurden. Aber selbst, wenn Blutsverwandte herangezogen werden, können Austestungen die Ergebnisse von Transplantationen erheblich verbessern. Es ist relativ einfach, in einer Familie durch Typisierung weißer Zellen die Person herauszufinden, die sich immunologisch am besten mit dem Patienten verträgt.

Damit ergeben sich auch ethische Probleme. Da immer mehr Nierentransplantationszentren eingerichtet werden, wird sich das Wissen wahrscheinlich aber noch schneller vermehren und sich die Notwendigkeit, lebende Freiwillige heranzuziehen, verringern. Es kann aber auch sein, daß die Erfolgsrate bei der Inanspruchnahme von Verwandten so hoch wird, daß die ethische Fragestellung von daher verändert wird. Die einzige Voraussage, die mit Zuversicht gemacht werden kann, besteht darin, daß sowohl die Zahl als auch die Qualität von Nierentransplantationen überall in der Welt in den siebziger Jahren weiterhin steil ansteigen werden.

Die Herztransplantationen

Eine ungeheure Menge Forschungsarbeit ist auf die Herztransplantation, hauptsächlich bei Hunden, verwendet worden. Während der Kreislauf durch eine Herz-Lungen-

Maschine aufrechterhalten wird, wird das Herz eines Hundes entfernt, das eines anderen Hundes eingesetzt, die Blutgefäße miteinander verbunden und die Wunde verschlossen. Das Blut wird ganz normal durch den Körper gepumpt. Bei Anwendung von Immunsuppressiva, wie oben skizziert, sind Hunde mit transplantierten Herzen für Monate und sogar Jahre bei guter Gesundheit erhalten worden. Eine Hündin hat sogar geworfen und die Jungen großgezogen und blieb während der ganzen Zeit bei guter Gesundheit! Doch längst sind auch beim Menschen Herzverpflanzungen keine Seltenheit mehr, ja, Berichte davon in den Tageszeitungen werden kaum noch als Sensation empfunden. Der Kapstädter Christiaan Barnard war der erste, der unter Benutzung der von Norman Shumway an der Stanford University in Kalifornien entwickelten Methoden erfolgreiche Transplantationen durchführte.

Es ist weitaus zu früh, um die Frage zu beantworten, welche Rolle die Herztransplantation in der unmittelbaren Zukunft spielen wird. Das liegt auch daran, daß man auf ganz erhebliche Probleme gestoßen ist, die im allgemeinen hauptsächlich mit dem ziemlich schlechten Allgemeinzustand der für diese schwere Operation ausgewählten Patienten in Zusammenhang stehen. Es gab eine Reihe von unvermeidbaren technischen Fehlschlägen, und die postoperative Periode wurde in einigen Fällen, bedingt durch die zu drastische Anwendung von Immunsuppressiva, durch Komplikationen beeinträchtigt. Es ist in diesem Zusammenhang interessant, daß eindeutige Abstoßungskrisen, wie man sie bei Nierentransplantationen antrifft, aber noch nicht beschrieben worden sind, und wir haben gute Gründe für die Hoffnung, daß die immunologischen Probleme bei der Herztransplantation etwas weniger schwerwiegend sind als bei der Niere.

Wer sind nun die möglichen Kandidaten für Herztransplantationen? Zunächst sind es Patienten mit angeborenen oder, z. B. durch rheumatisches Fieber, erworbenen Herzfehlern, deren Herzen bzw. Herzklappen mißgebildet oder aber über jede Ausbesserungsmöglichkeit hinaus vernarbt sind. Eine andere Gruppe besteht aus Patienten mit Herzkrankheiten, bei denen ein derart großer Teil ihres Herzens durch mangelnde Durchblutung zerstört ist, daß sie beständig vom Tode bedroht sind. Eine Hauptsorge bei dieser Gruppe ist die Möglichkeit, daß die ursprüngliche Erkrankung der Blutgefäße des Herzens auch in den Arterien des Transplantats wieder auftritt.

Wer aber sind die Spender? Natürlich können nur Verstorbene benutzt werden, und dies hat ein Problem in den Brennpunkt gerückt, das zwar bei den Nierenspendern nicht weniger real ist, das sich aber bei den Herzspendern sehr viel dramatischer auswirkt. Das Problem besteht in der Entscheidung, wann wirklich der Tod eingetreten ist. Bisher wurde der Tod mit dem Aussetzen des Herzschlages gleichgesetzt, doch mit Hilfe neuer elektrischer Verfahren ist es häufig möglich, ein Herz, das für einige Minuten aufgehört hat zu schlagen, wieder in Gang zu setzen. Auch das Aussetzen der Atmung kann nicht mehr als sicheres Zeichen des Todes betrachtet werden, da die künstliche Beatmung die Luft in adäquater Frequenz ständig in die Lunge hinein- und wieder heraustransportieren kann. Mehr und mehr Ärzte neigen deshalb zu der Annahme, daß das Aufhören jeglicher elektrischer Aktivität im Gehirn den besten Hinweis auf den eingetretenen Tod liefert. Das menschliche Gehirn kann höchstens sieben Minuten ohne ausreichende Blutversorgung bleiben, wenn es nicht irreparabel geschädigt werden soll. Selbst wenn das Herz zu neuer Aktivität belebt wird, können solche Patienten niemals mehr zu einem normalen Leben zurückkehren. Gegenwärtig ist es wahrscheinlich das Beste, einen sehr konservativen Standpunkt bei der Definition des Todes einzunehmen und nur diejenigen Menschen als mögliche Organspender zu akzeptieren, bei denen sowohl Herzschlag wie Atmung wie Hirnaktivität völlig eingestellt sind. Diese strengen Kriterien bedeuten, daß sich das Gebiet der Transplantation bei Benutzung von Spenderorganen frei von jeglicher ethischer Kritik entwickeln kann.

Der Patient mit einem Herztransplantat pflegt einen besonderen Vorteil gegenüber dem Nierentransplantatempfänger zu haben. Jede Abstoßungsneigung verursacht unmittelbar Veränderungen in den elektrischen Impulsen, die durch den Elektrokardiographen gemessen werden. Das Überwachen der Herzfunktion mittels dieser einfachen Technik warnt rechtzeitig vor jeder Abstoßungskrise und legt nahe, die Arzneimitteldosierung rasch zu erhöhen.

Die Lebertransplantation

Leberzirrhose ist selbst bei jungen Menschen keine ungewöhnliche Todesursache. Es mag überraschen, daß nur ungefähr die Hälfte aller Fälle etwas mit Alkohol zu tun hat. Die andere Hälfte ist das Endergebnis einer Vielfalt chronischer Lebererkrankungen. Für chronisches Leberversagen gibt es keine Behandlung, die mit der wiederholten Hämodialyse vergleichbar wäre. Sobald der Schaden eine bestimmten Punkt überschritten hat, kann diesen Patienten nicht mehr geholfen werden.

Experimentelle Lebertransplantationen sind bei Hunden, in neuerer Zeit auch bei Schweinen durchgeführt worden, wobei man glaubt, daß die Leber des Schweins der des Menschen ähnlicher sei. Die Lebertransplantation wirft äußerst schwierige Probleme auf, aber die bisherigen Erfahrungen sind eindeutig ermutigend. Es gibt tatsächlich eine kleine Zahl von Lebertransplantaten, die für lange Zeiträume ohne jede immunsuppressive Behandlung gut funktioniert haben. Noch wissen wir nicht, ob dies durch eine Überwältigung des Immunsystems zustande gekommen ist, da so große Mengen von Gewebe beteiligt sind, oder ob die Leber gegenüber einer Immunattacke relativ widerstandsfähig ist. Eine kleine Reihe von experimentellen

Lebertransplantationen sind auch beim Menschen durch-geführt worden, wobei Thomas Starzl von der Universität Colorado die größte Serie aufweisen kann. Er hat wenigstens drei oder vier eindeutige Erfolge bei Kindern gehabt, aber zum Zeitpunkt der Niederschrift dieses Buches ist noch von keiner erfolgreichen Lebertransplantation bei einem Erwachsenen berichtet worden. Das größte Problem bei Erwachsenen wird wahrscheinlich sein, den Patienten in einen für die Operation ausreichenden Gesundheitszustand zu versetzen. Außer seiner schweren Gelbsucht hat der Leberpatient im Endstadium alle Arten von toxischen Substanzen in seinem Blut, von denen einige das Gehirn so sehr schädigen, daß er in ein tiefes Koma sinkt. Wenn ein Patient eine reelle Chance haben soll, eine so schwere Operation wie die Lebertransplantation zu überleben, wird es von entscheidender Bedeutung sein, diese Gifte aus seinem Körper zu entfernen. Hier könnte eine kühne neue, von Ben Eismann an der Universität Kentucky entwickelte Methode die Lösung bedeuten. Das Blut des Patienten wird durch die Leber eines gerade erst getöteten Schweines perfundiert. Die Schweineleber entfernt den größten Teil der Galle und führt viele der Stoffwechselaufgaben durch, die die eigene, ausgefallene Leber des Patienten nicht mehr hat verrichten können. Es ist noch zu früh, um sagen zu können, ob diese Prozedur einen ständigen Platz bei der Behandlung von Leberkrankheiten einnehmen wird, aber sie ist kennzeichnend für das radikal neue Denken, das die Transplantationsmedizin in der wissenschaftlichen Humanmedizin in Bewegung gebracht hat.

Die Transplantationen anderer Organe

Ein Feld der Transplantation, das ein wenig enttäuschend geblieben ist, von dem aus aber alle Transplantationen ihren Ausgang nahmen, ist die Hauttransplantation. Viele Menschen, ein guter Teil davon Kinder, sterben an schweren Verbrennungen. Die hauptsächlichsten Todesursachen sind Schock, Flüssigkeitsverlust und das Fehlen einer schützenden Abdeckung für einen Großteil der Körperoberfläche. Verbrennungsopfer, die überleben, sind für gewöhnlich fürchterlich vernarbt. Die weitaus beste Behandlung wäre die Verpflanzung von Haut von einem Verstorbenen. Die Abstoßung eines Hauttransplantats ist jedoch ein Vorgang von solcher Heftigkeit, daß es äußerst schwierig ist, ihn abzuwenden. Darüber hinaus sind Azothioprin und Cortison bei einem Patienten, der an schweren Verbrennungen akut leidet, äußerst gefährliche Medikamente. Es scheint, daß die umfangreiche lymphatische Drainage, die sich entwickelt, die fremden Antigene in einer solchen Stärke zu den Lymphknoten transportiert, daß die schädliche Abstoßung unvermeidbar wird. Trotzdem könnten Allotransplantationen von Haut als Erster-Hilfe-Verband in Fällen von schweren Verbrennungen nützlich sein. Später könnten Autotransplantate aus dünnen aufgespaltenen Hautlagen von gesunden Bereichen des eigenen Körpers entnommen und aufgelegt werden. Die Dicke dieser Transplantate wird dabei von dem Chirurgen so gewählt, daß einerseits die Spenderseite noch genügend Zellen zurückbehält, um ohne Vernarbung zu heilen, und andererseits das Transplantat selbst genug Zellen aus den tieferen Hautlagen besitzt, um anzugehen und weiterzuwachsen.

Es ist über eine Handvoll Versuche berichtet worden, in schweren Fällen von Zuckerkrankheit den Pankreas, die Bauchspeicheldrüse, zu verpflanzen. Eine von diesen verpflanzten Bauchspeicheldrüsen funktionierte ungefähr drei Monate lang. Sicherlich wäre die Pankreastransplantation eine sehr viel bessere Behandlung des jugendlichen Diabetes als die jahrelange täglich zweimalige Injektion von Insulin, vorausgesetzt, daß die Transplantation durchgeführt werden könnte, ohne daß der Patient ein Leben lang zu einer immunsuppressiven Therapie verdammt wäre. Es müssen jedoch noch viele Fortschritte in der Transplantationsbiologie erzielt werden, bevor dies auch nur zur entfernten Möglichkeit wird.

Einige physiologische Experimente an Tieren, einschließlich der Transplantation von Gehirnen, haben freilich übermäßige Publizität erlangt. Selbst Transplantationsbiologen mit einem ausgeprägten Sinn für Science-fiction glauben nicht daran, daß die Transplantation des Gehirns eine therapeutische Maßnahme werden könnte. Um eine nützliche Funktion zu erfüllen, muß das Gehirn einen Eingang und einen Ausgang haben. Andernfalls geht es ihm wie der brachliegenden Zentraleinheit eines Computers, dem keine Daten gefüttert werden und der von seinem Drucker getrennt wurde. Die Millionen von Nervenfasern, die auf der einen Seite als Kommunikationsglieder zwischen den sensorischen Organen und dem Gehirn und auf der anderen Seite zwischen dem Gehirn und den Muskeln liegen, können unter keinen Umständen durch irgendeinen heute bekannten Prozeß repariert, noch kann dieser auch nur im entferntesten anvisiert werden.

Sicherlich wird ein transplantiertes Gehirn bei ausreichender Sauerstoffversorgung für einige Stunden oder Tage elektrisch aktiv bleiben, was sich für die neurologische Forschung als nützlich erweisen kann. Das Ziel aber, das Gehirn eines großen Denkers nach seinem Tod zu erhalten, gehört noch genauso zum Reich der Fiktion wie zu der Zeit, da Roald Dahl es in seinem Buch »Küßchen, Küßchen« so amüsant beschrieb.

Auch die Transplantation der Lunge ist bei Versuchstieren enttäuschend verlaufen. Es treten dabei große technische Probleme auf, und bei der Verwendung von immunsuppressiven Arzneimitteln ist die postoperative Lungenentzündung ein großes Problem. Auch dies ist ein Gebiet, das noch weiterer Arbeit bedarf.

Abgetrennte Glieder wieder anzunähen, ist, um es kurz zu sagen, nicht wirklich ein Problem dieses Buches. Die Fragen dort sind nicht immunologischer, sondern chirurgischer Natur, wobei die hauptsächlichste Schwierigkeit darin liegt, eine ausreichende nervliche Versorgung zum abgetrennten Glied hin und von ihm weg zu erreichen. Eine Reihe von anderen Organen und Geweben wird sicherlich ebenfalls die Aufmerksamkeit der Transplantationschirurgen der Zukunft in Anspruch nehmen.

Ethische, gesetzliche und Beschaffungsprobleme bei der Transplantation

Es hat eine große Kontroverse um die ethischen und moralischen Aspekte der Nierentransplantation bei Benutzung lebender freiwilliger Spender gegeben. Richtig ist, daß ein Mensch mit nur einer Niere sich sehr wohlfühlen und ein hohes Alter erreichen kann. Es besteht jedoch immer die Möglichkeit, daß ein Nierenstein, eine Infektion, Krebs oder irgendeine andere Erkrankung die verbliebene Niere verändern kann. Außerdem könnte die Niere durch einen Unfall verletzt werden. Und schließlich wird der Spender ja auch einer größeren Operation unterworfen. Jeder chirurgische Eingriff stellt aber ein gewisses Risiko dar, und obgleich es noch bei keinem Spender auf der Welt zu schwierigen Komplikationen gekommen ist, wird es früher oder später einmal zu einem Narkosezwischenfall oder zu einem Blutgerinnsel in der Lunge kommen, das den Spender gefährdet. Es scheint mir, daß die Frage, ob es richtig sei, lebende Spender zu verwenden, weitgehend auf dem Unterschied beruht, der sich aus einem Vergleich der Erfolgsraten von Operationsprogrammen ergibt, bei denen einmal Organe Verstorbener, dann Organe lebender Spender verwendet wurden. Im Augenblick ist dieser Abstand nicht sehr groß, und er wird bei Verbesserung der genetischen Austestungstechniken rasch noch geringer werden. Bei eineiigen Zwillingen sollte sicherlich immer der lebende Spender in Erwägung gezogen werden; in den meisten anderen Fällen sind Organe von Verstorbenen vorzuziehen.

Werden Austestungsmaßnahmen auf Familien angewendet, kommt es zu einem besonders schwerwiegenden ethischen Problem. Nehmen wir an, es gebe sechs Kinder in einer Familie. Eines zieht sich eine unheilbare Nierenerkrankung zu und benötigt ein Transplantat. Die weißen Zellen der anderen fünf Kinder und des kranken Kindes werden typisiert, und es stellt sich heraus, daß nur eines von den fünf Kindern ein geeigneter Spender ist. Der moralische Druck, unter den dieser eine Spender gesetzt wird, ist so stark, daß Fachleute sich fragen, ob das Kind überhaupt zu einer freien Willensentscheidung fähig ist. Andererseits hat die Erfahrung bisher gezeigt, daß Verwandte im allgemeinen nur allzu bereit sind, eine Niere zu spenden, obgleich sie wissen, daß es eine wirkliche Abstoßungsgefahr gibt. Das Problem ist sehr verzwickt und wird am besten wohl gelöst werden, wenn die Transplantate Verstorbener einheitlich so viel Erfolg bringen, daß die Frage, ob man lebende Freiwillige für die Transplantation heranziehen soll, sich kaum noch erhebt.

Auch die medizinisch-juristischen Implikationen der Transplantation sind von Interesse. Die Transplantation ist bisher noch in keinem Fall Gegenstand von Gesetzgebung gewesen. Daher bewegt sich der Chirurg, der einem lebenden Menschen ein Transplantat für einen anderen entnimmt, auf schwankendem Boden. Er könnte wegen Körperverletzung angeklagt werden. Natürlich ist es sehr unwahrscheinlich, daß die Gerichte gegen irgend jemanden vorgehen, der eine Transplantation in einer dafür eingerichteten Klinik mit der vollen Billigung seines Vorgesetzten und der Erlaubnis des Spenders und des Empfängers vornimmt. Es besteht jedoch immer die Möglichkeit, daß ein Spender nach der Operation sich eines anderen besinnt, besonders dann, wenn seine Niere abgestoßen wird. Früher oder später werden sich die Gerichte wohl mit einem solchen Fall befassen müssen.

Es gibt jedoch auch bei der Transplantation von Organen

Verstorbener interessante juristische Implikationen. Die idealste Quelle für Organe Verstorbener wären Unfallopfer, aber es fällt auf, daß diese nicht so häufig wie möglich verwandt werden. Das beruht auf vielen Faktoren, einschließlich der Zeit, die zwischen Eintritt des Todes und Aufnahme in die Leichenhalle eines Krankenhauses verstreicht. Doch es gibt auch juristische Faktoren, wie die Erlaubnis des Betreffenden, solche Organe zu benutzen. Bei Unfällen sind die Verwandten des Toten so in ihre Trauer verstrickt, daß es taktlos erscheint, sie mit solchen Fragen zu belästigen. Die Mehrzahl der Verstorbenen, die für Transplantationen benutzt werden, sind deshalb Menschen gewesen, die in einem Krankenhaus infolge natürlicher Ursachen gestorben sind. Meistens handelt es sich um neurologische Fälle, z. B. Tote infolge von Gehirnblutungen. In solchen Fällen macht der Patient, bevor er stirbt, häufig ein langes Koma durch, und es verbleibt einige Zeit für die Verwandten, sich mit der Möglichkeit des Todes vertraut zu machen, so daß die Ärzte gewöhnlich geeignete Wege finden, um Erlaubnis zu bitten, unmittelbar nach dem Tode eine Niere zu entfernen.

Viele dieser Probleme könnten vermieden werden, wenn es Mittel und Wege gäbe, wie ein Mensch seine Organe, solange er lebt und bei guter Gesundheit ist, für die Zwecke der Transplantation nach seinem Tod vermachen könnte. Gesetze, die das erlauben, könnten ohne große Probleme eingeführt werden. Es gibt ja bereits die Möglichkeit, daß ein Mensch seinen Körper einer medizinischen Fakultät für die Anatomie oder zu Forschungszwecken zur Verfügung stellt. So sollte es ebenso möglich sein, daß ein Formblatt unterzeichnet wird, womit die Organe im Falle eines plötzlichen Todes für die Verwendung freigeben sind, so wie es heute bereits Routine ist, daß Patienten, die in ein Krankenhaus aufgenommen werden, einen Schein unterzeichnen, der es erlaubt, daß Narkose und andere Maßnahmen durchgeführt werden. Es liegt vielleicht etwas

Schreckliches in der Vorstellung, daß unmittelbar nach dem Tod eines Menschen eine ganze Sippe von Chirurgen sich über den Leichnam hermacht, um Nieren, Herz, Leber, Lunge, Pankreas und andere Stückchen und Teile, deren sie habhaft werden können, zu entfernen. Solange sie bei guter Gesundheit sind, würden die meisten Menschen zustimmen, daß ihre Organe nach ihrem Tod besser verwendet würden, wenn sie einem anderen Menschen das Leben retten, als daß sie in einem Krematorium verbrannt oder in einem Sarg in die Erde gelassen würden.

Mit den Erfolgen bei der Nierenverpflanzung entwickeln sich immer mehr auch Beschaffungsprobleme. Geeignete verstorbene Menschen stehen in einem Krankenhaus einfach nicht häufig genug zur Verfügung. Außerdem könnte es sich beim Austesten der Blutgruppen und der weißen Zellen erweisen, daß Sterbende nicht mit den sich zu diesem Zeitpunkt im Krankenhaus befindenden Nierentransplantationspatienten übereinstimmen. Es gibt Schwierigkeiten, eine ausreichende Zahl von potentiellen Organspendern und -empfängern zueinanderzubringen. Aber diese Schwierigkeiten könnten durch sorgfältige Planung überwunden werden. Nierenkranke können nahezu unbegrenzt durch wiederholte Hämodialysen am Leben erhalten werden. In jeder größeren Stadt sollte es ein Zentrum geben, das adäquat ausgerüstet ist, um diese Dialysen an wartenden kranken Menschen durchführen zu können. Auf diese Weise würde sich eine große Gruppe von potentiellen Empfängern bilden, die nicht auf den Aufenthalt im Krankenhaus angewiesen zu sein brauchten. Die Patienten würden während ihrer Wartezeit die Nierenklinik zweimal pro Woche für jeweils 8 – 12 Stunden aufsuchen. Außerdem könnte ein System entwickelt werden, bei dem demselben Krankenhaus die Pflege für alle schwerkranken neurologischen Fälle übertragen würde. Andererseits könnten auch verstorbene Menschen sehr schnell in diese Klinik gebracht werden. Typisierungsverfahren könnten an Krankenhauspatienten fast genauso routinemäßig wie beim Bluttest durchgeführt werden, so daß der Histokompatibilitätsgenotyp des Spenders vor seinem Tod bekannt wäre. Wenn ein Spender dann stirbt oder im Sterben liegt, könnte der mit ihm am meisten übereinstimmende Patient auf der Warteliste schnell in das Krankenhaus geholt werden und die Transplantation so früh wie möglich nach dem Tod des Spenders stattfinden.

Auch hier müssen wir wieder die natürliche Neigung unterdrücken, nur die makabre Seite dieser Prozedur zu betrachten. Dies wäre der vernünftigste und logischste Weg, um die Transplantation weiterzuentwickeln. Transplantate von Verstorbenen können niemanden etwas zuleide und unerhört viel Gutes tun. Wir können fast mit der Bemerkung enden, mit der wir begannen: Ärzte können niemandem die Unsterblichkeit verleihen, und jedermann hat das Recht, würdig zu sterben. Transplantation ist heute – und wird es auch für die absehbare Zukunft bleiben – ein allerletzter Ausweg, um eine schwerkranke Person, die zu jung ist, um zu sterben, vor ihrem sonst unvermeidlichen Ableben zu retten. Verhütung und konventionelle Behandlung der Nieren- und anderer Erkrankungen ist bei weitem der Transplantation vorzuziehen: Die letztere muß als eine Hilfe und nicht als ein Ersatz für die normale medizinische Praxis betrachtet werden. In diesem umgrenzten Zusammenhang hat die Transplantation bereits sehr viel für das Wohlergehen des Menschen erreicht. Ihre Zukunft wird sicher noch glänzender sein, als es die spektakuläre jüngere Vergangenheit schon war.

17 Allergie und Überempfindlichkeit

Von den vielen raffinierten Mechanismen, die sich in den Jahrtausenden Evolution entwickelt haben, erweist sich die Antikörperbildung, wie wir sie in den Säugetieren vorfinden, als ganz besonders kompliziert und heikel. In diesem und im nächsten Kapitel wollen wir untersuchen, in welchen Fällen die Antikörperbildung dem Körper mehr Schaden zufügt als Gutes tut, wobei wir uns hier auf einem Gebiet bewegen, wo wir nicht viel mehr tun können, als die Phänomene und ihre Behandlung zu beschreiben. Wir können z. B. nicht im Detail die Frage beantworten, warum einige Menschen mehr als andere zu Allergien neigen. Wir vermuten, daß genetische Faktoren hierbei die größte Bedeutung haben, wissen aber nicht, warum die Evolution es zugelassen hat, daß diese offensichtlich schädliche Tendenz eine so weite Verbreitung gefunden hat. Während wir die Symptome häufig behandeln können, werden unsere Bemühungen, die vollständige Heilung zu erzielen, durch unsere Unkenntnis der genauen ursächlichen Mechanismen blockiert.

Die Allergie

Ungefähr 10 % aller Menschen leiden an Allergien der einen oder der anderen Art. Allergien treten in verschiedenen Formen auf, am häufigsten als Heuschnupfen, Nesselausschlag, Asthma bronchiale, jugendliches Ekzem und Nahrungsallergien. Beim Heuschnupfen jucken Nase und Augen, die Schleimhaut der Nase und der Nebenhöhlen ist entzündet, so daß es zu Schnupfen und zu verstärkter Schleimabsonderung aus der Nase kommt. Beim Nesselausschlag finden sich juckende, leicht erhabene Knötchen in der Haut, die schnell kommen und gehen, ohne irgend etwas zu hinterlassen. Bronchialasthma ist eine Erkrankung, bei der es anfallsweise auf Grund von Krämpfen in den Atemwegen, auf denen die Luft in die Lungen gelangt, zu Schwierigkeiten beim Atmen kommt. Auch in den Bronchien kommt es zu verstärkter Schleimsekretion, so daß Asthmatiker häufig dickes Sputum abhusten. Wiederholte Anfälle können die Lunge auf Dauer schädigen. Das Asthma ist die ernsteste Erkrankung in dieser Gruppe, obgleich sie glücklicherweise oft recht mild verläuft. Das Ekzem ist ein Hautausschlag, der häufig besonders schwer in den Hautfalten, z. B. in der Kniebeuge oder vorn in der Beuge des Ellbogens, auftritt. Bei schwer betroffenen Kindern kann es den größten Teil des Körpers bedecken. Nahrungsmittelallergien verursachen Magenkrämpfe, Nesselausschlag und andere unangenehme Symptome, wenn bestimmte Nahrungsmittel (z. B. Erdbeeren oder Schellfisch) gegessen werden. Die Mechanismen all dieser Zustände haben sehr viel Gemeinsames, und häufig kann ein Mensch gleichzeitig oder nacheinander an einer Reihe unterschiedlicher Allergien erkranken.

Die Neigung zu Allergien ist vererbbar, bei den meisten allergischen Patienten findet sich in der Familie eindeutig irgendeine dieser Erkrankungen. Hat der Patient z. B. Asthma, so ist oft ein Bruder mit Nesselausschlag nachweisbar, der Vater kann an Heufieber leiden, und zwei Onkel und ein Cousin sind vielleicht ebenfalls an Asthma erkrankt. Krankengeschichten wie diese liegen häufig, aber nicht grundsätzlich vor. Der allergische Patient, z. B. jemand mit Heuschnupfen, kann auch eine interessante eigene Krankengeschichte haben. Als Kind hatte er ein Ekzem, in der Pubertät Asthma, aus dem er herausgewachsen sei, und schließlich habe er dann als Erwachsener den Heuschnupfen bekommen.

Der Grad solcher allergischer Manifestationen ist sehr unterschiedlich. Einige Menschen sind so schwer, insbesondere von Asthma, betroffen, daß ihre Gesundheit ernsthaft untergraben, ja ihr Leben bedroht ist. Andere haben so triviale Symptome, daß sie nicht einmal einen Arzt konsultieren. Auch alle Stadien dazwischen treten auf.

Zentrale Ursache der Allergien ist ein Antikörper. Allergiker produzieren Antikörper besonderer Art gegen eine Vielfalt von schwach antigenen Substanzen, sogenannten *Allergenen,* wohingegen normale Menschen diese Antikörper nicht bilden. Allergische Antikörper werden *Reagine* genannt, und die meisten, wenn auch nicht alle, gehören zu der IgE-Klasse der Immunglobuline. Die besondere Eigenschaft der reaginen Antikörper besteht darin, sich an Zellen in der Haut und Schleimhaut zu binden. Wenn ein Mensch zum erstenmal auf ein Allergen trifft, entsteht kein Schaden, aber es beginnt die Bildung von Reaginen. Zu den typischen Allergenen gehören Blütenpollen, Staub und bestimmte Nahrungsmittel. In jedem Fall dringt das Antigen nicht durch Injektion in den Körper ein, sondern dadurch, daß es mit einer inneren oder äußeren Körperoberfläche in Kontakt kommt. In den meisten Fällen ist die genaue chemische Natur des Antigens nicht bekannt, aber das gilt nicht für alle Allergene, z. B. so weitverbreitete wie die Spitzklettenpollen. Die meisten Menschen zeigen gegenüber Allergenen, ob nun gegessen oder eingeatmet, keine Reaktionen. Aber 10 % der Menschen reagieren wenigstens gegenüber einigen von ihnen und bilden dann Reagine.

Aller Wahrscheinlichkeit nach werden Reagine in den Lymphknoten durch denselben zellulären Mechanismus gebildet, der schon für die Bildung der anderen Immunglobulinklassen beschrieben worden ist. Das Reagin bindet sich an die Haut- oder Schleimhautzellen. Begegnet der betreffende Mensch dem Allergen dann zum zweiten Mal, findet eine Antigen-Antikörperbindung in dem betroffenen Gewebe statt – der Beginn einer heftigen, komplizierten und nicht vollständig verstandenen Kettenreaktion. Ein vorherrschendes Merkmal dabei ist: die Ruptur bestimmter

Zellen, der sogenannten Mastzellen, die im lockeren Bindegewebe gerade unter der Haut vieler Schleimhautoberflä-
chen liegen. Die Mastzellen sind nahe Verwandte der basophilen, polymorphkernigen Leukozyten des Blutes und
mit einer großen Zahl von Körnchen angefüllt. Wenn diese
Körnchen als Endergebnis einer Allergen-Reaginvereini-
gung zerfallen, setzen sie äußerst wirksame pharmakolo-
gische Substanzen frei, darunter Histamin, Heparin und
Serotonin. Das Histamin hat eine kräftige Wirkung auf
die kleinen Blutgefäße, verursacht deren Erweiterung und
damit das Hindurchsickern großer Flüssigkeitsmengen. Es
wirkt auch auf die Muskulatur der Luftröhre, indem es
dort eine Konstriktion hervorruft. Die anderen Substanzen sind ebenfalls stark wirksam und bei Entzündungen
beteiligt.

Warum die Vereinigung des Antigens und der Antikörper
im Gewebe solch drastische Wirkungen hat, ist ein Rätsel.
Wahrscheinlich spiegelt es in irgendeiner Weise den Umstand wider, daß, wäre das Antigen ein schädliches Bakterium, eine verstärkte Entzündung in diesem Gebiet für
seine Eindämmung von Hilfe sein könnte, indem unter
anderem auch zusätzliche Granulozyten und Monozyten
herangeführt werden, um es zu bekämpfen. Der reagine
Antikörper scheint eine Art Fehlanwendung dieser nützlichen Funktion zu sein. Man sollte jedoch nicht glauben,
daß jedes IgE ein schädlicher reaginer Antikörper sei.
Obgleich die Allergiker nur 10 % der Gemeinschaft ausmachen und zu hohen IgE-Spiegeln neigen, haben auch alle
anderen Menschen etwas IgE in ihrem Blut. Welche besonderen Vorzüge das IgE haben mag, ist bis jetzt nicht
geklärt.

Wir wollen die Behandlung von Allergien nicht ausführlich
diskutieren; es sei jedoch festgestellt, daß man sie in zwei
Kategorien unterteilen kann: 1. Wir verfügen über Arzneimittel, die die Symptome unterdrücken; 2. es gibt Verfahren der Desensibilisierung, mit dem Ziel, die schädliche

Antigen-Antikörperbindung zu verhindern. Die benutzten Arzneimittel sollen den pharmakologischen Substanzen, die der Körper selbst freisetzt, entgegenwirken. Zum Beispiel wird die Histaminfreisetzung durch die weitverbreiteten und wohlbekannten Antihistaminika bekämpft. Ein- bis dreimal am Tag als Tablette eingenommen, helfen sie, die milderen Verlaufsformen von Allergien zu kontrollieren. Bei ernsteren Störungen können sie injiziert werden. Eine andere Gruppe von Arzneimitteln, die insbesondere beim Asthma bronchiale hilfreich ist, wirkt der Gefäßerweiterung und dem Bronchialkrampf entgegen, indem sie die Wirkung jener Nerven nachahmt, die zu den Blutgefäßen und Muskeln führen, die Nerven des sympathischen Systems also. Die Medikamente dieser Gruppe, die bewirken, daß sich die kleinen Blutgefäße zusammenziehen und die Bronchien erweitern, werden sympathikomimetische Substanzen genannt. Zu ihnen gehören das Adrenalin und viele verwandte Verbindungen. Auch hier können die Symptome wieder durch Arzneimittel gelindert werden, die entweder in Tablettenform oder durch Einatmen in Form eines Aerosols aufgenommen werden; die ernsthafteren erfordern jedoch Injektionen. Bei sehr schweren Allergien kann es zur täglichen Notwendigkeit werden, die starken antientzündlichen Eigenschaften der Cortison-Gruppe zu Hilfe zu rufen.

Ein anderer Zugang zum Problem der Allergie ist die Desensibilisierung, die darin besteht, nicht einen speziellen Anfall zu bekämpfen, sondern zu versuchen, die Vereinigung von Antigen und Antikörper zu verhindern. Zunächst muß der Allergologe herausfinden, gegen welche Substanz ein Mensch allergisch ist. Zu diesem Zweck muß er sehr sorgfältig die Krankengeschichte aufnehmen. Er sieht dann, ob der Patient seine Attacken mit irgendeinem besonderen Ereignis in Zusammenhang bringen kann, z. B. mit dem Frühling, mit dem Aufwischen des Flurs, mit dem Schlafen auf einem Federkissen usf. Auf diese Weise bekommt man einen Hinweis auf die mögliche Natur des Allergens. Der nächste Schritt ist eine Reihe von Hauttests. Die Substanzen, gegen die der Patient allergisch sein könnte, werden auf allerlei Art und Weise auf die Haut aufgebracht, wobei sichergestellt sein muß, daß etwas davon auch in die tieferen Bereiche eindringt. Ist nun der Patient gegenüber einer der aufgebrachten Substanzen allergisch, so kommt es aufgrund der Histaminfreisetzung zu Rötung und Schwellung. Sind die Allergene identifiziert, muß der Allergologe entscheiden, ob er eine Desensibilisierung versuchen will. Häufig ist der Patient gegenüber so vielen verschiedenen Dingen gleichzeitig allergisch, daß es nicht praktikabel ist, nur die Desensibilisierung zu versuchen. Liegt dagegen nur ein oder wenigstens nur ein dominierendes Allergen vor, kann die Desensibilisierung durchgeführt werden. Sie besteht im wesentlichen darin, daß das Allergen mehrmals injiziert wird, und zwar zuerst in sehr kleinen Mengen. In der Folge werden dann immer größere Mengen gegeben. Es wird einige Male pro Woche injiziert; eine Behandlung dauert einige Monate. Die Begründung, die dafür am häufigsten gegeben wird, lautet, daß die Injektion die Bildung von »blockierenden Antikörpern« verursacht. Man glaubt, daß es sich um Antikörper handelt, die mit dem Reagin um das Allergen konkurrieren. Vermutlich verbinden sie sich mit den Allergenen und schnappen sie weg, bevor diese sich mit den an die Zellen gebundenen Reaginen vereinigen können. Eine andere Vorstellung über die Wirkungsweise der Desensibilisierung aus neuerer Zeit besagt, daß die Serie von Injektionen nicht Immunität, sondern Toleranz induziert. Die vielen Injektionen würden eine fortschreitende Verringerung der Reagin-Synthese verursachen.

Eine immer noch recht beachtliche Kontroverse besteht über den eigentlichen Wert der Desensibilisierung. Bei einigen Patienten scheint sie tatsächlich von echtem Nutzen zu sein. Aber bei völlig kontrollierten Doppeltblindversuchen, bei denen weder Patient noch Arzt wußten, ob die Injektion das Allergen oder einfach destilliertes Wasser enthielt, fielen die Unterschiede im Effekt zwischen wirklich Behandelten und Placebo-Behandelten nur sehr gering aus. Man kann nur hoffen, daß mit Erweiterung des immunologischen Wissens die Desensibilisierungsverfahren in zunehmendem Maße auf eine festere Basis gestellt werden können.

Sofortige Überempfindlichkeitsreaktionen

Die sofortige Überempfindlichkeit hat mit der Allergie viel Verwandtes, unterscheidet sich aber dadurch, daß die dafür verantwortlichen Antikörper nicht zur Reaginklasse gehören. Sie zirkulieren frei und sind gewöhnlich ihrer Natur nach IgG.

Ein gutes Beispiel für Überempfindlichkeit ist die Reaktion, die einige Menschen nach Injektionen von Pferdeserum entwickeln. Wenn Menschen bei einem Unfall verletzt werden, injizieren die meisten Ärzte routinemäßig eine kleine Menge eines passiven Antikörpers gegen Tetanus, der durch Immunisierung eines Pferdes gewonnen wurde, um auch nur im entferntesten die Möglichkeit dieser Erkrankung auszuschließen. Bei einer Reihe von Patienten kann beim zweiten oder darauffolgenden Mal, bei dem Pferde-Proteine injiziert werden, eine Vielfalt von Symptomen auftreten: Hautausschläge, Bronchialkrämpfe, Absinken des Blutdrucks, Schock und gelegentlich sogar der Tod. Diese folgen bei einem Menschen, der durch vorherige Impfungen präimmunisiert worden war, unmittelbar auf die Injektion. Die Ursache dieser unerwünschten Reaktionen hat wiederum Ähnlichkeit mit der Antigen-Antikörper-Vereinigung. Die ursprüngliche Injektion des Pferdeserums hat zu einer Antikörperbildung geführt. Lösliche Komplexe von Antigen und Antikörper bilden sich schnell nach der zweiten Injektion und können schwere direkte Reizwirkungen auf die Gewebe ausüben. Sie können auch eine Komplementfixierung und eine Vielfalt anderer schädlicher Kettenreaktionen verursachen. Besonders heftige Reaktionen ergeben sich, wenn das Pferdeserum oder ein anderes Antigen direkt in eine Vene injiziert wird. Bei den schwersten Fällen kann das Resultat eine akute Anaphylaxie sein, ein schwerer Schockzustand, der in Minuten zum Tod führen kann.

Glücklicherweise ist es ungewöhnlich, daß Menschen nach einer kleinen Zahl von Injektionen erhebliche Mengen von Antikörpern gegen Pferdeserum bilden, so daß schwere Formen des anaphylaktischen Schocks sehr selten sind. Trotzdem glauben viele Fachleute, daß die Benutzung von Antitetanus-Pferdeantikörper auf die Dauer mehr Schaden als Gutes tut. Sie meinen, es wäre ein viel besserer Weg, nach einem Unfall *aktiv zu immunisieren*. Die meisten Menschen sind gegen Tetanus in der Kindheit immunisiert worden; in diesem Fall wäre die Tetanus-Injektion einfach eine Auffrischung. Ist der Patient vorher nicht immunisiert gewesen, verleiht die Immunisierung mit Tetanustoxoid zusammen mit einer prophylaktischen Gabe von Antibiotica hinreichenden Schutz gegen Tetanus. Wenn in einigen Fällen, bei denen eine tiefe und verschmutzte Wunde vorliegt, die Gabe von Tetanus-Antiserum für notwendig erachtet wird, sollte vorzugsweise vom Menschen stammendes Serum benutzt werden, das heute in vielen Ländern zur Verfügung steht.

Gelegentlich kann auch schon die erste Gabe von Fremdserum Ärger verursachen. Er tritt allerdings nicht unmittelbar auf, sondern ungefähr erst 10 Tage, nachdem der passive Antikörper gegeben worden ist. Es handelt sich um Symptome, die wir als *Serumkrankheit* bezeichnen und die aus Fieber, geschwollenen Gelenken, Hautausschlägen und Nierenstörungen bestehen. Sie verschwinden gewöhnlich innerhalb einiger Tage wieder. Zur Serumkrankheit kommt es auf folgende Weise: Das Antigen, Pferdeserum, verursacht nach einer Zeit von 7 bis 10 Tagen die Anti-körperbildung. Zu diesem Zeitpunkt können immer noch einige Antigen-Moleküle im Blutkreislauf vorhanden sein. Antigen und Antikörper vereinigen sich, Komplexe werden gebildet, und diese reizen das Gewebe.

Ein anderes und sehr schwerwiegendes Beispiel für die sofortige Überempfindlichkeit ist die Arzneimittelüberempfindlichkeit. Manche Menschen, denen Penicillin verabreicht wird, bilden dagegen oder noch häufiger gegen Spuren von verwandten Substanzen, die in Penicillin-präparaten vorhanden sind, Antikörper. Nachfolgende Injektion von Penicillin kann in einem auf diese Art sensibilisierten Menschen jedes der vielen oben beschriebenen Symptome verursachen: vom akuten anaphylaktischen Schock bis zum leichten Hautausschlag. Glücklicherweise ist die schwere Penicillin-Überempfindlichkeit selten, aber sie stellt die schwerwiegendste Komplikation dieses hochwirksamen Arzneimittels dar. Es gibt noch zahlreiche Medikamente, die nur in Ausnahmefällen zu immunologischen Komplikationen führen. Gelegentlich können diese recht bizarre Formen annehmen, z. B. eine Blutungsneigung hervorrufen, dann nämlich, wenn sich ein Arzneimittel-Antikörperkomplex an die Blutplättchen (Thrombozyten) hängt und Komplementfixierung und Thrombozytenzerstörung verursacht. Die Thrombozyten sind keine Zytoplasma-Stückchen, die im Blut schwimmen und die wesentlich für den Gerinnungsmechanismus sind. Werden sie zerstört, entwickelt sich eine starke Blutungsneigung. Das Vorhandensein solcher unerwünschten Nebenwirkungen von Arzneimitteln ist einer der Gründe dafür, warum es niemals klug ist, ein Medikament ohne ärztliche Überwachung zu nehmen.

Verzögerte Überempfindlichkeitsreaktionen

Wir sind der verzögerten Überempfindlichkeit bereits in Kapitel 11 begegnet. Sie ist vorhanden, wenn ein Antigen in die Haut injiziert wird und nach ein bis zwei Tagen aufgrund einer zellulären Immunantwort ein entzündliches Knötchen entsteht. Die verzögerte Überempfindlichkeit steht nicht in direkter Beziehung zum Thema Allergie, aber sie spielt eine Rolle bei einigen Hauterkrankungen. So wie es ziemlich gut definierte Beispiele für Überempfindlichkeiten gibt, findet sich auch eine große Zahl von Überempfindlichkeitsreaktionen, die nicht so gut verstanden werden. Dazu zählt die durch chemische Substanzen verursachte Dermatitis, die Sensibilisierung gegenüber Kosmetika, die Anämie und andere innere Erkrankungen, die durch industrielle Produkte erzeugt werden, usw. Bei all diesen Erkrankungen bleibt das Rätsel, warum einige Menschen viel stärker als andere reagieren, vollkommen ungelöst. Darüber hinaus ist unsere Unfähigkeit, zu begreifen, warum die Vereinigung von Antigen und Antikörper so oft schädliche Wirkungen hat, eine mahnende Erinnerung daran, wo die Grenzen der Möglichkeiten liegen. Je tiefer wir in die Natur eindringen, um so mehr verblüfft sie uns durch ihre erstaunliche Kompliziertheit.

Bei unserer Betrachtung der Allergie haben wir gesehen, wie die Dinge in Unordnung geraten können, wenn die Zellen gegen bestimmte fremde Antigene Antikörper bilden. In vielen Fällen kann dieser Ärger einfach dadurch abgewendet werden, daß der Kontakt mit dem betreffenden Antigen vermieden wird. Leute mit Heuschnupfen bleiben im Frühling eben am besten zu Hause oder reisen auf die relativ pollenfreie Insel Helgoland. Eine gegen Penicillin sensibilisierte Person muß darauf achten, daß kein Arzt ihr das betreffende Arzneimittel noch einmal verschreibt.

Wir werden uns nun der Untersuchung einer Fehlfunktion des Immunsystems zuwenden, bei der es einen solchen Ausweg nicht gibt. Wir haben schon Paul Ehrlichs »Horror autotoxicus« erwähnt – ein Begriff, der lebhaft das Bild von Schrecken und Chaos zeichnet, das sich ergäbe, wenn die Lymphozyten begännen, eine Immunattacke gegen die eigenen, autologen Bestandteile des Körpers zu starten. Es wäre dies eine Art Bürgerkrieg im Körper – die weißen Zellen gegen die roten, die Lymphozyten gegen die Leber und die Niere –, was zu Anarchie und schwerer Erkrankung führen würde. Tatsächlich ist eine begrenzte Form eines solchen Bürgerkriegs nicht ungewöhnlich; die Krankheiten, bei denen er auftritt, werden *Autoimmunerkrankungen* genannt. Sind diese manchmal auch lebensbedrohend, so verlaufen sie meistens jedoch milder, als man annimmt. Die ursprünglichen Prototypen von Autoimmunerkrankungen waren recht seltene Zustände – »das Kleingedruckte« in den medizinischen Lehrbüchern. Als jedoch mehr klinische Forscher nach Autoantikörpern zu suchen begannen, wurde eine größere Zahl von Krankheiten entdeckt, bei denen Antikörper, die der Mensch gegen das erkrankte Organ bildet, einen vorherrschenden Teil des Gesamtbildes ausmachen. Autoimmunität ist heute ein aktueller Begriff und für viele gewöhnliche Erkrankungen von Wichtigkeit.

Die voranschreitende Front der Wissenschaft ist gewöhnlich durch eine Atmosphäre lebhafter Auseinandersetzung gekennzeichnet. Forschung ist immer dann am aufregendsten, wenn die komplette Interpretation aller wichtigen Fakten noch nicht zur Hand ist – ein Stadium, wo es noch Raum für die kritische Analyse gibt, für die Phantasie und für kreatives Theoretisieren. Seit Metschnikoff war die Immunologie voller solcher Kontroversen, wobei das Gebiet der Autoimmunität keine Ausnahme macht.

Da sind einmal die Fachleute, die vorgeschlagen haben, die aggressiven Lymphozyten und Autoantikörper als Ursache der Autoimmunerkrankungen anzusehen. Sie glauben, daß die Neigung, Autoantikörper zu bilden, ein in sich krankes lymphatisches System widerspiegelt, das abnorm auf die autologen Bestandteile reagiert. Die Hauptvertreter dieser Anschauung waren Sir McFarlane Burnet und I. R. Mackay vom Walter-and-Eliza-Hall-Institut in Melbourne und Damashek aus Boston. Sie prägten, um die proliferierenden lymphatischen Zellen zu bezeichnen, die für die Gewebsschädigung verantwortlich sind, den Ausdruck *forbidden clone* (verbotener Klon). Dieser Begriff umfaßt sowohl die antikörperbildenden Zellen als auch die Lymphozyten, die die Zielzelle durch eine direkte zelluläre Immunattacke schädigen.

Ein alternativer Standpunkt, der unter amerikanischen Medizinwissenschaftlern sehr viele Anhänger hat, besagt, daß die wirkliche und entscheidende Ursache für die Erkrankungen, bei denen Autoantikörper charakteristisch sind, noch unbekannt sei. Diese unbekannte Ursache führe zur Gewebsschädigung. Als Folge davon würden vielerlei Arten von Molekülen aus dem geschädigten Gewebe freigesetzt, vielleicht Moleküle, die normalerweise nicht in signifikanter

Konzentration im Kreislauf vorhanden sind, so daß der Körper keine Gelegenheit hatte, gegen sie tolerant zu werden. Nach diesem Konzept folgt auf die Freisetzung dieser vorher abgetrennten Antigene eine normale Immunantwort durch normale lymphatische Zellen. Die Autoantikörper und aggressiven Lymphozyten sind lediglich ein Hinweis auf den Gewebsschaden, nicht aber seine eigentliche Ursache. Es wurde die Ansicht vertreten, daß die grundlegende Ursache eine ungewöhnliche Virusart sein könne; der experimentelle Beweis konnte dafür jedoch nicht vorgelegt werden.

Auch Kompromißlösungen sind vorgeschlagen worden. So könnten z. B. einige Menschen genetisch stärker dafür disponiert sein, auf den Auslösereiz eines vorübergehend auftretenden Autoantigens zu reagieren. Möglicherweise wird auch die ursprüngliche Antigenfreisetzung, deren Ursache unbekannt ist, von einem Circulus vitiosus abgelöst. So könnte der Gewebsschaden eine Antigenfreisetzung verursachen, die ihrerseits eine Immunantwort auslöst, die wiederum mehr Gewebsschaden verursacht, so daß mehr Antigen freigesetzt wird, usf. Ein solcher Circulus könnte in der Tat viele Merkmale der Autoimmunität erklären.

Was auch immer die Anfangsursache sein mag – es besteht kein Zweifel, daß Autoantikörper sehr schwerwiegenden Schaden anrichten können. Dies wird sogar schon bei Betrachtung der sogenannten hämolytischen Anämie deutlich, einer Autoimmunerkrankung, bei der der Patient Antikörper gegen seine eigenen roten Blutzellen erzeugt. Diese werden zerstört, und das Resultat ist eine schwere, gelegentlich sogar tödliche Anämie. Hier ist die Vorstellung, daß der Antikörper einfach ein Hinweis auf den Gewebsschaden sei, eindeutig nicht mehr aufrechtzuerhalten. In anderen Situationen ist die Beziehung zwischen der Infiltration von Lymphozyten und Plasmazellen in einem Organ und der nachfolgenden fortschreitenden Abnahme seiner Funktion so stark, daß es unmöglich ist, keinen Ursache-Wirkung-Schluß zu ziehen. Daß es richtig ist, Autoimmunität als Mechanismus für Erkrankungen in Erwägung zu ziehen, wird durch bestimmte experimentell herbeigeführte Erkrankungen unterstrichen, über die wir jetzt sprechen wollen.

Experimentell erzeugte Autoimmunerkrankungen

Injiziert man in völlig normale, erwachsene Labortiere Extrakte aus bestimmten Geweben, lassen sich Krankheiten erzeugen, die denen der Autoimmunerkrankungen des Menschen in vieler Hinsicht ähnlich. So kann man z. B. eine Hälfte einer Kaninchenschilddrüse entfernen. Das Gewebe wird zermahlen und zusammen mit einem die Immunantwort verstärkenden Adjuvans in dasselbe Kaninchen zurückinjiziert. Die zurückbelassene halbe Schilddrüse entwickelt daraufhin eine chronische, zur Unterfunktion der Schilddrüse führende Entzündung. Im Serum erscheinen Antischilddrüsen-Antikörper, und histologische Schnitte der Drüse zeigen eine Infiltration mit Lymphozyten, die sehr eindringlich an jene Bilder erinnert, die man bei einer menschlichen Autoimmunschilddrüsenerkrankung, der Thyreoditis, vorfindet. Zu den anderen experimentellen Autoimmunerkrankungen, die ausführlich untersucht worden sind und die Parallelen beim Menschen haben, gehören die Encephalitis, die durch Injektion von Gehirnantigenen in Adjuvantien erzeugt wird, und die Nephritis, die im wesentlichen auf entsprechende Art hervorgerufen wird. Obwohl diese experimentell erzeugten Erkrankungen ihren Pendants in der klinischen Humanmedizin bis zu einem gewissen Grade ähneln, zeigen sie doch in mehrerer Hinsicht Unterschiede. Menschliche Autoimmunerkrankungen neigen dazu, sich über lange Zeiträume zu erstrecken, wobei es dem Patienten manchmal etwas besser, dann wieder schlechter geht; zu einem wirklichen Ende kommen sie erst dann, wenn das angegriffene Organ völlig zerstört ist. Experimentelle Autoimmunerkrankungen sind nur selten so beständig. Gewöhnlich gibt es nur eine akute Phase, die entweder mit dem Tod des Tieres oder seiner spontanen Heilung endet. Der Circulus vitiosus einer natürlichen Autoimmunerkrankung wird normalerweise nicht beobachtet. Außerdem betrifft eine experimentelle Autoimmunerkrankung gewöhnlich nur die Organe, von denen die Antigene, die die Krankheit hervorrufen, gewonnen wurden, während einige menschliche Autoimmunerkrankungen mehrere Organe in Mitleidenschaft ziehen können. Ein interessanter Aspekt der experimentellen Autoimmunität liegt darin, daß es sehr schwierig, wenn nicht sogar unmöglich ist, diese Zustände ohne die Benutzung von Freunds Adjuvans hervorrufen, dem stärksten aller bekannten Adjuvantien, die die immunologische Reaktivität verstärken. Das Freundsche Adjuvans ist eine Mischung aus Mineralöl, emulgierenden Substanzen und getrockneten abgetöteten Tuberkelbakterien. Das Autoantigen wird in einer wäßrigen Lösung suspendiert oder gelöst, mit dem Adjuvans vermischt und injiziert. In der Folge vergrößern sich die drainierenden Lymphknoten auf etwa das 10fache ihres normalen Gewichts, wobei ihre Architektur, ihr Aufbau, sich beträchtlich verändert. In vieler Beziehung ist das lymphatische Gewebe von Tieren, die mit Adjuvantien behandelt wurden, höchst abnormal, und vielleicht trägt dies zu der Tatsache bei, daß solche Tiere Antikörper gegen »selbst« bilden. Der Hauptwert experimenteller Autoimmunerkrankungen besteht darin, daß sie auf überzeugende Weise demonstrieren, wie rein immunologische Prozesse Gewebe schädigen können.

Beispiele von Autoimmunerkrankungen beim Menschen

Es ist zweckmäßig, die menschlichen Autoimmunerkrankungen in zwei Hauptgruppen zu unterteilen: in solche, bei denen vornehmlich *ein* Organ betroffen ist, und in solche, bei denen der Krankheitsprozeß sich auf viele Gewebe erstreckt. Wir wollen zunächst charakteristische Beispiele der ersten Gruppe betrachten.

Eines ist die erworbene *hämolytische Anämie,* bei der der Patient Antikörper gegen seine eigenen roten Zellen bildet. Normalerweise leben die roten Zellen im Menschen ungefähr 100 Tage lang. Rote Zellen, die durch einen Antikörper angegriffen werden, bleiben nur einige Tage lang am Leben. Bei der hämolytischen Anämie kommt es daher zu einer außergewöhnlich starken Zerstörung von roten Blutzellen. Die meisten roten Zellen werden in der Milz zerstört, und da die Milz bei dieser Erkrankung soviel zu arbeiten hat, ist sie stark vergrößert und geschwollen – was der Arzt fühlen kann, wenn er den Bauchraum untersucht. Die Vergrößerung kann ein wichtiger Hinweis für die Diagnose sein; der endgültige Beweis ergibt sich dann aus Labortests, die zeigen, daß die roten Zellen des Patienten mit Antikörpern überzogen sind. Die farbigen Pigmente in den roten Zellen (die sie rot machen) werden in exzessiven Mengen freigesetzt, wenn die Milz die Zellen zerstört. Verschiedene Enzyme führen sie in ein gelbliches Pigment über, das diesen Patienten ein gelbsuchtartiges Aussehen verleihen kann. Diese Pigmente werden schließlich in der Galle ausgeschieden. Wenn die Leber, die die Gallenflüssigkeit bildet, völlig gesund ist, kommt es zu keiner so starken und beständigen Gelbsucht wie bei bestimmten Formen von Leber- oder Gallenwegserkrankungen. Obgleich sich das Knochenmark alle Mühe gibt, diese übermäßige Zerstörung durch Ausschüttung neuer roter Zellen wettzumachen, kann es niemals Schritt halten, so daß sich eine Anämie entwickelt.

Wir werden uns mit der Behandlung der Autoimmunerkrankung im allgemeinen nur kurz befassen, aber es ist wichtig festzustellen, daß bei dieser besonderen Erkrankung der Zustand häufig ganz erheblich durch Entfernung der Milz verbessert werden kann. Dadurch können die mit

Antikörpern überzogenen roten Zellen länger leben und funktionieren, so daß die Zahl der roten Zellen im Blut ansteigt.

Ein anderes gutes Beispiel für diese erste Gruppe ist die *chronische Thyreoditis,* die gelegentlich auch nach dem japanischen Arzt, der sie zuerst beschrieben hat, Hashimoto-Krankheit genannt wird. Es handelt sich um eine langsame, fortschreitende Schädigung der Schilddrüse, die schließlich zur völligen Zerstörung dieser Drüse und zu ihrem Ersatz durch Bindegewebe führt. Glücklicherweise kann dem Patienten wieder zu einem ausgezeichneten Gesundheitszustand verholfen werden, indem man ihm einfach Schilddrüsentabletten gibt, die die verlorengegangene Funktion ersetzen.

Eine verbreitete Erkrankung, die ebenfalls in diese Gruppe gehört, ist die *perniziöse Anämie,* eine Krankheit, die durch mangelhafte Absorption von bestimmten Vitaminen, besonders von Vitamin B_{12} aus dem Magen-und-Darm-Trakt bedingt ist. Die geringe Absorption wiederum beruht auf der Bildung von Antikörpern gegen spezielle Zellen in der Magenwand. Die Schleimhaut des Magens entzündet sich chronisch, und schließlich werden die spezialisierten Zellen allesamt zerstört. Besondere, für die Resorption von B_{12} notwendige Faktoren sind dadurch nicht mehr gewährleistet.

Als Beispiel für die zweite Gruppe von Autoimmunerkrankungen dient am besten eine Krankheit mit einem ganz langen Namen: *Lupus erythematodes disseminatus,* die das Bindegewebe in Mitleidenschaft zieht: Haut, Gelenke, Lymphknoten und Milz, Leber, Lunge, Magen-Darm-Kanal und vor allem die Nieren. Eine fortschreitende destruktive Veränderung in den Nieren ist die verbreitetste Todesursache. Ein Gutteil des Schadens in den verschiedenen Organen muß nicht so sehr der direkten Antikörperattacke zugeschrieben werden als vielmehr den schädigenden Wirkungen der Antigen-Antikörperkomplexe. Bei dieser Erkrankung werden Antikörper gegen die eigene DNS und gegen verschiedene andere Bestandteile des Zellkerns gebildet. Entsprechend kommt es zu einer Reaktion des Antikörpers mit den Kernen von Lymphozyten im Kreislauf und auch mit verschiedenen Abbauprodukten des Zellkerns. Es bilden sich Antigen-Antikörperkomplexe vielfältiger Art, die auf vielerlei Weise Schaden zufügen. Beispielsweise setzen sie sich aus dem Kreislauf in der Niere ab, bilden dort dichte Ablagerungen, die die richtige Filtration des Urins verhindern. Die Ablagerung der Antigen-Antikörperkomplexe verursachen Veränderungen, die auf elektronenmikroskopischen Schnitten ohne Schwierigkeit entdeckt werden können. Man erkennt, daß der Lupus erythematodes manches mit der Serumkrankheit gemeinsam hat, die im vorhergehenden Kapitel diskutiert worden ist. Bei der Serumkrankheit wird das Antigen schnell eliminiert, so daß sich die Krankheit selbst begrenzt. Beim Lupus erythematodes sind die Antigene überall verbreitet und stets vorhanden. Der Patient leidet gewöhnlich für den Rest seines Lebens mehr oder weniger stark unter seiner Krankheit, obgleich bei entsprechend guter Behandlung solche Patienten heute noch viele Jahre leben können.

Zweifellos gibt es Krankheiten, die zwischen den beiden gerade beschriebenen Gruppen liegen, z. B. die Autoimmunhepatitis, eine Lebererkrankung, deren primäres Resultat die Schädigung der Leber ist. Es kann jedoch zu Lupus erythematodes-ähnlichen Veränderungen im Krankheitsbild kommen. Andere Patienten haben schwere Geschwüre im Dickdarm. – Die rheumatische Arthritis, wahrscheinlich auch eine Autoimmunerkrankung, befällt vor allem die Gelenke, kann aber gelegentlich auch die Lungen und andere Gewebe in Mitleidenschaft ziehen.

Wie können wir feststellen, daß eine Erkrankung autoimmun ist? Das ist, sogar für Spezialisten der inneren Medizin, nicht einfach. Es gibt fünf Kennzeichen, die von McKay und Burnet als nützliche Richtlinien vorgeschlagen

worden sind. Erstens: das Vorhandensein von Autoantikörpern gegen eine oder mehrere Arten von Gewebe;
zweitens: die Gesamtmenge von Immunglobulin im Serum
liegt sehr weit oberhalb der normalen Grenze; drittens:
in den betroffenen Geweben sammeln sich Lymphozyten
und Plasmazellen an; viertens: der Zustand des Patienten
bessert sich erheblich, wenn er mit Cortison oder einem
entsprechenden immunsuppressiven Arzneimittel behandelt
wird; fünftens: es kommt zu mehr als *einer* Manifestation
von Autoimmunität im Patienten, wobei sich nicht selten
Symptome von Autoimmunität in der ganzen Familie
finden. Viele Autoimmunpatienten haben alle fünf Kennzeichen; eine sichere Diagnose kann gewöhnlich erst dann
gestellt werden, wenn das erste und drei der anderen vier
Merkmale vorhanden sind.

Wenn wir uns von den erwiesenen Tatsachen fort auf mehr
spekulativen Boden begeben, so können wir kurz einige
sehr wichtige Erkrankungen erörtern, die bisher noch nicht
als autoimmun klassifiziert worden sind, die nach weiterer
Forschung vielleicht aber dieser Gruppe zugezählt werden
müssen. Ein solcher Kandidat ist der *Diabetes mellitus,*
der unter allen schweren Erkankungen am weitesten verbreitet ist und an dem ungefähr jeder fünfzigste Mensch
in westlichen Ländern leidet. Die Zuckerkrankheit, wie der
Diabetes allgemein heißt, wird durch eine Zerstörung der
das Hormon Insulin ausscheidenden Zellen der Bauchspeicheldrüse verursacht und kann durch wiederholte
Injektionen von Insulin oder von Substanzen mit insulin-
ähnlichem Effekt auf den Zuckerhaushalt des Körpers behandelt werden. Bei einigen unbehandelten Frühdiabetikern
sind tatsächlich Antiinsulinantikörper festgestellt worden,
und es gibt Berichte über eine lymphozytäre Infiltration
der Bauchspeicheldrüse bei Frühdiabetikern. Ferner können
diabetesähnliche Zustände durch Autoimmunisation in Versuchstieren hervorgerufen werden. Darüber hinaus haben
McKay und seine Mitarbeiter erst kürzlich gezeigt, daß

in diabetischen Patienten eine Vielfalt von Autoantikörpern, insbesondere gegen Magengewebe, auftreten.

Es ist jedoch noch viel zu früh, um sicher sagen zu können, daß der Diabetes eine Autoimmunerkrankung sei. Eine sogar noch interessantere Möglichkeit ergibt sich aus dem Befund, daß einige Patienten mit Schizophrenie Antigehirnantikörper in ihrem Blut hatten. Kein Mensch kennt die Ursache der Schizophrenie, und der Gedanke, daß immunologische Faktoren eine Rolle spielen könnten, ist wert, intensiver überprüft zu werden. Nachdem die medizinische Forschung gründlich auf die Existenz der Autoimmunität aufmerksam wurde, ist es schwierig zu sagen, wie weit schließlich der Bogen gespannt werden wird.

Genetische Faktoren bei der menschlichen Autoimmunität

Wir haben bereits die Tendenz erwähnt, daß Autoimmunität in ähnlicher Weise wie Allergien gehäuft in Familien vorkommen kann. Das heißt natürlich nicht, daß es einen einfachen Vererbungsmechanismus wie bei der Hämophilie, der Bluterkrankheit, oder bestimmten anderen klassischen genetischen Störungen gibt. Eindeutig sind multiple Genörter beteiligt. Es sind jedoch viele Familienstammbäume aufgestellt worden, die zeigen, daß eine starke genetische Komponente das Bild beherrscht. Der betreffende Patient hat z. B. eine Autoimmunthyreoditis, die Mutter hatte eine rheumatische Arthritis, ein Cousin litt an perniziöser Anämie, und eine Nichte hatte eine autoimmune Lebererkrankung. Solches ist vielleicht ein extremes Beispiel, aber Varianten davon sind sehr verbreitet. Eine mögliche Erklärung besteht darin, daß die Tendenz, »verbotene Klone« zu bilden, genetisch determiniert ist.

Interessant ist auch, daß einige Autoimmunerkrankungen und auch einige Allergien eine bestimmte Beziehung zu psychischem Streß haben. Beim Asthma bronchiale sind die psychischen Obertöne weithin bekannt, und einige Untersuchungen haben auf die Möglichkeit hingewiesen, daß eine Umwelt voller Streß und ungünstige familiäre Verhältnisse beitragen können, den Beginn bestimmter Autoimmunerkrankungen vorzuverlegen. Die umfangreichsten Arbeiten sind einer Erkrankung des Dickdarmes, der sogenannten Colitis ulcerosa, gewidmet worden, aber dieses Entstehungskonzept ist auch für den Lupus erythematodes und die rheumatische Arthritis gut belegt. Da Psychologie und Psychiatrie noch keine ausgesprochen quantitativen Wissenschaften sind, ist die Richtigkeit einiger dieser Studien in Frage gestellt worden. Dennoch: die Zahl der Anhänger psychosomatischer Medizin ist im Steigen begriffen, und es könnte sich wohl herausstellen, daß einige Autoimmunerkrankungen in dieses Gebiet gehören. Es wäre dann wichtig, den genauen Mechanismus kennenzulernen, durch den das Gehirn das lymphatische System beeinflussen kann. Für das Gleichgewicht der verschiedenen Hormone im Blut spielt das Nervensystem eine wesentliche Rolle; also könnten Hormone auch die Zahl der Lymphozyten im Kreislauf, im Thymus und in den peripheren lymphatischen Organen beeinflussen.

Genetische Faktoren bei spontan in Mäusen auftretender Autoimmunität

Neben den Autoimmunerkrankungen, die in Versuchstieren künstlich durch die Injektion von mit Freunds Adjuvans vermischten Autoantigenen erzielt werden können, gibt es noch eine andere, sogar wichtigere Art von Autoimmunität, die im Laboratorium untersucht werden kann. Die Wissenschaft kennt bestimmte Mäuse-Inzuchtstämme, die spontan und ohne daß irgendein Forscher daran beteiligt ist, Autoimmunerkrankungen entwickeln. Diese Stämme wurden von einer Gruppe von Genetikern in Neuseeland entdeckt und werden daher mit den Initialen NZ (New Zealand)

und einem die Fellfarbe bezeichnenden Buchstaben belegt
So steht z. B. NZB (New Zealand Black) für schwarze,
NZW (New Zealand White) für weiße Mäuse usw. Diese
Mäuse scheinen tatsächlich eine ererbte Anfälligkeit für
eine Vielfalt von Erkrankungen zu haben, die den gerade
diskutierten menschlichen Krankheiten sehr ähnlich sind.
Die NZB-Mäuse entwickeln eine Krankheit, die dem Lupus
erythematodes sehr ähnelt. Weibliche Mäuse entwickeln
uniform eine schwere Lupus-erythematodes-Nierenerkran-
kung, und ohne Behandlung sind alle Tiere nach einem
Lebensjahr gestorben, was beim Menschen einem Lebensalter von 35 entspricht. Diese außergewöhnlichen Mäusestämme haben zu unserem Verständnis der Autoimmunität
auf dreierlei Weise beigetragen. Erstens: Da diese Mäuse
streng ingezüchtet sind, wurde es möglich, den Einfluß
genetischer Faktoren beim Auftreten dieser Erkrankung
genau zu verfolgen. Zweitens: Da der Krankheitsverlauf
vorausgesagt werden kann, ist es möglich, pathologische
Mechanismen zu untersuchen, bevor überhaupt die Symptome auftreten. Mit anderen Worten, es ist so, als wenn
ein menschlicher Patient einige Jahre, bevor er wirklich
krank wird, in eine Klinik kommt und sagt: »Ich werde
in sieben Jahren Lupus erythematodes bekommen, tun
Sie etwas dagegen!« Drittens: Da die Erkrankung bei
einem Versuchstier und nicht beim Menschen auftritt,
können in einem sehr viel größeren Rahmen Untersuchungen und Behandlungen durchgeführt werden, als es
bei einem Menschen ethisch zu rechtfertigen wäre.
Genaue Kreuzungsuntersuchungen haben gezeigt, daß genetische Faktoren bei der Autoimmunität von entscheidender Bedeutung sind. Die Vererbung beruht jedoch nicht
nur auf einem einzelnen Gen, wie es beim ABO-Blut-
gruppensystem oder bei den Hu-1-Leukozytenantigenen der
Fall war; sie scheint vielmehr von einer Vielfalt sich gegenseitig beeinflussender Gene abhängig zu sein. Es gibt noch
keine eindeutige Methode vorauszusagen, was passiert,

wenn man eine Autoimmun-Maus mit einer normalen Maus paart. Alles was wir sagen können ist, daß die Nachkommenschaft dieses Paares mehr dazu neigt, die eine oder andere Manifestation von Autoimmunität zu entwickeln als Mäuse mit Eltern aus nicht autoimmunen Stämmen. Dieser Sachverhalt gilt beim Menschen genauso. Das nahezu universale Auftreten einer Autoimmunerkrankung in Tieren eines bestimmten Inzucht-Mäusestammes ist der stärkste Beweis für die ganz allgemein genetische Natur der Autoimmunität. Ein abschließendes Wort der Vorsicht muß jedoch noch ausgesprochen werden: Wir kennen gewisse Typen von Krebsviren, z. B. viele Leukämieviren, die nur in einer bestimmten genetisch determinierten Umgebung Krankheit erzeugen können. Diese Viren werden von den Eltern sowohl über die Placenta als auch durch die Milch auf die Nachkommenschaft übertragen. Eine oberflächliche Analyse könnte zu dem Schluß führen, daß die Leukämie der Mäuse eine genetisch determinierte Erkrankung sei. Obwohl genetische Faktoren eine entscheidende Rolle spielen, ist die auslösende Ursache der Leukämie ein Virus. Autoimmunität erzeugende Viren sind weder jemals isoliert, noch ist ihre Existenz jemals bewiesen worden. Die Möglichkeit von Viren ganz besonderer Art kann jedoch nicht vollständig außer acht gelassen werden.

Studien an noch nicht erkrankten NZ-Mäusen sind ebenfalls aufschlußreich gewesen. Junge, noch völlig gesunde NZB-Mäuse zeigen bereits bestimmte Abnormalitäten, die wahrscheinlich in irgendeiner Weise mit der späteren Entwicklung der hämolytischen Anämie in Beziehung stehen. So weisen sie z. B. einen übermäßig hohen IgM-Globulinspiegel in ihrem Serum auf, und ihr Thymus zeigt einen abnormen Aufbau. NZB/NZW-Hybride lassen mikroskopisch kleine Schädigungsbezirke in ihren Nieren erkennen, lange bevor sie wirklich erkranken. Eine Analyse dieser Schädigung führte zu dem Schluß, daß Antigen-Antikörperkomplexe zumindest zum Teil daran die Schuld

273

tragen. Durch Autopsien an Mäusen, die vor ihrer Erkrankung wie auch in zeitlichen Abständen während der verschiedenen Krankheitsstadien getötet wurden, haben wir einen wesentlich besseren Begriff von dem Mechanismus gewonnen, durch den die Erkrankungen sich immer weiter verschlimmern. Außerdem haben sie uns substantiell geholfen, die entsprechenden menschlichen Krankheiten besser zu verstehen.

Das Positivste daran ist jedoch die Tatsache, daß uns diese Mäuse Gelegenheit geben, neue Arzneimittel auszuprobieren. So hat man z. B. gefunden, daß die Nierenerkrankung der NZB/NZW-Hybriden ganz hervorragend auf ein Medikament mit der Bezeichnung Cyclophosphamid anspricht, was zu dem Vorschlag geführt hat, dieses Arzneimittel sorgfältig auf seinen Wert für die Behandlung der Lupus-erythematodes-Nephritis beim Menschen zu überprüfen. Sogar eine relativ kurze Behandlungsdauer bringt die Nierenerkrankung in den Mäusen zum Stillstand. Eine länger dauernde Behandlung schenkt den Mäusen ein gesundes, hohes Alter, ungefähr die doppelte Lebenszeit, wie wenn sie nicht behandelt würden. Diese Mäuse sind einmalig wertvoll auf der weiteren Suche nach neuen therapeutischen Substanzen. Natürlich kann der Sprung von der Maus zum Menschen nicht abrupt vollzogen werden. Die Erkrankungen sind zwar ähnlich, aber nicht identisch, und die Wege, auf denen jedes Tier die Arzneimittel verarbeitet, abbaut und ausscheidet, variieren. Geduldiges und vernünftiges Arbeiten mit diesen Versuchsmäusen wird jedoch mit Sicherheit auch durch die Entwicklung besserer Behandlungsmethoden für den Menschen belohnt werden.

Autoimmunität und lymphatische Malignität

Die Befürworter der Hypothese vom »verbotenen Klon« als Ursprung der Autoimmunerkrankungen haben die Aufmerksamkeit auf einen interessanten Befund gelenkt, von dem sie glauben, daß er die Behauptung unterstütze, daß es bei diesen Erkrankungen im wesentlichen die lymphoiden Zellen sind, die bei dieser Störung nicht in Ordnung sind. Niemand kann bestreiten, daß die Leukämie, ein bösartiges Wuchern der weißen Zellen, im Grunde eine Erkrankung dieser Zellen und ihrer Vorläufer ist. Bei der Leukämie wird im allgemeinen nur *ein* Typ der weißen Zellen in großem Überschuß gebildet. Handelt es sich bei ihm um Lymphozyten, haben wir es mit einer lymphatischen Leukämie zu tun. Die für dieses Kapitel relevante Beobachtung besteht darin, daß Patienten mit einer lympathischen Leukämie häufig an Episoden schwerer Autoimmunattacken leiden. So können z. B. plötzliche Anfälle einer hämolytischen Anämie einen Fall komplizieren, der anderweitig gut auf die Behandlung anspricht. Die Tatsache, daß dies bei etwa 10 bis 15 % der Patienten auftritt, weist darauf hin, daß dies nicht nur einfach ein Zusammentreffen zweier nichtverwandter Erkrankungen ist. Damashek hat behauptet, daß sowohl die Leukämie als auch die Autoimmunität »immunproliferative« Erkrankungen sind, bei denen eine abnorme Teilung der Zellen und eine abnorme Funktion der Zellen Hand in Hand gehen. Autoimmunmanifestationen können auch bei anderen ihrer Natur nach immunologischen Erkrankungen auftreten. Dazu zählen das sogenannte Lymphosarkom, die Makroglobulinämie und die Agammaglobulinämie. Die Tatsache, daß die Autoimmunität bei lymphozytären Erkrankungen so verbreitet ist, spricht stark gegen die Behauptung, daß Autoimmunität stets durch die Freisetzung von sequestrierten Antigenen verursacht wird.

Die Behandlung der Autoimmunerkrankungen

Bei der Behandlung der Autoimmunerkrankungen beim Menschen geht es um drei Aufgaben: Erstens soll die Intensität der immunologischen Schädigung reduziert wer-

den. Zweitens muß jede wesentliche, durch die Gewebs-
zerstörung defekte Körperfunktion ersetzt werden. Drittens soll allgemein unterstützend und symptomatisch behandelt werden. Zu Punkt 1 gehören Arzneimittel, die wir
bereits in Kapitel 16 besprochen haben. Die Behandlung
der Autoimmunität hat sehr viel Gemeinsames mit der
Behandlung von Transplantatsabstoßungsepisoden; beide
Störungen hängen mit der aggressiven Wirkung von Lymphozyten zusammen, und in beiden Fällen ist Proliferation
notwendig, um die Armee von Aggressoren aufzustellen.
In beiden Fällen sind die hauptsächlich benutzten Arzneimittel cortisonartige Substanzen und Zellteilungsgifte.
Im Falle der Transplantation ist die Kombination dieser
zwei Arzneimitteltypen die Standardbehandlung. Bei der
Autoimmunität sind cortisonhaltige Arzneimittel der Eck-
stein der Therapie. Der Wert von Medikamenten wie
Azothioprin ist noch nicht endgültig abzuschätzen. Das
Cortison hat eine ganze Reihe von Wirkungen: es verringert die Wirkung der durch Antikörper verursachten
Schädigungen, reduziert die Entzündungen und hat eine
direkt toxische Wirkung auf die Lymphozyten. Azothio-
prin, dessen Wert zur Bekämpfung der Transplantatabstoßung unumstritten ist, hat sich bei einigen, aber nicht
bei allen Autoimmunerkrankungen als hilfreich erwiesen.
Es könnte sich nach weiteren Untersuchungen sehr wohl
herausstellen, daß eine kluge Mischung der beiden Arzneimitteltypen die beste Behandlung darstellt.
Beispiele für Punkt 2 sind die Therapie der chronischen
Thyreoditis mit Schilddrüsentabletten und der perniziösen
Anämie mit Vitamin B_{12}. Bei diesen und vielen anderen
Erkrankungen ist die Ersatztherapie so wirksam, daß sie
zur einzigen Behandlung überhaupt wird. Das ist besonders
dann der Fall, wenn die Erkrankung so weit fortgeschritten
ist, daß das betreffende Organ im wesentlichen zerstört
ist, so daß die Erkrankung gleichsam als »ausgebrannt«
bezeichnet werden kann. Es hat dann keinen Sinn mehr

zu versuchen, die Aggressoren zurückzudrängen; sie haben ihren Schaden ja bereits getan. Wenn ihr Ziel nur ein einzelnes Organ gewesen ist, so setzt dessen Zerstörung der Aggression ein natürliches Ende. Es gibt Fälle, bei denen die erste und die zweite Behandlungsmethode gleichzeitig benutzt werden müssen. So muß z. B. bei einer schweren hämolytischen Anämie Cortison verordnet werden, doch sind außerdem spezifische Maßnahmen erforderlich, um die Zerstörung der roten Zellen rasch wieder auszugleichen, z. B. dadurch, daß die Milz entfernt wird, wodurch die hauptsächliche Abbaustelle der roten Zellen beseitigt wird, und dadurch, daß man Bluttransfusionen gibt, jedoch sparsam, da die übertragenen roten Zellen ebenfalls durch den Antikörper angegriffen werden. Die dritte Behandlungsart liegt auf der Hand und ist in der gesamten klinischen Medizin gebräuchlich. Nicht selten steht es nicht in der Macht der Ärzte, die Wurzeln des Leidens zu entfernen, aber sie können dem Patienten sehr helfen, indem sie ihm den Schmerz erleichtern, die Komplikationen in Grenzen halten und allgemein dafür sorgen, daß der Mensch mit seiner Krankheit leben kann. Leider – und das ist enttäuschend – ist eine vollständige Heilung einer Autoimmunerkrankung beim Menschen selten. Viele Patienten sterben schließlich doch, wenn auch die Behandlung ihr Leben beträchtlich verlängert hat. Im Hinblick auf die vollständige Beseitigung der Erkrankungen, wie bei den Mäusen mit autoimmuner Nephritis, können wir den Schluß ziehen, daß eine völlige Heilung keine Unmöglichkeit ist. Dies mag ein Ansporn für weitere Forschungen sein, die darauf abzielen, spezifischere und weniger gefahrvolle Therapien zu entwickeln. Vor allem aber muß es unser Ziel sein, durch Forschung ein immer tieferes und besseres Verständnis dieser Erkrankungen zu erreichen. Heute, da die ärztliche Gemeinschaft die enorme Bedeutung und die Größe des Problems der Autoimmunität vollständig erkannt hat, können wir eine Periode intensiver

Anstrengung auf dem sich rasch weiterentwickelnden Gebiet der Immunologie erwarten.

19 Der Krebs

In diesem und im nächsten Kapitel wenden wir uns zwei der beunruhigendsten und am stärksten mit Emotionen beladenen Probleme der heutigen Zeit zu: dem Krebs, der ungefähr jeden fünften Menschen das Leben kostet, und der radioaktiven Strahlung, die alle heute lebenden Menschen töten könnte.

Viele Menschen haben eine krankmachende Furcht vor dem Krebs, und da ein Gutteil dieser Furcht ihre Unkenntnis widerspiegelt, kann man ihnen helfen, indem man einige Tatsachen frank und frei ausspricht. Krebs nimmt in der Todesursachen-Statistik zwar den zweiten Platz hinter den Herz- und Kreislauferkrankungen ein, dennoch können viele rechtzeitig erkannte Krebsleiden geheilt werden, und unsere Fähigkeit, Leben zu verlängern, nimmt beständig zu. Allerdings zeigt sich weit und breit kein Allheilmittel gegen Krebs, und kein verantwortungsbewußter Forscher würde behaupten, ein immunologischer Zugang zu dem Problem würde bald alle Antworten liefern. Es entwickeln sich jedoch zwischen Immunologie und Krebsforschung vielfältige nützliche Verbindungen, und immunologische Untersuchungen erweisen sich für beide Disziplinen als hilfreich.

Was ist Krebs? Krebs ist eine Wucherung des Gewebes, ein bösartiger Tumor, wie wir auch sagen. Tumoren oder Neoplasmen sind Bezeichnungen, die wir jeder über die Grenzen von Gesundheit und Normalität hinausgehenden Gewebswucherung geben. Die Hände eines Gärtners bekommen Schwielen, bei einem Gewichtheber beginnen bestimmte Muskeln verstärkt zu wachsen – so etwas sind normale Reaktionen von Körperzellen aufgrund intensiver Beanspruchung. Tumoren sind dagegen Wucherungen, die außerhalb dieses Rahmens liegen. Sie können ganz allge-

279

mein in gutartige und bösartige Tumoren unterteilt werden.

Gutartige Tumoren wachsen, wie der Name besagt, relativ langsam. Sie dringen weder massiv in das umgebende Gewebe ein, noch überschwemmen sie den gesamten Körper. Ein gutes Beispiel für einen gutartigen Tumor ist ein gewöhnliches Muttermal, ein anderes die runden Knötchen am Fettgewebe, die recht viele Menschen auf ihrem Rücken oder an anderer Stelle haben und die der Mediziner als Lipome bezeichnet. Wenn sich ein gutartiger Tumor außen auf der Körperoberfläche befindet, hat er im schlimmsten Fall einen kosmetisch nachteiligen Effekt. Gutartige Tumoren in inneren Organen können jedoch sehr schwerwiegend, ja sogar tödlich sein. So kann z. B. ein gutartiger Tumor im Gehirn sehr, sehr langsam heranwachsen und keine Symptome verursachen, bis zu dem Zeitpunkt, da er auf lebenswichtige Nervenzentren drückt. Wenn man dann operiert, kann eine vollständige Heilung erzielt werden. Läßt man den Fall aber unbehandelt, kann der Tod des Patienten die Folge sein.

Ein bösartiger Tumor ist durch ein sehr viel schnelleres Wachstum charakterisiert; er dringt in das umgebende Gewebe ein und hat die Neigung, sich über die lymphatischen Bahnen oder über den Blutstrom im Körper auszubreiten, so daß Satellitenbezirke des Tumorwachstums entstehen: *Metastasen* oder Tochtergeschwülste, die sich in Organen weitentfernt vom ursprünglichen Ort des Tumors befinden. Leider sind bösartige Tumoren sehr verbreitet, und zwar bei beiden Geschlechtern. Typische Beispiele sind der Krebs der Lungen, des Darms oder des Magens beim Mann und der der Brust oder der Gebärmutter bei der Frau. Falls ein Krebs chirurgisch (oder in bestimmten Fällen durch hohe Strahlendosen) behandelt werden konnte, bevor er sich von seiner ursprünglichen Wachstumsstelle aus verbreitete, kommt es für gewöhnlich zu einer vollständigen Heilung. Wenn die Aussaat auf die lokalen drainierenden Lymphknoten begrenzt ist, kann die sorgfältige Freilegung und vollständige Entfernung dieser Lymphknoten die völlige Heilung bewirken, doch das ist weit weniger häufig. Wenn weitverbreitete Metastasen vorhanden sind, ist eine vollständige Heilung höchst unwahrscheinlich, aber es gibt eine Vielfalt von Behandlungen, die dem Patienten Jahre nützlichen Lebens frei von Schmerzen schenken können. Sogar auf diesem Gebiet sind die Aussichten nicht mehr so düster, wie sie einmal waren.

Es ist recht zweifelhaft, ob es richtig ist, von Krebs wie von einer einzigen Krankheit zu sprechen. Aller Wahrscheinlichkeit nach ist der Ausdruck Krebs ein verschleiernder Begriff, der eine ganze Reihe völlig unterschiedlicher und möglicherweise auch ursächlich überhaupt nicht miteinander verwandter Zustände beschreibt. Im letzten Jahrhundert ist eine enorme Menge von Beobachtungen über den Krebs beim Menschen gesammelt worden, so daß wir eine sehr sorgfältige und detaillierte Beschreibung der mikroskopischen Erscheinung und des Wachstumsverhaltens von Krebsen jedes Organs geben können. Uns stehen zahlreiche diagnostische Untersuchungen zur Verfügung, die uns einen Frühnachweis erlauben. Wir können genaue statistische Schätzungen geben, wie die verschiedenen Krebsformen auf eine Behandlung wahrscheinlich ansprechen werden. In einigen Fällen, wie z. B. beim Lungenkrebs oder beim Hautkrebs der weißen Australier in den Nordstaaten, können wir sogar die höchstwahrscheinlichen ursächlichen Faktoren angeben: das Zigarettenrauchen bzw. die Tatsache, daß sich hellhäutige Menschen in übertriebener Weise der Sonne aussetzen.

Alle Erforschung des menschlichen Krebses ist jedoch dadurch behindert, daß die experimentellen Möglichkeiten naturgemäß sehr begrenzt sind. Deshalb haben wir bislang nur einen primitiven Einblick in Ursprung, Ursache und prädisponierende Faktoren bei den verschiedenen malignen

Tumoren gewonnen. Aus diesem Grund haben viele Krebs-forscher ihr Leben dem Studium des Krebses an Versuchs-tieren, insbesondere an Mäusen, gewidmet – in der Hoffnung, daß ein besseres Verständnis der Ursachen und Wirkungen des Krebses bei Tieren auch die dunkleren Bezirke unseres Wissens vom Krebs beim Menschen auf-hellen wird.

Nahezu alle unsere Kenntnisse über die Immunologie des Krebses stammen aus der Arbeit mit ingezüchteten Mäusen. Wir haben bereits festgestellt, daß Menschen auf keinen Fall eine genetisch einheitliche Population darstellen. Des-halb ist es vielleicht wichtig, vorsichtig daran zu erinnern, daß die direkte Relevanz von vielem, was in neuerer Zeit als Fortschritt in der Krebsimmunologie erzielt wurde, für menschliche maligne Erkrankungen immer noch zu bewei-sen bleibt.

Theorien über die Krebsursachen

Bei Versuchstieren wird der Krebs in zwei Hauptgruppen eingeteilt: in Krebsarten, von denen man glaubt, daß sie durch ein Virus verursacht werden, und in solche, die durch chemische Einwirkung induziert werden. Krebsviren unter-scheiden sich sehr von den gewöhnlichen übertragbaren Viren, die Infektionskrankheiten wie Influenza oder Ma-sern verursachen. Der Krebs wird nicht durch direkten Kontakt oder durch Tröpfcheninfektion übertragen, son-dern »vertikal« von den Eltern auf die Nachkommenschaft. Bei vielen Krebsviren ist die Infektion über den ganzen Körper verbreitet, obgleich nur bestimmte Organe dann wirklich Tumoren entwickeln. Eine schwangere Maus kann das Virus in einem sehr frühen Entwicklungsstadium auf ihren Embryo übertragen. In einigen Fällen kann bereits das unbefruchtete Ei infiziert sein; in anderen können die Spermatozoen die Viren mit sich führen. Es gibt auch Krebsviren, die das neugeborene Tier über die Milch erreichen. Um die ursächliche Beziehung zwischen diesen Viren und dem Krebs zu bestimmen, haben Forscher gereinigte Virussuspensionen in junge, uninfizierte Tiere injiziert, was häufig zur Entwicklung von Krebs im Empfänger führte. Einige Experimente dieser Art hängen davon ab, ob der Virus-Empfänger dieselbe genetische Konstitution hat wie der Spender. In anderen Fällen kann das injizierte Krebsvirus Stamm- oder sogar Speziesbarrieren überwinden. Ein Beispiel für das letztere ist das Polyomavirus, das maligne Tumoren in vielen verschiedenen Arten von Mäusen, Ratten, Kaninchen, Hamstern und Meerschweinchen verursachen kann. Es darf daher bei Laboratoriumstierarten kein Zweifel bestehen, daß künstlich übertragene Viren das Auftreten von Krebs in einem Tier verursachen können, das ihn andernfalls nicht entwickelt hätte. Jedoch besteht immer noch eine erhebliche Diskussion darüber, ob diese tierischen Viren für das menschliche Krebsproblem überhaupt von Bedeutung sind. Aus naheliegenden Gründen sind Übertragungsexperimente am Menschen nicht möglich. Versuche, zellfreie Extrakte menschlicher Krebse zu benutzen, um Tumoren auf Versuchstiere zu übertragen, sind erfolglos geblieben. Einige Experten behaupten, daß viele menschliche Krebse wahrscheinlich virusinduziert sind. Andere, ebenso hervorragende Fachleute halten die Krebsviren für nicht mehr als ein Laboratoriumsartefakt. Im Moment muß diese Frage offenbleiben.

Die zweite wichtige Vorstellung vom Krebs ist die *somatische Mutationstheorie* des Krebses. Man glaubt, daß sie besonders für chemisch induzierte Tumoren zutrifft. Viele Krebse können auf syngeneische Tiere übertragen werden, indem man einfach eine kleine Zahl von Krebszellen unter die Haut oder in den Bauchraum des Empfängers placiert. Bei solchen transplantierbaren Tumoren kann man vernünftigerweise annehmen, daß eine permanente, vererbbare Veränderung in der Krebszelle stattgefunden hat, die es ihr erlaubt, progressiv und unabhängig vom Wirt in einer Art und Weise zu wachsen, wie normale Zellen nicht wachsen würden. Bei Krebsen, die durch Viren induziert werden, glaubt man, daß die Nukleinsäure des Virus das Leben der Zelle beherrscht und sie zu unkontrolliertem Wachstum antreibt.

Bei Krebsen, die durch somatische Mutation entstehen, besteht die Vorstellung, daß bestimmte veränderte Zellen, die durch Zufall eine verstärkte proliferative Neigung haben, sich unkontrolliert entwickeln. Um dieses Konzept zu verstehen, müssen wir wissen, was Mutation ist. Mit Mutation ist ein Kopierfehler gemeint, der dann auftreten kann, wenn, wie vor der Zellteilung, ein DNS-Molekül dupliziert wird. Solche Kopierfehler führen zum Einbau einer falschen Base in die Sequenz und somit auch zu einer falschen Aminosäure in dem durch das betreffende Gen gebildeten Protein.

Die meisten Mutationen sind, wie man erwarten kann, für die Zelle, in der sie auftreten, schädlich. Es ist ja auch unwahrscheinlich, daß ein spezielles Protein, das durch die Evolution ausersehen war, in besonderer Weise zu funktionieren, seine Arbeit besser verrichtet, wenn eine andere Aminosäure in die Kette eingebaut worden ist. Gelegentlich, besonders unter gewissen Umweltbedingungen, kann sich eine Mutation jedoch als vorteilhaft erweisen. Das gesamte Tier betrachtet, kann dies zu einem Vorteil im Kampf um das Überleben führen. Die Einzelzelle betrachtet, kann es bedeuten, daß die mutierte Zelle nunmehr einen Überlebensvorteil gegenüber ihren nächsten Nachbarn hat, und das Endresultat ihrer fortlaufenden Proliferation könnte ein Tumor sein. Wir nennen Mutationen, die in Gewebszellen auftreten, *somatische* Mutationen und unterscheiden sie von *Keim*-Mutationen, die die Samen- und Eizellen betreffen oder die Zellen, die sich im Hoden und im Eierstock bilden. Eine Keim-Mutation hat keine Wirkung auf das Individuum, in dem sie auftritt, aber sie kann einen seiner Nachkommen treffen. Eine somatische Mutation kann hingegen keinen Effekt auf die Nachkommenschaft haben; sie berührt einfach nur die betreffende Zelle und ihre Nachkommenschaft. Die meisten somatischen Mutationen werden wahrscheinlich überhaupt nicht erkannt. Wenn eine einzelne Zelle in einem Organ sich in irgendeiner Weise von ihrem Nachbarn unterscheidet, haben wir keine Möglichkeit, dies sofort zu erkennen. Viele defekte Mutanten werden einfach durch die umgebenden normalen Zellen verdeckt. Erst wenn die mutierte Zelle extensiv wächst und einige identifizierbare Merkmale besitzt, können wir ihre Existenz entdecken. Mögliche Beispiele somatischer Mutationen sind die Sommersprossen oder die verschieden gefärbten Flecken bei Dalmatiner-Hunden. Bei ihnen handelt es sich um *neutrale* Mutationen, die weder Gutes noch Böses tun.

Bei der somatischen Mutationstheorie des Krebses gibt es statistische, mit der Vorstellung vereinbare Beweise, daß mehrere aufeinanderfolgende Mutationsereignisse notwendig sind, damit Malignität entsteht. Da aber Mutationen relativ seltene Ereignisse sind, dauert es eine beträchtliche Zeit, bis sich eine derartige Reihenfolge von Ereignissen ausgebildet hat. Dies könnte einer der Gründe sein, warum mit fortschreitendem Alter sich das Auftreten von Krebs beträchtlich erhöht.

Welche Rolle könnten dann chemische Substanzen bei der Krebsentstehung spielen? Bekanntlich fördern bestimmte chemische Produkte die Entwicklung maligner Tumoren. Zu diesen chemischen Karzinogenen können wir den Zigarettenrauch zählen; denn jeder zur Verfügung stehende Beweis deutet darauf hin, daß irgendeine Substanz im Zigarettenrauch Lungenkrebs beim Menschen verursacht. Karzinogene sind auch die Anilinfarben, die Blasenkrebse verursachen können, das Methylcholanthren, das Tumoren in der Maus verursacht, und viele andere Substanzen. Auch in diesem Fall ist die genetisch determinierte Unterschiedlichkeit in der Anfälligkeit ein wichtiger Faktor bei den Versuchstieren. Einige Mäusestämme entwickeln die verschiedensten Tumoren, wenn ihre Haut mit Teer bepinselt wird. Bei anderen läßt sich überhaupt kein schädlicher Effekt nachweisen. Es ist zweifelhaft, ob die Chemikalien mehr als eine *zulassende* Wirkung bei der Krebsentstehung haben. Richmond Prehn, ein hervorragender amerikanischer Krebsforscher aus Philadelphia, hat die Ansicht geäußert, daß die Chemikalien dadurch wirken, daß sie das Auftreten eines mutierten Klons zulassen, der in Abwesenheit des Karzinogens niemals zur Entfaltung gekommen wäre. Man glaubt, daß die Mutation der Anwendung der Chemikalie vorausgeht, die im wesentlichen nichts anderes mehr tut, als eine geeignete lokale Umgebung für das Wachstum der mutierten Zellen zu schaffen. So könnte z. B. eine chemische Substanz mit lokalen überwachenden Faktoren interferieren, die die mutierten Zellen im Gewebe unter Kontrolle halten. Wie wir sehen werden, hat dieses Konzept gewisse immunologische Implikationen.

Tumorspezifische Antigene

Wenn es zu einer Mutation in einer Zelle kommt, kann als Resultat ein leicht unterschiedliches Eiweißmolekül gebildet werden, und es besteht jede Möglichkeit, daß dieses Protein im Wirtstier antigen sein wird. Ähnliches gilt, wenn ein Virus eine Zelle infiziert und sie in eine bösartige Zelle umwandelt. Die neuen, aus dem Virus stammenden Nukleinsäuren, können sich mit den Genen der Wirtszelle verbinden und dann neue Proteine codieren, die der Wirt niemals zuvor produziert hatte. Auch diese Zellprodukte können wiederum sehr wohl antigen sein. Tatsächlich konnte in umfangreichen experimentellen Untersuchungen während des letzten Jahrzehnts gezeigt werden, daß der größte Teil der induzierten malignen Tumoren in ihren Wirten tatsächlich antigen ist. Gewöhnlich sind die tumorspezifischen Antigene sehr schwach, und um gute spezifische Antiseren gegen sie zu erhalten, muß man unter Zuhilfenahme von Freunds Adjuvans intensiv immunisieren. In dem Tier, in dem der Tumor dann wirklich wächst, ist das tumorspezifische Antigen offensichtlich nicht in adäquaten Mengen freigesetzt worden, als daß es eine Immunantwort hätte auslösen können, die stark genug gewesen wäre, dem Wachstum Einhalt zu gebieten. Ist ein Tumor sehr klein, setzt er vermutlich nur wenig Antigen frei, jedenfalls nicht genug, um eine aktive Immunantwort zu stimulieren. Ist er größer geworden, wird mehr tumorspezifisches Antigen freigesetzt, und es kann zur Bildung von Antikörpern und zu einer zellulären Immunattacke gegen den Krebs kommen. Der Tumor mag jedoch zu diesem Zeitpunkt bereits ein Stadium überschritten haben, so daß diese Kräfte einfach nicht mehr stark genug sind, um die infiltrierenden, sich rasch teilenden Tumorzellen zu besiegen. Man kann auf experimentelle Weise zeigen, daß eine Immunattacke Krebszellen besiegen kann. Eine Maus wird zunächst immunisiert, indem man einen Tumor in ihren Schwanz transplantiert und ihn dort für einige Zeit wachsen läßt. Dann wird der Schwanz amputiert, und es werden so viele Zellen vom selben Tumor an einer anderen Stelle injiziert, daß eine nichtimmunisierte Maus bald daran sterben würde. Das präimmunisierte Tier vermag solche Tumortransplantate jedoch rasch abzustoßen. Bei jedem derartigen Experiment muß aber sorgfältig auf die Dosierung der transplantierten Tumorzellen geachtet werden. Die immunologische Abstoßung des Krebses ist auf keinen Fall eine Frage des Alles-oder-Nichts. Das Endresultat hängt einerseits von der relativen Intensität der Immunreaktion, andererseits von der Menge des wachsenden Tumors ab, gegen den sie gerichtet ist.

Es besteht ein großer Unterschied zwischen tumorspezifischen Antigenen bösartiger Tumoren, die durch ein Virus, und solchen, die durch eine chemische Substanz induziert wurden *(Abb. 19.1 u. 19.2)*. Die tumorspezifischen Antigene werden bei virusinduzierten malignen Tumoren nach aller Wahrscheinlichkeit durch die aus dem Virus stammenden Nukleinsäuren codiert. Alle Zellen, die durch irgendein Virus die Umwandlung zur Bösartigkeit durchmachen, tragen dasselbe Tumorantigen. Bei chemisch induzierten malignen Tumoren zeigt die Analyse jedoch, daß die Tumorantigene in jedem Fall und nachweislich verschieden sind, obgleich dieselbe Chemikalie benutzt worden ist und obgleich derselbe allgemeine Typ von Tumor in

Abb. 19.1 Gemeinsame tumorspezifische Antigene in zwei Tumoren, die durch dasselbe Virus hervorgerufen wurden.

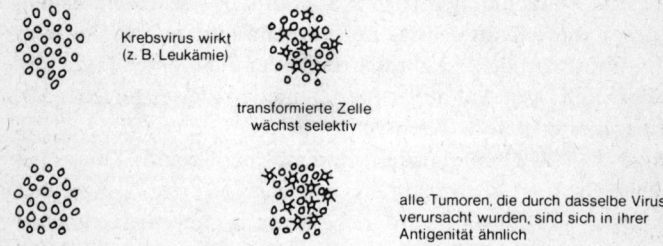

Krebsvirus wirkt (z. B. Leukämie)

transformierte Zelle wächst selektiv

alle Tumoren, die durch dasselbe Virus verursacht wurden, sind sich in ihrer Antigenität ähnlich

Abb. 19.2 Unterschiedliche tumorspezifische Antigene in zwei Tumoren, die durch dasselbe chemische Karzinogen verursacht wurden.

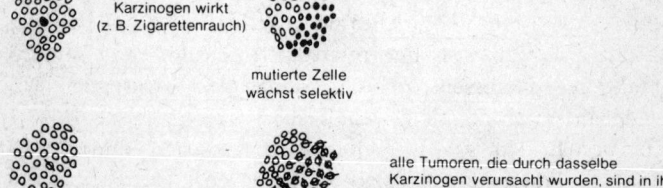

Karzinogen wirkt (z. B. Zigarettenrauch)

mutierte Zelle wächst selektiv

alle Tumoren, die durch dasselbe Karzinogen verursacht wurden, sind in ihrer Antigenität verschieden

zwanzig verschiedenen Tieren entstanden ist. Wenn die Chemikalien an zwanzig verschiedenen Stellen auf die Haut einer Maus aufgepinselt werden und zwanzig Tumoren entstehen, so wird sich tatsächlich jeder einzelne vom anderen nachweislich in seiner Antigenität unterscheiden – ein Befund, der leicht auf der Basis der somatischen Mutation erklärbar ist. Da die Mutationen auf Zufall beruhen, ist sehr unwahrscheinlich, daß zwei verschiedene Zufallsereignisse in zwei Zellen genau dieselbe Stelle im DNS-Molekül treffen werden. Wahrscheinlich sind keine zwei mutierten Zellen, die in einem Gewebe entstehen, genau gleich. Wenn Chemikalien verwendet werden, die einigen der Mutanten ein exzessives Wachstum erlauben, so wird jeder Mutant sich echt vermehren und eine Nachkommenschaft bilden, die noch das mutierte Gen besitzt. In einem bestimmten Tumor besitzen daher die Zellen ein gemeinsames Tumorantigen, aber vergleicht man zwei verschiedene Tumoren miteinander, so hat jeder sein eigenes, unverwechselbares antigenes Muster.

Dieser Unterschied hat möglicherweise wichtige praktische Konsequenzen. Nehmen wir für einen Moment an, es gäbe irgendeinen praktikablen Weg, Menschen gegen die Ausbreitung eines Krebses zu immunisieren. Wenn man weiß, daß ein Tumor einem bestimmten Virus zugeschrieben werden kann, so kann jeder Tumor dieser Art als Antigenquelle für einen Impfstoff dienen. So könnte z. B. der Tumor, der nach einem tödlichen Krankheitsverlauf entnommen wird, genug Antigen für die Immunisierung zahlreicher anderer Fälle liefern. Wurde der Tumor andererseits durch ein Karzinogen induziert, so wäre die einzige geeignete Antiquelle für einen Impfstoff der eigene Tumor des Patienten. Dieser Tumor allein trüge das einmalige antigene Muster, gegen das eine stärkere Attacke notwendig ist.

Möglichkeiten eines immunologischen Zuganges zum Krebsproblem

Für den Fall, daß der vorhergehende Absatz zu viele verfrühte Hoffnungen auf eine baldige Lösung des Krebs-
problems geweckt hat, mag es angebracht sein, hier gleich
darauf hinzuweisen, daß mehrere größere Schwierigkeiten
bestehen, dieses Problem mit irgendeiner Immuntherapie
zu lösen. Wir wissen weder genau, ob die menschlichen
Tumoren durch Viren oder Chemikalien hervorgerufen
sind, noch wissen wir, ob sie tumorspezifische Antigene
besitzen. Vor uns stehen noch viele Jahre tierexperimen-
teller Arbeit, erst dann können wir Versuche am Menschen
in Erwägung ziehen. Außerdem wissen wir, daß bösartige
Zellen besonders zu *weiteren* Mutationen neigen, die auf
die ursprüngliche folgen und die mit einer Veränderung
des antigenen Musters verbunden sein können. Wir müssen
auch erkennen, daß mit aller Wahrscheinlichkeit jede Impfung, die Gewebe von einem anderen Menschen benutzt,
sehr viel mehr Antikörperbildung gegen die fremden Histokompatibilitätsantigene hervorruft als gegen die sehr viel
schwächeren tumorspezifischen Antigene. Schließlich müssen wir noch ein seltsames Phänomen zur Kenntnis
nehmen, das als Tumorbegünstigung bekannt ist. Diese
Erscheinung ist Beispiel dafür, wie Anti-Tumor-Antikörper,
statt die Tumoren abzutöten, ihnen in Wirklichkeit ein
beschleunigtes Wachstum ermöglichen. Die Begünstigung
tritt mehr bei festen Tumoren auf als bei einem Krebs,
bei dem freischwimmende Zellen übertragen werden (wie
z. B. bei den Leukämien). Die wahrscheinliche Erklärung
für die Begünstigungserscheinungen besteht wahrscheinlich
darin, daß solide Tumoren, wie normale Organtransplantate, wirksamer durch eine zelluläre Immunattacke als
durch humorale Antikörper zerstört werden. Wenn ein
Tumor wächst, induzieren die tumorspezifischen Antigene
eine schwache zelluläre Immunantwort, und diese verlang-

samt das Tumorwachstum wenigstens bis zu einem gewissen Grade. Wenn man einem Tier, in dem ein Tumor wächst, eine Injektion von Anti-Tumor-Antikörpern gibt, so werden die antigenen Stellen im Tumor mit Antikörpern überzogen und sind nun für die direkte zerstörerische Wirkung von aggressiven Lymphozyten nicht mehr zugänglich, so als ob eine dünne Lage von Salbe auf die Oberfläche des Tumors als Schutzüberzug aufgetragen wäre. Das Phänomen beruht auf der Tatsache, daß Antikörper auf keinen Fall immer die Zellen, gegen die sie gerichtet sind, zerstören. Ohne Untersuchung der besonderen Tumor-Wirt-Situation ist nicht a priori vorauszusagen, in welchen Fällen Begünstigung eine wahrscheinliche Komplikation sein wird. Das Begünstigungsphänomen richtet eine beträchtliche Barriere gegenüber einer zu frühen Anwendung moderner Tumorimmunologie beim Menschen auf. Man stelle sich vor, wie gräßlich es wäre, wenn durch Impfung einer Person mit tumorspezifischen Antigenen die Ausbreitung des Krebsgewebes in Wirklichkeit schneller statt langsamer vor sich ginge.

Mit dieser Mahnung zur Vorsicht können wir nun kurz einige der Gebiete betrachten, die gegenwärtig im Laboratorium im Bereich der Krebsimmunotherapie untersucht werden. Es sind Versuche im Gange, die feststellen sollen, ob das Tumorwachstum signifikant verlangsamt werden kann, wenn die Krebsantigene, die in Adjuvantien verschiedener Art inkorporiert wurden, krebsbefallenen Tieren verabreicht werden. Es gibt Versuche, starke Zellteilungsgifte an Antikörpermoleküle zu koppeln, so daß der tumorspezifische Antikörper wie ein »Sonntagsschuß« wirken kann, indem er das Arzneimittel in hoher Konzentration genau an den gewünschten Ort bringt. Eine geniale Variante dieser Idee wird von Professor R. C. Nairn von der Monash-Universität in Melbourne verfolgt. Radioaktive Strahlung hat die starke Neigung, die DNS zu schädigen und so die Zellteilung zu stören. Bestimmte radioaktive

Isotope, z. B. Radium, sind aus diesem Grund seit langem in der Krebsbehandlung benutzt worden. Nairn hat tumorspezifische Antikörper, indem er an sie das Isotop Jod 131 koppelte, radioaktiv gemacht und war in der Lage, mit solchen Präparaten das Tumorwachstum in Mäusen aufzuhalten, wohingegen Antikörper ohne das Isotop unwirksam waren. Andere Bemühungen zielen darauf ab, aus dem Tumor selbst massiv Antigen freizusetzen, in der Hoffnung, das eigene Immunsystem des Menschen oder des Tieres werde zu größeren Leistungen angespornt.

Zusammenfassend kann man sagen, daß die Entdeckung der Tumorantigene wohl einen Hoffnungsstrahl in ein recht im Dunkeln liegendes Gebiet der Medizin geschickt hat. Für die unmittelbare Zukunft der Krebsimmunologie kann man Jahre der Anstrengung, so manche Enttäuschung, so manches persönliche Leid und viele verfrühte »Triumphe« voraussagen. Es ist jedoch sehr wahrscheinlich, daß am Ende immunologische Verfahren eine Rolle, vielleicht die überragende Rolle im Kampf des Menschen gegen seine schlimmste Krankheit übernehmen werden.

Überwachungsmechanismen und Krebs

In Kapitel 12 hatten wir kurz die Frage berührt, warum es zur zellulären Immunantwort kommt, und haben die Nützlichkeit eines Überwachungsmechanismus gegen im Körper entstehende fremde Zellen diskutiert. Höchstwahrscheinlich entstehen jeden Tag zahlreiche somatische Mutationen irgendwo im menschlichen Körper. Ein Teil davon kann zur Bösartigkeit neigen. Die Mutationen können jedoch auch erhebliche antigene Unterschiede zum Wirtsgewebe aufweisen. Es gibt dann zwei Wege, auf denen sich der Körper einer solchen Zelle selbst entledigen kann. Zunächst gibt es den klassischen Weg der Immunität: Freisetzung von Antigen aus der Zelle, Stimulation einer Immunreaktion im drainierenden Lymphknoten und Bildung einer Population von aggressiven Lymphozyten, die die Mutante aufsuchen und zerstören können. Von einem quantitativen Gesichtspunkt aus ist es unwahrscheinlich, daß ein solcher Mechanismus wirksam wird, bevor die mutierte Zelle nicht bereits eine ziemlich große Nachkommenschaft hat. Eine Variante dieses Mechanismus wäre es, wenn normale rezirkulierende Lymphozyten »zufälligerweise« gegen diese Zelle reagierten. Dies würde auf dem Niveau einer einzelnen mutierten Zelle auch gar nicht effizient sein. Obgleich die Lymphozyten überall und fortwährend im Körper umherwandern, ist es sehr unwahrscheinlich, daß eine genügende Zahl von ihnen auf eine einzelne mutierte Zelle treffen würde, bis schließlich durch reinen Zufall die »richtige« antigensensitive Zelle vorbeikäme. – Die zweite Hauptalternative ist ein der allogeneischen Hemmung verwandtes Phänomen: der gegenseitige Antagonismus, der zwischen in engem Kontakt miteinander lebenden Zellen verschiedener Antigenität besteht. Dadurch wäre eine mutierte Zelle, die ein neues Antigen besitzt, das sich von dem von seinen Nachbarn produzierten unterscheidet, auf allen Seiten von Zellen umgeben, die fähig sind, eine allogeneische Hemmung in die Wege zu leiten. Die mutierte Zelle würde dann sehr rasch zerstört. Daher scheint die allogeneische Hemmung ein besonders wirksamer im Gewebe lokalisierter Überwachungsmechanismus zu sein. Unter diesem Gesichtspunkt repräsentieren Tumoren, die trotz der allogeneischen Hemmung und der immunologischen Überwachung entstehen, wahrscheinlich Varianten, die mit einer möglichst geringen Antigenität, aber einem sehr großen Wachstumsdrang ausgestattet sind. Mit anderen Worten: Die Säugetierarten wären in einer sehr viel schlechteren Lage, soweit es den Krebs betrifft, wenn es nicht die beiden eben gerade erörterten, wenn auch unvollkommenen Überwachungsmechanismen gäbe.

Es ist hier nicht der Ort, sich ausführlich mit der Krebsbehandlung zu befassen. So genügt es anzumerken, daß es vier grundlegende Möglichkeiten gibt, von denen jede unter bestimmten Umständen äußerst wirksam ist. Der *chirurgische Eingriff* ist immer noch die Behandlung, die für viele Fälle die größte Hoffnung bringt. *Bestrahlung* spielt sowohl bei der Beseitigung bestimmter früherkannter Krebse als auch bei der Befreiung von Schmerz und bei der Lebensverlängerung bei Menschen mit Metastasen eine Hauptrolle. Die *Hormonbehandlung* kann viele Krebse zum Guten beeinflussen. Es gibt Stadien der Malignität, bei denen das fortschreitende Wachstum von einem bestimmten Gleichgewicht der Hormone im Blutstrom abhängig ist. Eine Veränderung dieses Gleichgewichts kann einem Menschen, der von einem bösartigen Tumor befallen ist, ganz erheblichen, wenn auch gewöhnlich nur vorübergehenden Nutzen bringen. Die weitestverbreiteten Formen von Krebs, die auf Hormone ansprechen, sind der Brustkrebs bei der Frau und der Prostatakrebs im Mann. Bleiben viertens noch die *Zellgifte* zu nennen oder – allgemeiner gesprochen – die Chemotherapie des Krebses. Gewöhnlich hemmen diese Substanzen die Zellteilung. Gelegentlich werden Wirkstoffe benutzt, die irgendeine Stoffwechselverwirrung der bösartigen Zelle ausnutzen, um sie zu vergiften, ohne daß normale Zellen getötet werden. Obgleich die Chemotherapie bei der Behandlung von bestimmten bösartigen Tumoren sicherlich einen Platz hat, muß doch darauf hingewiesen werden, daß dieser Weg bislang etwas enttäuschend verlaufen ist. Eine ungeheure Menge Arbeit und Geld ist in die Suche nach dem perfekten Antikrebs-Medikament gesteckt worden, aber bis heute hat man es nicht gefunden.

Traurigerweise steigern sich Krebskranke und ihre Verwandten häufig in solche Verzweiflung, daß sie sich allerlei Quacksalbereien zuwenden. Dies mag an sich noch nicht sehr schädlich sein, wenn der Fall zu denen gehört, bei denen jede ärztliche Behandlung versagt hat. Tragisch ist aber, wenn die Furcht Menschen, deren Krebs geheilt werden könnte, zu skrupellosen Quacksalbern treibt, die zuweilen auch Menschen ohne irgendeine organische Krankheit einreden, Krebs zu haben. So kommen dann auch die sogenannten Heilungen zustande, mit denen diese Menschen von sich reden machen. Vermutlich wird sich die Zahl solcher unerwünschter »Behandlungen« in dem Maß verringern, in dem sich die Bewältigung des Krebses durch die Medizin verbessert.

Es wäre unklug, dieses Kapitel zu beenden, ohne zu erwähnen, daß eine Hauptform des Krebses vollkommen verhütet werden kann. Ungefähr jeder zehnte von allen starken Zigarettenrauchern wird an Lungenkrebs sterben. Zwei weitere von diesen zehn werden an irgendeiner anderen Erkrankung sterben, die durch das Rauchen verschlimmert wird. Insgesamt verkürzt der starke Raucher sein Leben um wenigstens fünf Jahre. Warum noch keine weltweite Kampagne gegen das Rauchen eingesetzt hat, bleibt rätselhaft.

Melbourne ist die südlichste aller größeren Städte der Welt, und das war der Grund, warum der Autor Nevil Shute sie zum Schauplatz seines Romans *On the Beach* wählte. Shutes Buch beschreibt das Ende menschlichen Lebens auf der Erde. Die nördliche Hemisphäre ist gerade durch einen totalen Atomkrieg verwüstet worden. Riesige Wolken radioaktiven Staubes treiben allmählich nach Süden und zerstören, ausgenommen die ungewöhnlichsten Lebensformen, alles. In diesem Buch bereiten sich die Menschen von Melbourne stoisch auf das Ende vor.

Natürlich vertieft sich der Roman nicht in die klinischen Details der Symptome und Merkmale einer Strahlenerkrankung im Menschen. Aber traurigerweise wissen wir seit Hiroshima und Nagasaki recht viel von dem, was sich wirklich ereignen könnte. Der Krankheitsverlauf wird im Detail von Person zu Person verschieden sein und von der aufgenommenen Strahlendosis abhängen. Neben starkem allgemeinen Unwohlsein finden sich als störendste Symptome schwerer Durchfall und Erbrechen, leichte Blutergüsse und Neigung zu Blutungen, fortschreitende Anämie, die zu starker Mattigkeit führt, und eine verstärkte Anfälligkeit gegenüber Infektionen. All diese Probleme spiegeln die Tatsache wider, daß die wichtigste Wirkung ionisierender Strahlen auf Säugetierzellen in der umfassenden schädigenden Wirkung auf die DNS zu suchen ist. Wenn die Strahlendosis, seien es nun Gammastrahlen oder irgendeine andere Schädigungsstrahlung, hoch genug ist, hört jede Zellteilung in einem Tier oder Menschen auf. Die DNS ist so zerbrochen und in Unordnung, daß sie nicht mehr als Kopie für die Bildung einer neuen Zelle fungieren kann. Die Funktion der RNS und die Proteinsynthese sind erst bei sehr viel höheren Strahlendosen beeinträchtigt. Deshalb sind am meisten durch die Bestrahlung die Organe und Gewebe betroffen, die auf eine beständige Erneuerung der Zellen aus einem Pool sich rasch teilender Vorläuferzellen angewiesen sind. Dies gilt für alle Blutzellen. Die roten Zellen sind recht langlebig, aber ungefähr ein Prozent der gesamten Masse muß jeden Tag neu gebildet werden, ein Prozentsatz, der sich sehr stark erhöht, wenn es zu Blutungen kommt. Wird kein Ersatz geleistet, kommt es zur Anämie. Alle Leukozyten sind kurzlebig, und nach Bestrahlung kommt es zu einer deutlichen Verringerung ihrer Konzentration im Blut – einer der Gründe für die verstärkte Anfälligkeit gegenüber Infektionen. Die Zahl der Thrombozyten, kleine Fragmente von Zellen, die eine wichtige Funktion bei der Gerinnung haben, wird ebenfalls vermindert. Der Durchfall weist auf eine Schädigung im Magen-Darm-Kanal hin. Die Auskleidung des Magens und des Darms, die aus einem recht weichen Gewebe besteht, ist einem so starken Streß und Belastungen ausgesetzt, daß fortwährend Zellen von der Oberfläche abgestoßen werden. Sie werden durch die Teilung von Zellen in einer tiefen Lage der Schleimhaut erneuert. Die Bestrahlung schädigt die Fähigkeit dieser Zellen, sich zu teilen, so daß die Darmauskleidung fortlaufend abgetragen wird. Natürlich braucht man einen Leser dieses Buch nicht darauf hinzuweisen, daß die Integrität der Immunantwort ebenfalls auf der Zellteilung beruht und daß sich die Bestrahlung sowohl auf die zelluläre als auch auf die humorale Antwort nachteilig auswirkt. Dies trägt ebenfalls dazu bei, daß es zu den den gesamten Körper überschwemmenden Infektionen kommt. Eine häufige Todesursache ist Blutvergiftung durch Eintritt von Bakterien aus dem geschädigten Darm in den Körper eines Menschen, dessen phagozytäre und immunologische Fähigkeiten tiefgreifend geschädigt worden sind.

Wirkungen der Strahlung auf die Immunantwort

Es gibt Feinheiten bei den Wirkungen eines Strahlenschadens, die nicht einfach dadurch vorausgesagt werden können, daß man weiß, wie Radioaktivität auf die DNS wirkt. Der wichtigste Befund besteht in der schweren toxischen Wirkung der Strahlung auf die kleinen Lymphozyten, die bereits 1905 von H. Heineke bemerkt wurde. Es gibt zwei Arten von Strahlung, die uns hauptsächlich in diesem Kapitel beschäftigen: erstens die Strahlung, die beim Zerfall von radioaktiven Isotopen auftritt, z. B. die große Vielfalt verschiedener Emissionen, die zusammengefaßt als das Ergebnis einer Atombombenexplosion mit radioaktivem Niederschlag beschrieben werden können; und zweitens die Röntgenstrahlen, die durch einen entsprechenden Generator, die Röntgenapparatur, erzeugt werden. Die Leistung eines Röntgenapparates wird in Energieeinheiten gemessen, die man nach dem deutschen Wissenschaftler W. C. Röntgen, dem Entdecker der Röntgenstrahlen und ersten Nobelpreisträger für Physik, Röntgen (r) nennt. Für Säugetiere sind ungefähr 900 bis 1000 r auf den Gesamtkörper eine einheitlich letale Dosis. 500 r stellen eine subletale Dosis dar, die ausreicht, um die Fähigkeit, eine primäre Immunantwort zu geben, aufzuheben, obgleich die Tiere sich innerhalb von drei Wochen von einer solchen Dosis erholen. Sogar 100 r einer Ganzkörperbestrahlung reichen aus, um eine signifikante Zerstörung vieler kleiner Lymphozyten zu verursachen. Erste Beweise für den Schaden zeigen sich innerhalb von Minuten nach der Bestrahlung; ihren Höhepunkt erreicht die Zellzerstörung nach ungefähr 24 Stunden. Wir verstehen noch immer nicht genau, warum die kleinen Lymphozyten so außergewöhnlich empfindlich gegenüber radioaktiver Strahlung sind. Keine andere sich nicht teilende Säugetierzelle verhält sich in ähnlicher Weise.

Ein weiterer unerwarteter Aspekt der Strahlenschädigung

auf die Antikörperbildung ist der Befund, daß es wichtig ist, in welchem zeitlichen Abstand zueinander das Antigen injiziert und der Strahlenschaden gesetzt wird. Auf diesem Gebiet leistete das Ehepaar W. H. und L. G. Taliaferro wahre wissenschaftliche Pionierarbeit. Die wesentlichen Punkte ihrer Untersuchungen sind in *Abb. 20.1* wiedergegeben. Wenn man Kaninchen oder Ratten einer Strahlendosis von ungefähr 500 r aussetzt, werden alle Tiere überleben können. Man kann nun ein Antigen, z. B. rote Blutzellen vom Schaf, entweder vor oder nach der Bestrahlung injizieren und die Wirkung des Strahlenschadens auf den Serumspiegel des Antikörpers, der von dem bestrahlten Tier gebildet wird, studieren. Wenn die Röntgenstrahlen zuerst verabreicht werden und das Antigen ein oder zwei Tage später, ist überhaupt keine nachweisbare Antwort festzustellen. Im Verlauf der nächsten Tage kommt es zur Erholung vom Strahlenschaden. Die wenigen Zellen, die dem ursprünglichen Schaden entronnen waren,

Abb. 20.1 Beziehung zwischen Röntgenbestrahlung und Injektion des Antigens.

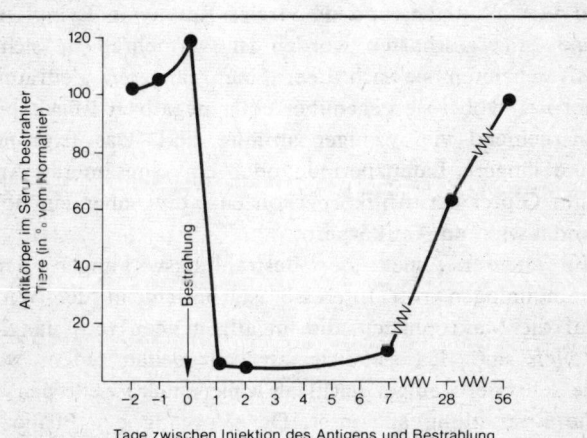

Tage zwischen Injektion des Antigens und Bestrahlung

beginnen sich zu regenerieren. Die Vorläuferzellen des Knochenmarks, die überlebt haben, bilden antigensensitive Zellen in Gegenwart eines Thymus mit intakter Funktion. Innerhalb von zwei Wochen ist die Regeneration weit genug fortgeschritten, um eine deutliche Primärantwort zuzulassen, und nach ungefähr vier bis acht Wochen ist alles wieder normal. Wird das Antigen sehr bald nach der Bestrahlung gegeben, ist die Immunantwort sehr viel weniger unterdrückt; wird das Antigen erst gegeben und dann röntgenbestrahlt, überschreiten die Spitzenwerte der Antikörperkonzentrationen überraschenderweise sogar die, die von normalen, nicht bestrahlten Tieren erreicht werden. Dieser außergewöhnliche Befund illustriert, wie wichtig Rückkopplung und Kontrollmechanismen bei der Immunantwort sind. Es ist nicht so, daß der Röntgenstrahlenschaden die Zellen, die durch das Antigen stimuliert gewesen sind, ausgespart hätte. Wenn diese noch im Teilungsstadium ihres Werdegangs sind, werden sie bestimmt angegriffen. Ein Teil von ihnen wird jedoch überleben. Die Überlebenden befinden sich nunmehr in einem lymphatischen System, das stark entvölkert worden ist, und beginnen sich wieder zu vervielfältigen, und da »freier Raum« in Lymphknoten und Milz geschaffen worden ist, vermehren sie sich und differenzieren sie sich über einen längeren Zeitraum als normal, wobei sie gegenüber einer negativen Rückkopplung anscheinend viel weniger anfällig sind. Das Ergebnis ist eine längere Latenzperiode oder ein langsamerer Anstieg zum Gipfel der Antikörperkonzentration, aber ein höherer Endausstoß an Antikörpern.

Ein anderer Aspekt der Bestrahlungswirkungen, der für Immunologen von Interesse ist, besteht in der Wirkung auf die Makrophagen, die im allgemeinen recht langlebige Zellen sind. Da sie sich nur sehr selten teilen, werden sie sehr viel weniger leicht als viele andere Zelltypen durch die Bestrahlung abgetötet. Der Vorgang der Phagozytose selbst, der weder eine DNS- noch eine RNS-Synthese erfordert, ist sehr radioresistent. Makrophagen müssen mit 50 000 r bestrahlt werden, wenn ihre Fähigkeit, Bakterien zu fressen, ernsthaft beeinträchtigt werden soll. Trotzdem ist der Schaden am Makrophagen einer der Faktoren, der zum Gesamtbild der Wirkung einer subletalen Bestrahlung auf die Induktion der Antikörperbildung beiträgt. Es scheint irgendeinen röntgenstrahlenempfindlichen Schritt in der Verarbeitung des Antigens zu geben, der bald nach der Aufnahme des Antigens stattfindet und der für eine richtige Immunantwort wichtig ist. Werden Makrophagen einer Bestrahlung ausgesetzt, und bietet man dann das Antigen an, so nehmen sie es zwar auf, aber sie verarbeiten es nicht in einer Weise, die für eine wirksame Stimulation der umgebenden Lymphozyten dienlich ist. Wird den Makrophagen erst das Antigen gegeben und werden sie anschließend bestrahlt, so können sie immer noch die Antikörperbildung stimulieren, wenn sie in ein Tier übertragen werden, das gesunde Lymphozyten besitzt. Bis jetzt wissen wir noch nicht, worin dieser Verarbeitungsschritt, den die Röntgenstrahlen schädigen, bestehen könnte.

Wenn erst einmal die Antikörperbildung durch eine oder mehrere Antigeninjektionen richtig etabliert worden ist, sind die Wirkungen einer Bestrahlung auf die Antwort sehr viel weniger ausgeprägt. Reife Plasmazellen, die Antikörper mit maximaler Geschwindigkeit ausscheiden, sind nichtteilende Zellen. Darüber hinaus ist ihre RNS-Syntheserate sehr gering, und man braucht enorme Strahlendosen, um die Proteinsynthese zu stören. Mit anderen Worten, reife Plasmazellen sind äußerst radioresistent, besonders dann, wenn man sie mit außergewöhnlich radiosensitiven kleinen Lymphozyten vergleicht. Der Teil einer Immunantwort, der auf der dauernden Funktion reifer Plasmazellen beruht, bleibt im wesentlichen durch eine Bestrahlung unbetroffen.

Wie wir bereits festgestellt haben, wird der entscheidende Schritt, bei dem transplantierten Zellen der Todesstoß

versetzt wird, immer noch kaum verstanden. Die Röntgenbestrahlung eines Tieres verlängert das Überleben eines
allogeneischen Transplantates, da die antigensensitiven
kleinen Lymphozyten geschädigt und die Zellteilung behindert wird. Wenn man jedoch den entscheidenden Schritt
isoliert in der Gewebekultur ablaufen läßt, wird er durch
die Bestrahlung nicht in Mitleidenschaft gezogen. Wenn
darüber hinaus Lymphozyten und Zielzellen in der Gewebekultur aneinandergeklebt werden, spricht die Zerstörung, die durch die allogeneische Hemmung ausgelöst wird,
auf Röntgenbestrahlung nicht an. Dies ist eines der stärksten Argumente zugunsten des Standpunktes, daß der Ziel-
zellschaden tatsächlich auf der allogeneischen Hemmung
und nicht auf der Induktion einer primären Immunantwort in der Gewebekultur beruht. Jede klassische Immunantwort erfordert die Zellteilung, und diese wird durch
die Bestrahlung sehr intensiv in Mitleidenschaft gezogen.

Die Röntgenstrahlen als Hilfsmittel in der immunologischen Forschung

Ein Gutteil der biologischen Forschung beschäftigt sich damit, ein sehr komplexes Problem auf einfachere Begriffe
zurückzuführen, wobei besondere Teilaspekte ausgesondert
werden, auf die dann die Aufmerksamkeit konzentriert
wird. In dieser Beziehung hat die Röntgenbestrahlung eine
größere Rolle in der immunologischen Forschung gespielt.
Wenn man einem Tier eine genügend hohe Strahlendosis
auf den ganzen Körper gibt, kann man seine Fähigkeit,
Antikörper zu bilden, vollständig aufheben. Man kann
dann diesem Tier Zellen aus verschiedenen lymphatischen
Organen eines syngeneischen Spenders injizieren. Darüber
hinaus kann die exakte Zahl der injizierten Zellen bestimmt werden. Das bestrahlte Tier dient als neutraler Wirt
für die transferierten Zellen, und die Antwort dieser Zellen

auf eine antigene Stimulation kann im Detail und quantitativ untersucht werden. Durch Arbeiten dieser Art haben Wissenschaftler viele Grundtatsachen der Immunologie entdeckt, einschließlich der gesamten Vorstellung der Wechselwirkung zwischen Knochenmark und Thymus (Kapitel 4, 13, 14), einschließlich der Tatsache, daß alle antikörperbildenden Zellen von Lymphozyten abstammen (Kapitel 6), und einschließlich des Gedankens, daß nur einer von 20 000–50 000 Lymphozyten auf ein besonderes Antigen antworten kann (Kapitel 6). Außerdem erwies sich die Röntgenbestrahlung von Tieren als nützlich für unser Verständnis des Toleranz-Phänomens, nachdem es zu dem Schluß geführt hat, daß Toleranz eine Eigenschaft der Lymphozyten selbst sei und nicht des antigenverarbeitenden Apparates. Die Übertragung von immunologisch kompetenten Zellen auf bestrahlte Empfänger ist eine Art von erworbener Immunisation, ein Verfahren, das eine enorme Wirkung auf die Entwicklung der Immunbiologie im allgemeinen gehabt hat.

Röntgenstrahlung und Behandlung maligner Erkrankungen

Wir haben in Kapitel 19 erwähnt, daß die Bestrahlung bei der Behandlung einiger Krebserkrankungen von Nutzen ist. Wirkt sie in den meisten Fällen auf die Zellteilung, so ist im Falle bösartiger lymphatischer Erkrankungen die außergewöhnliche Radiosensitivität der sich nichtteilenden Lymphozyten ein zusätzlicher Faktor. Röntgenstrahlen können auf ziemlich genau umschriebene Bezirke des Körpers, wo ein Tumor oder eine Metastase lokalisiert ist, gerichtet werden. Eine noch genauere Lokalisierung kann man erreichen, wenn man winzige Fragmente von Radium oder anderen radioaktiven Isotopen direkt in den Tumor einpflanzt – ein Verfahren, das manchmal bei Tumoren angewendet wird, die Organe im Kopf und Gesicht in

303

Mitleidenschaft ziehen. Da nur ein kleiner Teil des Körpers behandelt wird, kann die Bestrahlungsdosis sehr viel höher als die sein, die man für eine Ganzkörperbestrahlung bei Versuchstieren benutzt. Bösartige Tumoren erhalten häufig einige tausend Röntgen, die auf mehrere Dosen über einen Zeitraum von Tagen oder Wochen verteilt werden. Natürlich verursacht eine solche Behandlung einen unvermeidbaren Schaden an dem normalen Gewebe, das den malignen Tumor umgibt. Häufig ist eine starke Vernarbung eine Komplikation der Strahlenbehandlung. Wenn nur die Haut beteiligt ist, hat der Defekt hauptsächlich kosmetische Bedeutung, aber oft hat die Vernarbung an einem inneren Organ schädliche Wirkungen auf seine Funktion, so daß die Bestrahlung als Behandlung für maligne Tumoren nur durch Spezialisten, sogenannte Radiotherapeuten, durchgeführt werden kann, die im einzelnen mit der Sache vertraut sind. Zu Beginn dieses Jahrhunderts verstand man kaum die schädigenden Effekte der Behandlung auf normales Gewebe, und viele Wissenschaftler und Ärzte, die mit Isotopen oder Röntgenstrahlen arbeiteten, verloren durch den chronischen Strahlenschaden nicht nur z. B. einen Finger, sondern oft sogar ihr Leben.

Versuchsweise ist auch die Ganzkörperbestrahlung als Behandlung bösartiger Erkrankungen benutzt worden. Einige Krebse, z. B. die Leukämien, sind nicht auf eine Stelle lokalisiert, sondern haben sich zu dem Zeitpunkt, da sie zum erstenmal diagnostiziert werden, bereits über den ganzen Körper ausgebreitet. Selbst wenn die Milz und bestimmte Lymphknoten ganz erheblich angeschwollen wären, wird man durch ihre Bestrahlung auf gar keinen Fall die leukämischen Zellen aus dem Knochenmark eliminieren können. Deshalb hat man einige Patienten, die an einer fortgeschrittenen Leukämie litten, einer nahezu tödlichen Ganzkörperbestrahlung ausgesetzt und dann anschließend allogeneisches Knochenmark transplantiert. Das Problem bei dieser Behandlungsform besteht darin, daß die transplantierten Knochenmarkzellen bald zu immunkompetenten Zellen ausreifen, die eine Transplantat-gegen-Wirt-Attacke starten: Insgesamt konnten dadurch keine sehr vielversprechenden Resultate gewonnen werden.

Ein anderer Aspekt bei der Transplantation von Knochenmark sollte kurz erwähnt werden. Es ist möglich, Knochenmarkszellen für unbestimmte Zeit mit Hilfe besonderer Gefriertechniken aufzubewahren. Wenn eine Person jemals einer hohen Strahlendosis ausgesetzt gewesen wäre, so könnte dies bei ihrer Wiederherstellung helfen, vorausgesetzt, die Dosis war nicht so hoch, daß die Auskleidungen des Darmkanals und andere Gewebe zerstört worden sind. Man hat einige Überlegungen der Frage gewidmet, ob man nicht von allen Beschäftigten, die etwas mit Atomreaktoren zu tun haben, und von anderen Menschen, die ein besonderes hohes Risiko tragen, zufällig einer Bestrahlung ausgesetzt zu werden, für den Fall eines Unglücks Knochenmarkszellen aufbewahren sollte. Ob es ratsam ist, dies für alle Soldaten zu tun, um im Falle eines künftigen Atomkrieges für eine Behandlung Vorsorge zu tragen, sollte ebenfalls einiger Überlegungen wert sein. Würde man das *eigene* Knochenmark nutzen, um das durch die Bestrahlung entvölkerte Blut- und Lymphsystem aufzufüllen, würden sich keine Transplantat-gegen-Wirt-Probleme ergeben. Abgesehen von Beschaffungsproblemen, besteht das Hauptargument gegen die Annahme solch ehrgeiziger Pläne in der Tatsache, daß die Knochenmarks-Transfusionen nur für einen begrenzten Bereich von Bestrahlungsdosen relevant wären. Bei Dosen unterhalb einiger 100 r würde man sie nicht brauchen, und bei Dosen über 1000 r würden sie nichts ausrichten, da die Schädigung des Darmes den Patienten trotz Transfusion töten würde.

Diagnostische Röntgenstrahlen und Mutationen

Bis jetzt haben wir die Wirkung großer Strahlendosen unter dem Gesichtspunkt diskutiert, daß sie unmittelbar zum Tode oder zu chronischer Gewebsschädigung führen. Es gibt aber noch einen weiteren Aspekt, der uns sowohl bei hohen wie auch bei niedrigen Dosen von Röntgenstrahlen interessiert. Strahlung schädigt die DNS, und es gibt Schädigungsgrade, die nicht ausreichen, die Zelle an der Vervielfältigung zu hindern, aber genügen, die Zelle in bedeutsamer Weise zu ändern. Wie bei den meisten Mutationen sind die Veränderungen, aus welchem Grund auch immer sie entstanden sein mögen, für die Zellen schädlich. Sie können sogar eine maligne Entartung einleiten. So war insbesondere die Leukämie bei Japanern, die die Atombombe nahe dem Zentrum überlebt hatten, 100mal häufiger als bei nichtexponierten Japanern. Außerdem können Mutationen die Keimzellen schädigen und zu verschiedenen Formen von Mißbildungen und Erkankungen in einem Teil der Nachkommenschaft der exponierten Menschen führen. Diese Phänomene sind bei hohen Strahlendosen offenkundig. Sie sind es aber sehr viel weniger, wenn die Strahlendosis wie bei diagnostischen Röntgenuntersuchungen recht gering ist.

Es ist zu großen Kontroversen über die Frage gekommen, ob diagnostische Röntgenuntersuchungen schädliche Wirkungen haben können, und es sind viele Seiten für und gegen die Vorstellung, daß sie Schaden verursachen können, geschrieben worden. Übereinstimmung scheint darin zu bestehen, daß das Risiko, das auch immer bestehen mag, gering ist im Vergleich zu dem Nutzen, den eine genaue Diagnose der Erkrankung bietet. Es lohnt sich jedoch, verbesserte Röntgenapparaturen zu benutzen, die auch bei sehr kleinen Strahlungsdosen auf das untersuchte Gewebe gute Aufnahmen gewährleisten. Eine gute Abschirmung der Röntgenapparatur verhindert unerwünschte

Streuung der Strahlung, eine Notwendigkeit, der sich alle Radiologen sehr bewußt sind. Darüber hinaus sollte nur nach guter ärztlicher Überlegung in den frühen Schwangerschaftsmonaten eine Röntgenbestrahlung der Beckenregion der Frau vorgenommen werden, schon gar nicht als Routineprozedur aus irgendwelchen trivialen Gründen. Der Grund hierfür ist die Tatsache, daß der winzige Embryo eine etwas größere Chance als der Erwachsene hat, durch winzige Röntgendosen geschädigt zu werden. Vor einigen Jahren gab es eine panikartige Aufregung über den Befund, daß es möglicherweise zu einem gehäuften Auftreten von Leukämie bei Kindern von Frauen kommt, die in der frühen Schwangerschaft röntgenbestrahlt worden sind. Es war jedoch recht schwierig, die ursprünglichen statistischen Beobachtungen abzusichern. Auf jeden Fall ist das Risiko, wenn es überhaupt eines gibt, sehr gering, und man braucht eine genaue Untersuchung von Hunderttausenden von Fällen. Der gesunde Menschenverstand sagt einem ja, daß man sich nur dann einer Röntgenuntersuchung unterzieht, wenn der Arzt wirklich glaubt, daß sie notwendig ist. Mittlerweile werden solche großen Fortschritte in der Röntgendiagnostik gemacht, daß das Problem sehr bald überhaupt ganz verschwinden wird.

Radioisotope werden ebenfalls häufig als Teil irgendeines diagnostischen Verfahrens dem Patienten injiziert. Auch hier ist die Strahlendosis minimal, und der Nutzen überwiegt die winzige Chance schädlicher Wirkungen bei weitem. Soweit es die Experimente mit Versuchstieren betrifft, ist es unmöglich, sich vorzustellen, wo die moderne Biologie heute ohne das durch Benutzung von Isotopen gewonnene Wissen stände. Es gibt keinen Zweifel, daß die Benutzung von Radioisotopen in jedem Zweig biologischer Forschung eine der lohnendsten aller friedlichen Anwendungen der Atomenergie darstellt.

Schlußworte

Der größte Teil unserer Ausführungen bezog sich auf die Forschungsergebnisse in der Immunologie während des letzten Jahrzehnts. Obwohl dieses Herangehen an die Immunologie den Vorteil hat, daß man an die Grenzen des Wissens auf diesem Gebiet vorstößt, hat es auch einige Nachteile. Ein wesentlicher besteht in der Tatsache, daß man so viele Bereiche anspricht, in denen die Information noch unvollkommen ist und in denen sogar eine begriffliche Analyse noch vage und unbefriedigend bleibt. Es gibt viele Gebiete, wo die Antworten auf die grundlegendsten Probleme sich uns noch immer entziehen. Welches ist die biochemische Basis der Transplantatabstoßung? Warum entwickeln manche Menschen Allergien? Was ist die Grundursache der Autoimmunerkrankung? Warum unterscheiden sich die verschiedenen Lymphozyten in ihren Fähigkeiten und ihrem Verhalten? Wie beeinflussen die Makrophagen die Antikörperbildung?

Wenn man dieses Buch mit Interesse gelesen hat, werden einige dieser Fragen immer noch in einem bohren. Die Gründe hierfür sind nicht schwer zu finden: Es sind die ungelösten Streitfragen, an deren Lösung sich Wissenschaftler der ganzen Welt beteiligen.

Sie werden eine nach der anderen gelöst werden, aber die neugewonnenen Einsichten werden neue Fragen aufwerfen, die genauso dringend nach einer Antwort rufen. Ein Teil des Rätsels, warum der Mensch sich auf einer nicht enden wollenden Suche nach Kenntnis seiner Selbst und seiner Umwelt befindet, ist in dieser spiralförmigen Beziehung verkörpert. Forschung führt zu Wissen, und ein großer Teil dieses neuen Wissens erlaubt es, ein neues Gebiet der Unkenntnis abzugrenzen und zu beschreiben. Die Forscher selbst erkennen diese Wahrheit intuitiv; für

Laien mag es schwieriger sein, sie zu akzeptieren. Das liegt daran, daß die »neue Unkenntnis« in Wirklichkeit nur eine Nebenreaktion des Hauptvorganges ist:

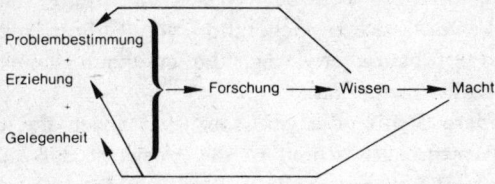

Das Endprodukt ist Macht, und die Reaktion ist zyklisch. Nahezu jede Regierung auf der Welt hat dies erkannt. Wissenschaft und Technologie sind die neuen Währungen internationaler Machtpolitik. Die durch wissenschaftliche Forschung gewonnene Macht ist nicht immer nutzbringend angewandt worden. Dies wird gelegentlich als Argument verwendet, der Forschung keine Mittel des öffentlichen Haushalts mehr zur Verfügung zu stellen. Jeder Versuch jedoch, den Vormarsch der Wissenschaft durch eine legislative Handlung, gleichgültig wie einleuchtend und gut begründet sie auch sein mag, zu blockieren, ist aus zwei Gründen zum Fehlschlag verurteilt. Erstens wird es in der absehbaren Zukunft kaum möglich sein, eine internationale Übereinkunft über die verminderte Forschung auf den Gebieten zu erzielen, auf denen Erfolg mit gefährlichem Wissen gleichzusetzen ist (biologische Kriegführung, Atomenergie). Zweitens ist es gegen die Natur des Menschen, zwar die Möglichkeit zu haben, neues Wissen zu erwerben, den Zugang dazu aber überwacht zu finden. Offensichtlich liegt die Lösung für die Regierungen nicht darin, Forschung zu unterbinden, sondern solche Forschungsprojekte zu unterstützen, von denen man mit hoher Wahrscheinlichkeit annehmen darf, daß sie der Menschheit am Ende nützen. Eine der schrecklichen Wahrheiten unserer heutigen Zivilisation ist die Tatsache, daß der Mensch lernen muß, mit der Fähigkeit zu leben, sich selbst auszulöschen. Diese Aufgabe wird nicht dadurch leichter, daß man mit einer Art Vogelstraußpolitik für die Verlangsamung wissenschaftlicher Forschung eintritt. Vielmehr sollte der Mensch von der Wissenschaft und von einer neuen, kenntnisreichen Generation von Führern eine Lösung der Probleme erwarten, die er durch seine eigene Aggressivität erzeugt hat.

Eine andere Kritik, die sich spezifisch gegen die medizinische Wissenschaft richtet, ist der Vorwurf, daß sie einen wesentlichen Beitrag zu dem Problem der großen Zahl von alten Menschen in unserer Gesellschaft leistet. Natürlich ist der Anteil derer »über 65« in der Gesellschaft heute größer als jemals zuvor, und zum Teil beruht dies auf dem Fortschritt der Medizin. Diese Kritik fällt jedoch sehr schnell in sich zusammen, wenn man sie einer genauen Überprüfung unterzieht. Der Hauptgrund, daß immer mehr Menschen ein hohes Alter erreichen, besteht in der Verhütung des Todes bei den Menschen, die es noch nicht erreicht haben. Sicherlich würde selbst der strengste Malthusianer nicht wollen, daß über dieses Ergebnis wissenschaftlichen Fortschritts gestritten würde. Selbst wenn man sich dem Problem der ärztlichen Fürsorge für alte Menschen zuwendet – vom statistischen Standpunkt ein sehr viel weniger wichtiger Beitrag zur Lebensverlängerung –, gibt es in der Tat nur sehr wenige, die bereit wären, auf die beste und aufwendigste Pflege für ihre eigenen alten Verwandten und Bekannten zu verzichten. Wenn man sich das vor Augen hält, wird evident, daß gute ärztliche Fürsorge für alle alten Menschen zur Verfügung stehen sollte.

Wir kommen also zu dem allgemeinen Schluß, daß die meisten durch Medizin und Biologie entstehenden Probleme unvermeidbare Nebenprodukte sind, die akzeptiert werden müssen und mit denen man sich konstruktiv auseinandersetzen muß, die aber nie als Argumente gegen weitere Arbeit auf diesen Gebieten benutzt werden sollten.

Es sollte nunmehr recht deutlich geworden sein, daß dieses Buch zwei große Themen gehabt hat. Das erste war, daß praktische Medizin und biologische Grundlagenforschung unentwirrbar miteinander verwoben sind, wofür die Betrachtung einer beliebigen typischen immunologischen Forschungsinstitution in den ausgehenden sechziger Jahren viele überzeugende Beispiele liefert. So widmen sich z. B. am Walter-and-Eliza-Hall-Institute of Medical Research zwei von fünf Abteilungen primär der Erkennung und schließlich der Heilung von Krankheitsprozessen. Es sind dies die Abteilungen klinische Forschung und Krebsforschung. Die übrigen drei, zelluläre Immunologie, Biochemie und Biophysik und experimentelle Pathologie, widmen sich hauptsächlich der Aufgabe, ein besseres Verständnis der Funktion des normalen Immunsystems zu gewinnen. Es besteht ein täglicher Erfahrungsaustausch und gegenseitiger Ansporn zwischen all diesen Abteilungen, und ein erheblicher Teil der aus dem Institut stammenden Fachveröffentlichungen ist in Zusammenarbeit mehrerer Abteilungen entstanden. Nur selten ist es möglich, eine Trennungslinie zwischen der »rein klinischen« und der »reinen Grundlagenforschung« zu ziehen. Die meisten Projekte haben von beidem etwas. Wenn wir die Immunologie willkürlich in eine klinische und eine theoretische Hälfte teilen, kommen wir darüber hinaus bald zu dem Ergebnis, daß viele der entscheidenden Entwicklungen in der einen Hälfte völlig von irgendeinem Ereignis in der anderen abhängig waren. Zum gegenwärtigen Zeitpunkt ist die Immunologie vielleicht ein extremes Beispiel für die Möglichkeit gegenseitiger Befruchtung zwischen Klinik und Labor, wobei nur die Physiologie in dieser Beziehung ein Rivale ist. Auf der anderen Seite wird diese Art von Fortschritt ein zunehmend vorherrschendes Merkmal vieler Biowissenschaften.

Das zweite Thema war, daß die Immunologie eine bewegliche Grenze besitzt, die viele verschiedene Disziplinen umfaßt und zwischen ihnen Brücken schlägt. Biophysik,

311

Chemie, Biochemie, Zellbiologie, Physiologie, Genetik, Anatomie, Embryologie, Mikrobiologie, Pathologie, Chirurgie und Medizin – sie alle haben auf die eine oder andere Weise auf den Seiten des Buches unsere Bahn gekreuzt. Man spricht sehr viel über eine »Kommunikationslücke‹ zwischen den verschiedenen wissenschaftlichen Disziplinen unserer Tage. Tatsächlich mögen hochspezialisierte Teilgebiete der Immunologie oder irgendeines anderen Zweiges einer biologischen Wissenschaft nur von sehr geringem Interesse für alle Nichtimmunologen sein. Für allgemeine Prinzipien, die sich um ein »Lückenfüllen« bemühen, kann jedoch ein interdisziplinäres Gebiet wie die Immunologie großen Wert besitzen, da durch sie für eine weite Verbreitung der neuen Information Sorge getragen wird. Obgleich die medizinische Wissenschaft sich zunehmend spezialisiert, bilden sich gleichwohl in mancher Beziehung mehr und mehr Querverbindungen aus. Ein Embryologe hat heute mit einem Biochemiker sehr viel mehr gemeinsam als vor zwanzig Jahren. Dasselbe gilt für einen Genetiker und einen Bakteriologen, einen Immunologen und einen Arzt. Die »vertikale« Verflechtung in die Tiefe, die jeder kreative Wissenschaftler entwickeln muß, um einen originären wissenschaftlichen Beitrag zu leisten, ist Hand in Hand gegangen mit einer »horizontalen« Erweiterung der Basis jeder Disziplin, da man allgemein erkannt hat, daß die Biowissenschaften miteinander verwandt sind. Das Auftauchen von geplanten interdisziplinären Kommunikationsstrukturen und ihre zunehmende Effektivität ist eine der Haupterrungenschaften der Wissenschaft im letzten Jahrzehnt. Kommunikation ist ein Problem. Es gibt Lücken, aber sie werden intelligent und erfolgreich angegangen.

Wenn man sich gründlich in moderne biologische Probleme eingelesen hat, wird man durch einen Aspekt dieses Buches betroffen sein, der einen abschließenden Kommentar verdient. Mein Zugang zur Immunologie war sehr viel weniger biochemisch orientiert als der vieler anderer Autoren. Es gibt in der amerikanischen Biologie den etwas beunruhigenden Trend, daß biologische Phänomene nur in der Sprache der Biochemie mit sinnvollen Begriffen beschrieben werden können. Natürlich ist richtig, daß alle Reaktionen im Körper letztendlich eine chemische Basis haben. Die gewaltige Menge beobachtbarer Ereignisse, die sich bei den Säugetiergattungen ergeben und die durch die biologische Forschung untersucht werden, ist bis jetzt jedoch von viel zu vielen Faktoren abhängig, als daß sie einer genauen chemischen Analyse zugänglich gemacht werden könnten. Der Biologe muß zuerst die Phänomene genau bestimmen und schildern; erst dann kann der Biochemiker hinzukommen und die Situation weiterklären. Es liegt eine gewisse Gefahr in der Annahme, daß die Biochemie die »grundlegendste« und daher die »glänzendste« aller Biowissenschaften sei. Es könnte sein, daß sie sich im Vergleich mit anderen Gebieten der Biologie, die sie erhellen soll, zu schnell entwickelt. Der erfolgreichste Weg für die Wissenschaft, voranzuschreiten, um sowohl den praktischen Nutzen zu mehren als auch die intellektuelle Aufklärung der Menschheit zu verbessern, besteht darin, daß verwandte Gebiete auf breiter Front gemeinsam und in enger Tuchfühlung miteinander vorrücken.

Ich würde es sehr begrüßen, wenn es mir anhand dieser Darstellung des heutigen Standes der Immunitätsforschung gelungen wäre, einen kleinen Einblick in die aufregende Forschungstätigkeit und die vielversprechenden Zukunftsprognosen der modernen Medizin zu vermitteln. Sollte mir das gelungen sein, so waren meine und Ihre Anstrengungen nicht vergebens.

Zeittafel
Gustav J. V. Nossal

1931	am 4. Juni in Bad Ischl, Österreich, geboren.
1952	B. Sc. (Med.), Sydney University.
1954	M. B., B. S., Sydney University.
1955–56	Junior and Senior Resident Officer am Royal Prince Alfred Hospital, Sydney.
1957–59	Research Fellow am Walter & Eliza Hall Institute of Medical Research, Melbourne.
1959–61	Assistant Professor am Department of Genetics der Stanford University School of Medicine, Kalifornien, USA.
1960	Ph. D., University of Melbourne.
1961–65	Deputy Director am Walter & Eliza Hall Institute of Medical Research.
1965–heute	Direktor des Walter & Eliza Hall Institute of Medical Research; Professor der Medizinischen Biologie an der University of Melbourne.
1971	*Antigens, Lymphoid Cells and the Immune Response* (mit G. L. Ada).
1972	*Medical Research and Social Development.*
1952–72	Mehr als 150 Veröffentlichungen, die obengenannten miteingeschlossen. 16 Dozenturen, u. a. die Harvey Lecture und die Herter Lecture. 10 Medaillen und Auszeichnungen, u. a. Commander of the Most Excellent Order of the British Empire (1970); Phi-Beta-Kappa-Science-Preis (1969); Emil-von-Behring-Preis der Philipps-Universität Marburg (1971).

suhrkamp taschenbücher